U0382506

医疗服务市场效率的经济分析

孙洛平 刘冬妍 王梦潇 著

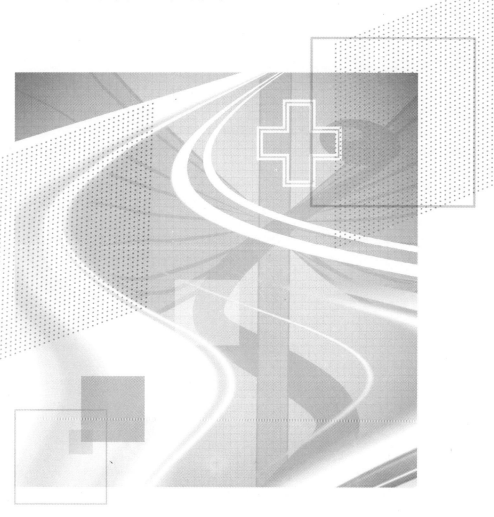

中国社会科学出版社

图书在版编目（CIP）数据

医疗服务市场效率的经济分析/孙洛平等著.—北京：中国社会科学出版社，2016.6

ISBN 978 - 7 -5161 -7947 -5

Ⅰ.①医… Ⅱ.①孙… Ⅲ.①医疗卫生服务—市场效率—经济分析 Ⅳ.①R197

中国版本图书馆 CIP 数据核字（2016）第 070529 号

出 版 人	赵剑英	
责任编辑	卢小生	
特约编辑	林　木	
责任校对	周晓东	
责任印制	王　超	

出　　版	中国社会科学出版社	
社　　址	北京鼓楼西大街甲 158 号	
邮　　编	100720	
网　　址	http://www.csspw.cn	
发 行 部	010 - 84083685	
门 市 部	010 - 84029450	
经　　销	新华书店及其他书店	

印　　刷	北京明恒达印务有限公司	
装　　订	廊坊市广阳区广增装订厂	
版　　次	2016 年 6 月第 1 版	
印　　次	2016 年 6 月第 1 次印刷	

开　　本	710×1000　1/16	
印　　张	15.25	
插　　页	2	
字　　数	258 千字	
定　　价	58.00 元	

凡购买中国社会科学出版社图书，如有质量问题请与本社营销中心联系调换
电话：010 - 84083683

内容摘要

　　医疗服务市场的分析有两个基本问题：谁来保证公平？谁来提高效率？公平问题每个人都有自己的见解，没有一个客观是非标准；效率问题是经济分析关心的内容，有一个对人们来说相对一致的标准。本书只关心医疗服务市场的效率问题。

　　当代主流经济学已经发展成为一个几乎无所不包的甚至是完善的系统性知识，可是对于医疗服务市场的分析至今还不尽如人意。具体地说，现有的若干关于医疗服务市场的文献使用的方法难以进入主流经济学的框架，以致主流经济学关于提高市场效率的若干结论难以运用于医疗服务市场实际。从理论上看，经济学的分析工具包罗万象，似乎什么经济现象都能够对付；从实践上看，世界各国还没有一种现有的医疗体制是完全令人满意的。经济理论与医疗服务实践之间的鸿沟让人吃惊！

　　为什么对于一般的商品和服务行之有效的经济学分析方法却难以运用于医疗服务市场的分析？又是什么原因和机制导致医疗服务市场的效率难以提高？这正是本书试图解释的问题。为了说明现有的主流经济学分析工具为什么难以运用于医疗服务市场的实际，本书从古典经济学与新古典经济学的比较入手，提出古典的竞争效率和新古典的优化效率概念，并将其运用于医疗服务市场的分析。本书基本观点是，市场机制同时存在优胜劣汰的竞争机制和行为者追求最大利益的优化机制，但是作为经济理论对于经济现象的抽象，却只能在这两种机制中做非此即彼的选择，以致经济学理论抽象具有天然局限性。

　　古典经济学关注市场的竞争机制，新古典经济学关注市场的优化机制。医疗服务市场的效率难以提高，就是因为难以有效引入市场竞争机制。本书从古典经济学的角度关注医疗服务市场的竞争性问题，并使用新古典经济学方法来描述医疗服务市场现象。具体地说，就是关注人们已经淡忘的古典经济学的竞争思想，将其与医疗服务市场参与者的行为优化相结合，运用于对医疗服务市场竞争性的说明。我们选择这样一个题目是相信一种好的经济理论必须能够用于说明经济实践，而市场机制具有高效率的核心在于竞争性，从一定意义上说，市场的竞争机制比市场的优化机制更重要。

鉴于新古典经济学的理论体系已是如此强大，以至于不用新古典经济学的语言将无法与其他人交流经济思想，所以本书力图用新古典分析方法来说明医疗服务市场的竞争现象。这是一个具有挑战性的尝试，因为我们注意到古典经济学的竞争机制与新古典经济学的优化机制在理论表述上有着天然的不兼容性。不过，只要我们不试图描述整个经济系统的均衡，而是专注于医疗服务市场的效率分析，还是能够协调市场竞争机制和优化机制的。

本书内容涉及为什么医疗服务市场的分析难以融入主流经济学框架？为什么各国的医疗服务市场都难以提高竞争效率？为什么我国的医疗服务价格水平居高不下？在回答这些基本问题之后，本书试图提出解决问题的方法。我们的基本观点是，医疗服务市场完全可以做到像一般的商品和服务市场那样提高竞争性，甚至可以做到比一般的商品和服务市场的竞争性更高。只要我们能够提高医疗服务市场的竞争性，一切关于医疗体制改革的难题都可以迎刃而解。

如何提高医疗服务市场的竞争性？关键在于能否在医疗服务市场中引入市场"看不见的手"的机制，就是建立一个利用患者的利己行为制约医生和医院的利己行为机制，从而达到提高医疗服务市场竞争性的目的。做到这一点似乎没有想象的那么困难，要点在于让患者在就医之前就能够获得足够的关于医疗服务的价格和质量信息，并利用这些信息增强对医生和医院的选择性。善用利己行为制约利己行为，以达到对社会有利的结果，正是现在缺乏的治理经济的理念。

本书还关注医疗服务的质量水平和质量差异化程度对于医疗服务市场效率的影响。我们的基本观点是，社会对于医疗差错过失的赔付水平直接影响医生和医院提供的医疗服务的质量，过高的赔付水平看似保护了当事患者的利益，却在某种程度上损害了社会的利益，降低了整个医疗服务市场的效率。同样，对于所有的患者提供质量水平相同的医疗服务，看似社会公平，却在某种程度上损害了患者群体的利益，同样降低了医疗服务市场整体效率，甚至还降低了医疗服务的可及性。当社会能够为不同需要的患者提供有质量差异的医疗服务，并配合以恰当的医疗保险制度，反而能够提高医疗服务的可及性，并更好地体现社会的公平性。

对于我国医疗服务市场的一些实际问题本书同样给予关注。例如，我国医疗服务市场的竞争性是大还是小，由此引发的引入民营医院的竞争能否有效降低医疗服务的价格水平问题；政府办医院经营目标理论上不应该仅仅追求利润，而在实际上的经营目标到底是什么？患者对于医院的选择行为如何影响我国医院的医疗服务质量评价指标，为什么一些看似合理的质量评价指标不能用于我国医院的医疗服务质量的评价？对于这些实际问题，本书利用实际数据进行实证检验。

目　录

第一章　导言

迄今为止，世界范围内还没有一种医疗体制完全令人满意，在我国，现行的医疗体制更是不尽如人意。导致这一状况的根本原因在于医疗服务市场的特殊性，以至于现有的对于其他商品和服务行之有效的"利用市场竞争机制提高效率"的方法对于医疗服务市场却难以发挥作用。

为什么对于一般的商品或服务行之有效的市场竞争机制却难以在医疗服务市场上发挥作用，这正是本书试图解释的问题。有没有办法在医疗服务市场中有效地引入市场竞争机制，以便让医疗服务市场与一般的商品或服务市场一样，仅仅依靠市场机制就可以达到提高效率的目的，这也是本书关心的问题。

本书基本观点是，让医疗服务市场达到与一般竞争性的商品或服务市场一样有效率的办法是有的，其关键在于设法提高医疗服务市场的竞争性。由于医疗服务市场关于价格和质量的信息在医患之间的严重不对称，致使市场竞争机制在医疗服务市场失灵。因此，只要有办法让患者就医之前能够方便地获得相关医疗服务的价格和质量信息，就可能将医疗服务市场转变为一个具有高度竞争性的市场，现行医疗体制中的各种难题将迎刃而解。

本书指出，我国现行的医疗体制虽然问题重重，却没有背上高福利制度的历史包袱，从一定意义上说，这反而提供了一个改革机遇。只要对医疗服务市场的特殊性和规律性有一个明确的分析思路，就能够建立一个既可以充分利用市场竞争机制，又能够避免或减少第三方力量介入的高额成本的医疗服务市场。

第一节　医疗服务市场效率问题的提出

一　医疗服务的公平与效率

关于医疗体制的评价涉及公平和效率两个方面。公平问题是与人们的道德规范联系在一起的，属于经济学规范性问题的范畴，不同的人有不同的见解，不可能取得一致意见，我们这里不关心它。本书主要关心的是医疗体制的效率问题，具体地说，就是医疗服务市场竞争效率问题，这个问题有可能取得一致见解。当然，严格地将公平问题与效率问题完全区分开是困难的，尤其对于医疗体制来说更是如此。为了能够界定两者之间的界限，我们来对公平问题做一点说明。

关于公平的观点主要分为罗尔斯（John Rawls）的"结果公平"和诺齐克（Robert Nozick）的"过程公平"。① 简言之，结果公平是指人们争取个人利益的结果是否均等，过程公平是指人们争取个人利益的机会是否均等。一个社会应该更多关注结果公平还是过程公平，本身就没有一致看法。例如，人们愿意承认不同人之间的收入存在差异，因为只要人们获得收入的途径是正当的，收入差异体现过程公平；人们同时也愿意承认实行累进所得税制，即让收入高的人缴纳的所得税高一些，因为它在一定的程度上体现了结果公平。

人们愿意承认何种公平，一般与事物差异源自何种原因有关。如果差异源自个人先天或外部不可控制的原因，人们更愿意选择结果公平的观点。比如说，一些源自基因差异而引起的疾患或是难以控制的因素引起的人身伤害，人们通常赞成给这样的人以相应的医疗保障和社会救助。如果差异源自个人后天的或可以控制的原因，人们更愿意选择过程公平的观点。比如说，人们愿意承认因收入差异引起的人们在吃住行方面的不同。对于医疗服务来说，认为疾患完全属于先天的原因引起的，因而赞成实行全民免费医疗的想法是结果公平思想的极端表现；同样，认为即便是先天的差异引起的疾患也是对所有的人机会均等的，因而赞成实行全民自费医疗的想法则是过程公平思想的极端表现。

---

① 参见曼昆《经济学原理》下册，梁小民译，机械工业出版社 2003 年版，第 42—45 页。

本书认为，对于医疗服务来说，两种极端的公平思想都有其片面性。对于医疗服务市场来说，两种公平思想的一个重要表现是为人们提供的医疗服务的质量是否应该有差异。任何经济理论的提出都应该有相应的实践背景，关于医疗服务市场的理论也不例外。本书的理论分析和表述，主要是基于我国医疗服务市场的实践，因此，我们承认医疗服务市场可以为不同质量需要的人提供有质量差异的医疗服务，这是过程公平的思想；同时，我们也承认社会应该为低收入的人提供最基本质量的医疗服务和保障，这是结果公平的思想。在我们看来，如果人们因收入或偏好差异愿意对不同质量的医疗服务给予不同的支付，那么为不同的人提供有质量差异的医疗服务以供选择，这本身就是一种效率。

为了使本书观点避开规范性内容的争论，分析和论述主要集中于医疗服务市场的效率问题。同时，我们还关心如果医疗服务市场可以为不同的患者提供有质量差异的医疗服务，那么用什么样的方式提供是有效率的，甚至是公平的。

二 我国"看病贵"和"看病难"问题

在我国，"看病贵"和"看病难"是一个普遍现象。一旦遇到疑难杂症，医疗费用更不是一般人能够负担得起的。尤其是看病贵的问题，甚至影响到社会稳定，是医疗体制改革的核心问题。人们一旦生了大病，一方面因失去工作能力或机会而收入下降，另一方面医疗费用支出大幅增加，加之我国现行的医疗保障和保险的覆盖广度和深度尚有欠缺，因病致贫和因病致困几乎是难以避免的结局。如何解决老百姓的看病贵和看病难问题，成为我国医疗卫生体制改革头等重要的事情。

看病贵不仅仅是增加了人们看病的经济负担，还导致许多人因为支付不起看病费用而选择放弃就医。医疗服务体系支撑着国民的身体素质，保证身体素质就是要有病治病，因此，衡量医疗体制整体效率的一个重要方面是医疗服务的可及性。在我国，撇开医疗保障和保险制度的因素之外，看病贵也是导致我国医疗服务可及性降低的最重要原因。因看病贵而导致医疗服务可及性降低甚至是一种更大的效率损失，原因是：一方面，一些人因看病贵而放弃就医；另一方面，部分医疗服务资源闲置而没有得到充分利用。

从经济学角度看，解决看病贵问题的办法不外乎是设法降低看病的费用，或者给患者补偿以提高患者的支付能力。毫无疑问，建立健全的医疗保障制度是克服看病贵而导致的医疗服务可及性降低的重要方面。不过，建立什么样的医疗保障制度是合理的，属于经济学规范性范畴，得不出一致的意见，我们会在第十一章第三节关于"医院的质量定位与医疗保险"中提出一个解决的办法。从本书关注医疗服务市场效率的角度来说，降低看病费用是更有效的办法，因为它可以避免过多的政府干预和降低医疗保障的成本，同时，降低看病的费用本身就提高了医疗服务系统的效率。可是在我国，自改革开放以来，正是在控制看病的费用上面反而做得不尽如人意，以致患病支出风险成为人们巨大的心理负担。

三　"看病贵"和"看病难"是市场化的结果吗？

为什么我们的医疗体制不能有效降低看病费用？有一种观点认为，看病贵是因为改革开放以来医院行为的市场化，导致医院可以肆意提高看病的费用。市场的基本特征就是竞争，竞争能够导致商品和服务的价格下降（逼近提供成本）可以说是一个常识。当我们提出因为医院行为的市场化而导致医疗服务价格过高的观点时，实际上是在否认市场竞争机制对于医疗服务行业的有效性。具体地说，如果关于市场竞争导致价格下降的观察是合理的，那么需要说明的是为什么医院之间的竞争不会导致医疗服务价格的下降。同样的质疑是，如果市场竞争机制对于医疗服务市场也是有效的，那么需要说明的是为什么我国医院行为的市场化仅仅成为一种表面现象，它并没有带来医院之间真正意义上的竞争。

还有一种观点认为，看病贵是因为政府没有放开医疗服务行业的进入限制，因此，不能有效地利用行业进入机制来降低医疗服务的价格水平。按照经济学的基本原理，在没有行业进入限制和障碍的情况下，只要一个行业有过高的盈利水平，就会吸引资源进入该行业，使该行业中的企业数量增加，在供给增加的同时企业之间的竞争性随之增强，从而导致整个行业的价格水平降低。取消行业进入限制会导致价格下降的观点，也可以说是一个经济学的常识，可是这一"常识"在我国医疗服务的实践中似乎不起作用，甚至在世界范围内也不那么有效。撇开政府卫生主管部门对医生和医院行为的规范造成的行业进入限制外，我国的实际情况是，许多地方对于社会资源进入医疗服务行业几乎没有限制，可是医疗服务的价格水平并没有因此而降低。为什么行业进入机制也不能有效降低医疗服务的价格水平，这也是一个需要进一步分析的经济现象。

我国"看病贵"现象的一个可能的解释是市场失灵，这个说法总是正确的。在现有经济学概念中，引起市场失灵的原因主要有四个方面：市场势力、外部性、不完全和不对称信息、公共品和共有资源。医疗服务市场的典型特征是医患双方信息不对称，或者说，交易双方中有人没有掌握决策所需要的全部信息。毫无疑问，信息不对称是医疗服务市场失灵的原因，而且医疗服务市场的信息不对称性和不完全性的程度可以说是在所有类型的市场中最为突出的，也正因为如此，市场失灵在医疗服务行业中表现得更为严重。可是，买卖双方的信息不对称是分工经济的基本特征，从一定意义上说，引入市场竞争就是为了克服买卖双方的信息不对称带来的弊端。消费者买电视机，一般不知道电视机具体的技术和质量指标，可是这并不妨碍市场竞争迫使电视机厂家之间的价格战。

任何经济理论的提出都是基于某种信仰，笔者也不会例外。我们信奉市场竞争机制是提高效率的最基本力量，因此，相信医疗服务市场是可以通过市场竞争机制来提高其效率的。我们的问题是，有没有办法能够解决医疗服务市场的市场失灵难题？如果仅仅依据现有的经济学理论来回答这个问题，那么大概是不会有令人满意的结果的。在医疗服务市场的分析中，尤其是针对我国的具体情况，我们需要新的思想方法和看问题的视角。本书的分析将表明，解决医疗服务市场失灵的办法是有的，而且有可能将看起来竞争性最低的医疗服务市场转变成竞争性几乎是最高的市场。

四　医疗服务市场的整体效率

仅仅用"看病贵"来说明我国以往医疗体制的弊端还不够，因为它还涉及医疗服务市场整体效率问题。看病的实际费用都是在具体的医疗服务市场上确定的，因此，寻找看病贵的原因需要关注医疗服务市场的医院行为和医院之间的竞争是理所应当的。不过，仅仅用医疗服务市场的医院行为和竞争还不足以说明整个医疗服务市场的效率，有时甚至连医疗服务的价格水平也难以得到有意义的解释。例如，在美国，医生不能任意提高医疗服务价格，因为有医疗保险公司对医生和医院提供的医疗服务项目收费加以控制。虽然利用医疗保险公司控制医疗服务的价格水平是一种典型的市场机制，却不能由此得出结论美国的医疗体制是高效率的，因为医疗保险公司的营运成本和盈利最终还是要由患者支付。将医院和保险公司作为一个为社会提供医疗服务整体，美国医疗服务的效率未必真的就高。

由此看来，医疗服务市场的整体效率不仅仅是一个价格水平高低的问题，它还涉及在医疗服务市场上用什么方式制衡医生和医院行为的模式。在各国的实践中，控制医疗服务价格水平的主要做法是通过引入第三方力量来制约医生或医院行为。最典型的模式有两种：利用市场制衡机制和利用政府监管机制。利用市场制衡机制的做法是，由营利性的医疗保险公司对医生和医院提供的医疗服务的价格实行控制；利用政府监管机制的做法是，由非营利性的卫生管理部门对医疗服务价格实行监管。

引入第三方力量来制约医生和医院的行为，虽然能够在一定程度上达到降低医疗服务价格水平的目的，但却要付出很高的间接成本。利用市场制衡机制需要由患者最终支付所有医疗保险公司的运营成本和利润，而且医疗保险公司的运营性质使得低收入的人群买不起医疗保险，仍然需要由政府为这些人提供必要的医疗服务。这或许就是美国的医疗卫生支出在国民收入中占有很大比例的原因。利用政府监管机制需要由社会最终承担政府有关部门管理成本和政府失灵成本，而且政府监管机构对于医疗服务质量的统一性监管总是伴随着或多或少的医疗服务质量的无差异性，一方面使一些高收入患者的较高质量医疗服务的需要得不到满足；另一方面往往伴随着看病拥挤现象。从整个社会角度看，引入第三方力量来制约医生和医院的行为一般不能有效地降低医疗服务系统的总费用水平和提高医疗服务市场的整体效率。显然，医疗服务价格的制约模式是影响医疗服务市场整体效率的重要因素。

市场制衡和政府监管这两种价格控制模式的治理理念不同，两者都能在一定的程度上抑制医疗服务的价格水平。哪一种医疗服务价格水平的控制模式更有效率呢？仍然会牵扯到规范性问题，得不到一致的意见。不过，实际中的医疗服务市场一般需要通过引入第三方力量来制约医生或医院的行为，本身就表明医疗服务市场的特殊性，因为对于一般的商品和服务市场来说，是没有这个必要的。

"看病难"也属于医疗服务市场的整体效率问题。具体地说，它涉及两个方面：其一，医疗服务体系分工模式；其二，医疗服务质量的差异化。从实践看，医疗服务体系的分工模式有两种，即"全科—专科分离"模式和"大综合—小综合"模式。一般来说，"全科—专科分离"模式符合大病大治、小病小治的原则，能够在不同的层次上分流患者，有利于缓解看病难的问题，"大综合—小综合"模式容易导致患者无论大病还是小病都到大医院去看病，造成拥挤排队现象。社会为不同需要的患者提供质量差异化的医疗服务涉及规范性的争论，撇开规范性这点不说，如果社会能够提供不同质量的医疗服务，加之政府对于低质量医疗服务提供一定的补贴，完全可以提高医疗服务的可及性，并能够利用市场机制分流患者，解决看病难问题。

第二节 医疗服务市场效率问题的特殊性

一 经济学关于市场效率的见解

分析医疗服务市场的效率，首先需要对经济学关于效率含义加以说明。与经济学中许多问题都存在争论一样，经济学关于效率的见解也有争议。基本见解主要有两种：一是新古典经济学的资源配置效率，二是古典经济学的市场竞争效率。资源配置效率是指现有的资源如何在不同用途中有效配置，以达到人们最大的经济利益；市场竞争效率是指效率高的生产者能否战胜或取代效率低的生产者，即人们通常所说的市场优胜劣汰。资源配置效率也可以称之为市场的静态效率，市场竞争效率也可以称之为市场的动态效率。

在市场效率理论中应该关注资源配置效率还是市场竞争效率，经济学家同样没有一致的见解！新古典经济学家关注的是市场的配置效率，而古典经济学家关注的是市场的竞争效率。一个显然的事实是，市场时时刻刻都同时存在配置效率和竞争效率这两个方面，可是，在经济学的理论分析中，这两种效率的分析却不能统一在一个理论分析框架中，因为它将引起经济分析框架的内在逻辑困难，这也是经济学分为新古典经济学与古典经济学，而且两者无法兼容的原因。

关于医疗服务市场效率的分析当然不能局限于新古典经济学的资源配置效率，它还涉及医疗服务市场竞争效率。不仅如此，医疗服务市场效率还涉及医疗体系的分工模式效率和提供的医疗服务质量差异化效率。尤其是分工效率问题是新古典经济学从不关心的，却是古典经济学非常关心的。可以这么说，我国的医疗体制存在的问题主要都是属于古典经济学关心的内容，可是经济学界却试图用新古典经济学的方法去解决这些应该属于古典经济学的问题，这样一来，医疗服务市场的分析一直成为新古典经济学的一个难题就不足为奇了。

二 医疗服务市场效率的特殊性

在现有经济学分析构架内为什么难以解决医疗服务市场的效率问题？为什么放开行业进入限制也不能有效降低医疗服务的价格水平？甚至在一个集中度足够低的医疗服务市场上，价格也需要政府部门的监管？这些现象说明，在医疗服务市场效率分析中，不能囿于现有的分析思路和新古典经济学的框架。

本书认为，医疗服务市场的问题主要出在市场的竞争效率方面。虽然医院之间看似在竞争，其实竞争程度是不高的，这就是为什么足够低的集中度也没有有效降低医疗服务价格水平的原因。我们从医疗服务市场的古典竞争效率方面入手，将能够解释眼下看似难以说明的难题，也能为提高医疗服务市场的竞争效率和克服现行医疗体制的弊端提供改革思路。

本书不同于新古典经济学分析的一个重要的方面是，我们更关注市场的竞争效率，并以此来解释医疗服务市场的若干现象。

三 医疗服务市场的分工模式效率

对于一般商品和服务市场来说，消费者只要知道能够在什么地方买到所需商品或服务就可以了，对于医疗服务市场来说则没有这么简单，因为患者一般难以明确知道自己的病情，不知道到什么医生和医院那里就医最合适。因此，医疗服务的提供存在一个患者如何用较低的搜寻成本找到合适的医生看病的效率问题。

例如，在有些国家，患者通常先看全科医生，若全科医生不能治疗，再由全科医生提出转诊意见，转到相应的专科医院就诊，也就是前文中提到的"全科—专科分离"模式。这样，一些小毛小病只要在全科医生那里就可以解决了，而对于那些需要由专科医生处理的疾患，再到专科医院看病，它也免去了患者自己搜寻医生和医院的难题。在我国，许多城市的医院都是以综合医院为主，综合医院按大小分为不同的级别，也就是前文中提到的"大综合—小综合"模式。患者一般倾向于到大的综合医院看病，因为反正是看病，为什么不到尽可能大的医院一次性解决问题，何必到小的医院看不了再转到大医院。这就是为什么大医院人满为患，小医院患者不愿光顾的原因，也是我国形成"看病难"现象的重要原因。

这样看来，医疗服务市场的整体效率还与医疗服务系统的分工模式密切相关，它既不属于资源配置效率问题，也不属于市场竞争效率问题，而属于分工模式效率问题。医疗服务体系的分工模式效率也是本书关心的，我们试图说明不同医疗服务系统分工模式形成的机制，以及对于医疗服务市场整体效率的影响。

四 医疗服务市场的质量效率

商品和服务的提供不仅涉及价格和数量，还存在一个质量定位和质量分布问题，医疗服务的提供也不例外。人们都偏好高质量的商品和服务，但是由于收入差异，对质量的需求也有所不同。为不同质量需要的患者提供不同质量的医疗服务，是提高医疗服务可及性的重要途径。改革开放以前，广大农村实行"赤脚医生"制度，虽然医疗服务的质量较低，但却几乎没有看病贵和看病难的问题。当我们现在能够为患者提供较高水平的医疗服务时，却出现了看病贵和看病难现象。没有较低质量的医疗服务的提供难以保证医疗服务的可及性，没有较高质量的医疗服务的提供难以保证医疗服务的技术进步，如果能够将两者结合，为不同需要的患者提供不同质量水平的医疗服务，那么既能够满足不同患者的需要，又能够促进医疗服务技术的进步。

为不同收入的患者提供有质量差异的医疗服务是否合理，属于经济学的规范性范畴，不同人对此有不同回答。我们关心以下两点：其一，在医疗服务市场上，有没有办法让医生和医院向患者诚实地显示其提供的医疗服务的质量水平？其二，如果可以为不同需要的患者提供不同质量水平的医疗服务，提供怎样的质量差异化医疗服务是有效率的。

第三节 本书内容、研究方法和结构

一 本书内容

本书主要分为四部分：第一部分是关于医疗服务市场特殊性以及市场整体效率的研究，主要由孙洛平的一些早期的研究构成，体现在孙洛平2007—2008年已发表的论文中；第二部分是关于医疗服务市场竞争性的研究，主要由孙洛平和刘冬妍（孙洛平的博士生）的研究构成，主要体现在刘冬妍的博士论文中；第三部分是关于医疗服务市场质量效率的研究，主要由孙洛平和王梦潇（孙洛平的博士生）的研究构成，主要体现在王梦潇的博士论文中；第四部分是关于我国医疗服务市场的一些具体现象的实证研究，主要由孙洛平和刘冬妍的研究构成。这里的划分是大致的，即便是关于第一部分的研究内容，也有刘冬妍和王梦潇的见解，明确区分每个作者对各个观点的贡献是不可能的，因此，在全书的论述中，我们不再提及作者对具体观点的贡献。

本书试图从理论上探索医疗服务市场效率的分析方法和研究途径，因此，本书不涉及任何具体的医疗服务市场效率的评价指标和评价方法，而直接目的是建立关于医疗服务市场竞争行为的理论，并用它来解释我国医疗服务市场的若干现象，然后以此为基础，说明我国的医疗体制改革的基本思路和方向。

本书内容主要限于经济学理论方面的研究，尽量使用简单的经济学概念和方法来说明实际问题，力图回避"用复杂方法说明简单现象"的现行经济学习惯。本书的表述基于中国的医疗服务实践，并力图说明我国的医疗服务市场导致高价格的机制。我们特别关注医疗服务市场作为一个整体的效率，而关于医疗服务市场整体效率的分析以古典经济学的市场竞争效率为主线，并涉及医疗服务体系的分工模式效率和质量效率。

本书力图将新古典经济学的分析方法用于医疗服务市场古典经济学问题的研究。本书认为，如果能够从一个新的视角来观察和分析医疗服务市场，或许提高医疗体制的效率将不会成为一个世界性难题，也将给我国的医疗体制改革提供新的思路。

二 本书研究方法

新古典经济学的体系是如此的宏大，在经济分析中的地位是如此的牢固，以至于任何关于当代实际经济现象的分析都不得不采用新古典经济学的方法，本书也不能例外。由于本书主要关注的是医疗服务市场的竞争效率而不是配置效率，而市场竞争效率属于古典经济学关心的内容，因此，我们也不得不引入一些新的概念。

当代新古典经济学的一个特点就是尽可能将分析建立在假设—演绎基础上，就是以假设作为理论表述的起点。这样做的好处是明显的：其一，假设可以明确告诉我们理论的基点是什么，理论的合理性尽在其假设之中；其二，假设可以从复杂现象中概括出本质的东西。假设—演绎的表述方法我们必须使用，但是，面对一个仍处于探索中的医疗体制效率提高的难题，甚至是世界性的难题，过于学究式的表述会扼杀新的思想，因此，在思想性较强的地方，尽量使用陈述性的表述而避免使用假设—演绎的形式。

新古典经济学方法的另一个特点就是尽可能将分析建立在数学表述基础上。本书一些观点的数学表述不可避免。由于我们试图从一个新的视角来描述和分析我国的医疗体制问题，对于提出的一些观点只有使用数学表述才能具有可信度。书中使用的数学方法都属于一般的数学分析方法，力图用简单的数学方法说明实际现象是本书作者特别在意的，虽然如此，我们还是希望这些数学表述不会影响对书中思想观点的阐述。

三 本书内容结构

本书对于市场竞争效率的分析方法给予较多的注意力，尤其是通过新古典经济学与古典经济学的对比来理解两者在思想和分析方法上的差异，为本书使用的分析方法做准备（第二章）。我们对曾经在医疗服务研究中占据重要地位的"供方诱导需求"研究范式做简单的介绍，为的是说明为什么那些看似合理的经验归纳却进不了新古典经济学的分析构架，或者说，为什么关于医疗服务市场的经济理论分析会是一个世界性难题（第三章）。

本书关键在于提出市场竞争性的概念，将市场效率区分为古典效率与新古典效率（第四章）。古典效率关注市场的竞争性强弱，新古典效率关注资源的配置是否有效，同时指出，医疗服务市场的难题出在古典效率上，而这恰好是新古典经济学不关心的。正是因为市场的竞争性不强，才导致医疗服务的高价格现象（第五章）。为什么医疗服务市场的竞争性不强，本书试图给出价格信息扩散的微观机制的说明（第六章）。

本书关心医疗服务市场的整体效率和社会效率。遵循古典经济学的传统，本书还关心医疗服务体系的分工模式效率，从制度演化博弈的角度说明我国目前以综合医院为主体的分工模式的形成机制，并说明要从现有的医疗服务分工模式转变为整体效率更高的分工模式需要注意的问题（第七章）。从整个市场的角度来说，医疗服务的质量水平如何影响医疗服务的社会效率（第八章），以及医院如何显示所提供医疗服务的质量和为社会提供有质量差异的医疗服务的效率问题（第九章）。

有效降低医疗服务的价格水平关键在于能否有效引入市场竞争机制，即增强医院之间的竞争性，这是本书关心的重点。虽然篇幅不多，但却是前面各章分析的自然结果。我们的基本观点是，在医疗服务市场中有效引入竞争机制不应该是一件非常困难的事情，关键是要有一个好的思路（第十章）。

　　本书用一章的篇幅说明医疗保险对于医疗服务市场效率的影响，从理论上说明怎样的医疗保险体制能够做到既有社会公平，又有市场效率，还能减轻政府的负担（第十一章）。最后，我们会关注几个具体的实际问题，如我国医疗服务市场的竞争性、政府办医院的行为目标检验和医疗服务质量评价指标选择的问题（第十二章）。

第二章　医疗服务市场效率分析方法

　　分析医疗服务市场的效率，首先要回答什么是效率的问题。按照新古典经济学的理解，效率的概念是与资源配置联系在一起的，因此，医疗服务市场的效率问题可以看作医疗服务资源是否达到了有效配置。从新古典经济学角度来说，医疗服务资源的配置效率涉及两个方面，即为一个患者提供医疗服务的效率和为不同的患者提供不同医疗服务的效率。不过，本书还想从一个更宏观一点的角度来考察医疗服务资源配置的效率。

　　资源有效配置涉及两个方面：一个是资源达到有效配置的标准是什么，即什么样的资源配置状态才称得上是有效的；另一个是资源配置的机制是什么，即实际中的资源配置是否达到均衡和如何达到均衡。对于这两个问题的回答，经济学者们的见解并不是完全一致的，因为它涉及关于市场经济运行机制的最基本问题的理解。

　　为了能够给医疗服务市场的效率分析一个合适的起点，不可避免地要触及经济学中关于资源配置的标准和机制的描述，也不可避免地涉及经济学理论对于经济实践的抽象方法。只要涉及经济理论对于经济实践的抽象，就会引起经济学方法论方面的没完没了的争论，所以，经济学家一般都回避关于经济学方法的讨论。不过，医疗服务市场效率的分析无法绕开关于资源配置的基本机制的描述，因此，这一章有必要对此做一些简单的说明。

　　本章基本观点是，关于市场价格机制如何配置资源的古典抽象和新古典抽象都难以合理地描述医疗服务市场的实际，我们需要一个能够同时兼顾古典抽象和新古典抽象的关于资源配置分析的平台，这样才能对医疗服务市场的实际予以合理的解释。

第一节　古典效率与新古典效率

描述一种经济现象总是基于一种均衡状态，它隐含假定当其他情况不变时该均衡状态迟早会是实际的状态。因此，任何关于经济现象的理论分析都不可避免地涉及经济系统达到均衡状态机制的假定，对于医疗服务市场效率的分析也不例外。

一　市场的动力和供求法则

在市场经济条件下，如果撇开政府的影响，企业和居民分别在商品市场和要素市场上进行较量。什么样的企业得以生存，取决于哪些企业能够在要素市场上获取资源。企业获取资源的关键在于它是否有钱，只要有了钱，企业就能够在要素市场上购买资源，这样的企业就能够在竞争中生存。企业是否有钱，取决于它能否在商品市场上提供居民所需要的商品和服务，企业提供的商品和服务越是能够迎合人们的需要，就越能够卖一个好的价钱，也就有钱占用资源。我们再来看居民在市场中的行为。每一个人都希望生活得好一点，问题的关键还是在于有没有钱，只要有了钱，就可以在商品市场上买到所需要的商品和服务，就可以生活得更好。人们能否有一个好的收入，关键在于能否在要素市场上提供企业需要的劳动技能、管理才能、资本和自然资源等。居民提供的生产要素越是能够迎合企业的需要，就越能有一个好的收入，生活得也就越好。简言之，在市场经济条件下，引导企业和居民行为的就是商品和要素的价格，也就是人们通常所说的价格信号。

商品和服务的价格是由供求法则决定的。一般情况下，商品和服务的价格越高，人们愿意购买的数量越少；反之，商品和服务的价格越低，购买的数量就越多，这一现象被称为需求法则。类似的，商品和服务的价格越高，企业愿意生产和销售的数量越多；反之，企业愿意生产和销售的数量越少，这一现象被称为供给法则。需求和供给相互作用形成均衡价格，这就是供求法则，即商品供过于求会导致价格下降，而供不应求会导致价格上升，参见图2－1。

几乎没有人怀疑供求法则的有效性，其实供求法则能够起作用是有条件的，这个条件是生产者和消费者都是追求个人利益的，这就是经济学中

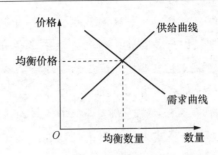

图2-1　均衡价格由需求曲线与供给曲线的交点确定

的著名的个人理性假定。要是个人理性条件不满足，供求法则是不能起作用的。比方说，如果消费者是大公无私的，那么他们将只买国有企业的产品而不论私人企业的产品有多便宜；如果企业也是大公无私的，那么它宁可把产品特供给有关部门也不愿意高价卖给消费者，这时，市场的供求法则当然不起作用。供求法则能够起作用的条件是，人们的行为都是以自利为准则的。人人自利能够带来社会的利益？这个问题涉及治国理念，本书第十章第一节关于"市场经济的制衡思想"中加以说明。

二　市场经济中的两种动力机制

当我们仔细地推敲供求法则起作用的条件时还可以发现，仅仅有生产者和消费者追求自身利益的行为还不够，还需要有一个优胜劣汰的外部环境才能够让供求法则真正起作用。比如说，在供过于求的市场中，要是不降价的企业不会被淘汰，那么供求法则自然也就不成立了。同样，在供不应求的市场中，要是消费者能够通过其他的非市场途径获得商品和服务，即消费者不需要提高出价也能够实现自己的购买力，那么供求法则也将不起作用。

简言之，市场价格机制也遵循"物竞天择"法则："物竞"指的是人们力图追求自己利益的行为，"天择"指的是市场优胜劣汰机制。张五常在《经济解释》第一章第四节举了一个"白痴与汽油站"的例子，可以很好地说明"追求个人利益"与"市场优胜劣汰"两种机制相互作用的重要性：

　　　话说有一群人，每个人都是白痴，对世事茫然不解。经济学者却假设他们每个人明智地争取最大的利益。事实上，这些人都是白痴，所以这个经济假设显然错了。这些白痴听说汽油站很好玩，于是每个人都开办油站了。因为是白痴，他们之中有些把油站建在荒山之上，有些建在密林之中，也有些建在海上的。没有公路汽车经过，油站怎可以生存呢？但他们当中有几个同样的白痴，却稀里糊涂地把汽油站建在公路旁。过不了多久，适者生存，不适者淘汰，只有在公路旁建油站的白痴能生存。事实上，他们是不知自己所为的。经济学者假设他们懂得怎样争取最大利益，显然是错了的，但留存下来的油站，却刚刚与争取最大利益的假设不谋而合。假设白痴懂得怎样争取利益虽然是错了，却准确地推测了白痴建油站在公路旁的行为，这些行为于是就被解释了。说他们不知所为，所以油站不会建在最有利可图的地方，是谬论。

张五常的本意是试图用"白痴与汽油站"的例子说明经济学的假设未必要包含经验内容，甚至一个"不好"的经济学假设也能够很好地解释实际经济现象。其实，这个观点是值得商榷的。张五常的"白痴与汽油站"的例子之所以说得通，是因为存在一个优胜劣汰的机制。正是因为存在优胜劣汰的机制，才能把那些建在不适宜地方的油站淘汰掉，"每个人明智地争取最大的利益"的假设才得以"准确地推测了白痴建油站在公路旁的行为"。从某种意义上说，市场优胜劣汰是更基本的机制，只是人们对市场优胜劣汰现象太习以为常，以至于不愿意在建立经济理论时将其作为一个基本假设。可是对于我国这样一个不同经济成分共存的体制来说，在分析经济现象时，还是应该考虑市场"优胜劣汰"是不是经济实践的真实抽象问题。

我们把注意力放到以供求法则为基础的决定市场资源配置的动力机制上。在市场经济中，决定和影响资源配置的动力机制有两个：其一，在个体层次上的经济主体追求个人利益的机制，通过企业追求最大利润和人们追求最大效用的行为表现出来。其二，在整体层次不同经济主体之间的竞争机制，对于企业来说，盈利水平高的企业胜出，盈利少或不盈利的企业被淘汰，对于消费者来说，出得起钱的消费者的购买力得以实现，反之则只有放弃消费。前者为经济主体追求自己最大利益的机制，简称为优化机制；后者为市场优胜劣汰机制，简称为竞争机制。在市场中，优化机制和竞争机制总是同时存在的。

三 资源配置的新古典效率

新古典经济学关于资源配置效率的判别标准是与经济均衡状态密不可分的，并认为达到经济均衡状态的力量来自经济活动中的个体行为最优化。在新古典经济学看来，当所有企业达到利润最大化和所有个人达到效用最大化时，经济便达到了均衡。不过，这种均衡状态不一定是资源配置最优的，我们用企业的经营决策为例来说明这一点。[①]

假定企业以产量作为决策变量[②]，利润最大化的决策问题如下：

$$\max_q \pi = p(q) \times q - C(q) \tag{2.1}$$

式中，π代表利润；q代表产量；p代表价格，是产量的函数；C代表成本，也是产量的函数。由式（2.1），可以得到企业利润最大化的一阶条件：

$$p + q\frac{\mathrm{d}p}{\mathrm{d}q} = \frac{\mathrm{d}C}{\mathrm{d}q} \tag{2.2}$$

上式的左边为边际收益，右边为边际成本。式（2.2）就是著名的边际收益等于边际成本的利润最大化原则。这时，我们这里考察的企业的行为达到了（短期）均衡。当我们考察的企业面对的市场满足需求法则时，成立 $\mathrm{d}p/\mathrm{d}q < 0$，因此，由式（2.2）可知，企业达到利润最大时，成立 $p > \mathrm{d}C/\mathrm{d}q$，即价格大于边际成本。

在新古典经济学看来，企业达到利润最大化状态并不意味着高的资源配置效率。商品价格是消费者对商品效用的评价，准确地说，价格等于边际效用，即最后一单位商品给消费者带来的效用。边际成本是企业为提供最后一单位商品所付出的代价。从社会角度说，价格代表社会从最后一单位产品或服务中得到的好处，边际成本代表社会为生产最后一单位产品或服务所付出的代价。式（2.2）表明价格大于边际成本，显然，当企业的利润达到最大时，社会的生产没有达到资源的最优配置状态，原因是，若社会再多生产一件产品得到的利益（边际效用）大于付出的代价（边际成本），社会的福利能够增加。为什么不再多生产一些产品？企业不愿意，因为多生产产品企业的利润会减少。从生产的角度说，社会最优的产出应该满足产品的边际收益（价格）等于边际成本条件，见图 2-2。以

---

① 这一节的内容在一般的经济学教科书中都可以找到，这里以更简练的方式表述出来。
② 以价格为决策变量也是可以的。由于需求函数的制约，定了价随之定量，定了量随之定价。这里选择产量作为决策变量，仅仅是为了表述方便。

上关于企业拥有市场势力将导致资源配置效率损失的分析，是新古典经济学的经典分析。

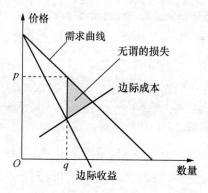

图 2 - 2 企业利润最大化的定价引起的无谓效率损失

新古典经济学关于经济活动是否达到资源配置最优状态的判别标准通常称为帕累托效率（Pareto efficiency）（简称新古典效率）。帕累托效率是指如果有人好起来必有人坏下去的这样一种状态。帕累托效率分为产品配置效率和资源配置效率，它也可以这样来理解：经济系统的产品和资源的所有潜力都已经用尽，以至于任何产品或资源的再分配行为都不可能让某人好起来而不损及他人，任何产品生产数量的增加或减少都不可能增加整个社会的利益。不难看出，新古典效率是与人们的行为最优化和企业的利润最大化联系在一起的。

以图 2 - 2 的产品销售为例来说明资源配置达到新古典效率的条件。在市场上，消费者个人是微不足道的，影响不了产品或服务的价格，这时，消费者追求最大效用的购买行为能够保证产品和服务的配置效率。能否达到资源的配置效率，关键在企业，因为企业可以影响产品和服务的价格。达到没有效率损失的状态的条件是，边际收益曲线与需求曲线重合，符合这一条件的市场是完全竞争的市场。在完全竞争的市场中，企业的规模相对于行业来说是微不足道的，因此，企业只能是价格的接受者，即企业面对一条水平的需求曲线。这时，边际收益曲线与需求曲线重合，当企业达到利润最大时，产品或服务的价格恰好等于边际成本，社会资源的配置没有效率损失。

对于新古典经济学（即人们通常所说的主流经济学）来说，最没有异议的命题莫过于"竞争提高效率"了，以致从一定意义上说，整个新古典的微观经济学理论就是为了说明市场竞争是如何提高资源配置效率而展开的。可是当仔细推敲这个命题时可以发现，问题不像想象的那么简单。当然，你要是与一位训练有素的经济学专业的学生提到资源配置效率的标准时，他会吃惊地看着你："难道这还有什么疑问吗？"我们要表达的基本观点是，当我们运用主流（新古典）经济学的基本结论来说明医疗服务市场的资源配置效率时，应该对其局限性有清楚的认识。

四 资源配置的古典效率

按照古典经济学看法，市场机制是一个消费者自由选择和生产者竞争淘汰的机制。在古典经济学理论中，市场供给和需求因素处于完全次要的位置，市场中的个人自由选择机制也不起作用。不管企业是否达到利润最大化，利润率高的企业得以生存，利润率低的或为负的企业将会被淘汰，这就是市场竞争淘汰机制。不同于古典经济学，新古典经济学认为，不管企业的利润率高还是低，企业经营者总是遵循利润最大化或亏损最小化的最优决策原则，即便亏损也未必会被淘汰。

在古典经济学家看来，市场的优胜劣汰机制本身就体现了效率。利润率为正的企业得以生存，利润率为负的企业被淘汰，整个经济系统在不断新陈代谢。同时，利润率高的行业因为新的竞争者进入而导致行业利润率降低，利润率低的行业因部分企业退出而导致行业利润率提高。当经济系统达到均衡时，所有企业甚至所有行业的利润率达到均等化。这就是经济系统的古典经济学效率（简称古典效率），也可以认为是一种宏观视角的效率。

我们还可以从微观的视角来理解经济的古典效率：市场竞争性越强，企业的利润率差别就越小。企业利润率差别可以从两个方面来理解：其一，生产同一种产品的不同企业的利润率差别。显然，市场的竞争性越强，生产同一种产品的企业利润率的差别就越小。不过，不能反过来说，生产同一种产品的企业利润率差异越小，市场的竞争性越强，合谋寡头就是一个反例。其二，不同行业企业的利润率差别。如果整个经济系统的竞争性增强，那么在行业没有进入障碍的条件下，各个行业的利润率会趋于一致。

本书认为，导致医疗体制效率不高的根本原因是医疗服务市场的竞争性不强，也就是说，医疗服务市场问题的关键在于古典效率方面。不过，新古典经济学将经济现象的解释建立在市场参与者行为最优化基础上的做法显然是合理的。为了能够比较古典效率与新古典效率，我们需要对市场的竞争性和两种不同的效率观点作进一步说明。

五　两种资源配置机制的比较

新古典经济学的效率可以看作是静态效率，即在给定资源条件下资源如何利用是最优的；古典经济学的效率可以看作是动态效率，即什么样的资源利用方式是更有效的。对于经济发达国家来说，企业往往处于最有利的国际分工地位，企业的经营效率往往也是最高的，或者说，这些企业已经是"优胜"的，静态效率可以是经济理论研究的主要方面。不过，对于我国这样的后发展国家，企业在整体上处于不利的国际分工地位，企业经营效率也在不断探索，如何提高经济整体的动态效率应该是经济理论研究更重要的方面。主流经济学的理论体系是由发达国家的学者建立的，他们认为市场优胜劣汰是再明显不过的现象，没有必要加以特别的关注。古典经济学家所处的时代是资本主义经济体系创立和完善的时代，如何提高市场的动态效率是更重要的事情，这也是古典经济学产生的历史背景。

古典经济学认为，市场达到均衡状态的力量是优胜劣汰的机制，或称为利润率均等化的力量。虽然新古典经济学也信奉市场优胜劣汰的竞争机制，但在理论上并没有给予相应关注。市场经济本身是不可能摆脱利润率均等化力量作用的，所以在新古典经济学理论中，市场竞争的思想也有所体现，只不过在概念上没有明确归类。根本的原因在于，在一个以均衡状态分析为特征的经济理论体系中，同时兼容优化机制和竞争机制是不可能的，它迫使经济理论对经济实际作片面性抽象。

为什么不能将新古典经济学的行为优化机制与古典经济学的优胜劣汰机制结合在一个统一的分析构架中？为了说明两者结合的难题，我们用新古典经济学的表述方法，通过简单的例子，将企业经营决策中的优化机制与竞争机制梳理出来，并指出两者的不兼容性，以便为本书的分析提供一个良好的基础。

第二节　协调古典效率与新古典效率难题

一　协调古典效率与新古典效率难题的例子

（一）市场势力也可以带来新古典效率

我们用一个简化例子来说明协调古典效率与新古典效率的难题。假定一个商店某种啤酒的进货成本是 4 元/瓶，进货成本不随进货数量而改变，那么边际成本也是 4 元/瓶。一个代表性消费者的需求如图 2-3 所示。商店利润最大化的定价为 7 元/瓶，利润为 9 元，消费者的剩余是 4.5 元。显然，消费者啤酒的边际效用 7 元/瓶，大于边际成本 4 元/瓶，在新古典经济学家看来资源配置没有达到有效配置。

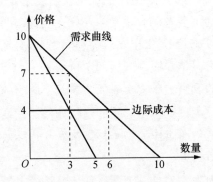

图 2-3 消费者对啤酒的需求和商店的定价

商店可以通过营销策略在这个消费者身上赚得大于 9 元的利润。不妨以会员制商店为例，即消费者交一个固定的会员费用后，可以用会员价购买商品。会员价就定在边际成本上，即定为 4 元/瓶。每卖一瓶啤酒，会员价格与进货成本（边际成本）相抵，会员费正好是利润。对于图 2-3 的代表性消费者，只要商店收取的会员费大于 9 元，小于 13.5 元，消费者会缴纳会员费并购买 6 瓶啤酒。这时，对于消费者来说，啤酒的边际效用正好与边际成本相等，达到新古典效率。会员费只影响消费者剩余和商店利润大小，即只影响消费者与商店之间的利益分割，并不影响价格等于边际成本这一结果，新古典效率得以实现。

在现实中，电信部门对于固定电话收一个月租费，移动电话收一个固定的套餐费，然后消费者可以用一个更低的价格消费，这样做都是为了获得更大利润。即便是市场上唯一的垄断者，垄断者也愿意将会员价压低到边际成本上，以鼓励消费者购买更多产品，并增加垄断者的利润。不难发现，只要价格大于边际成本，垄断者就有通过扩大销量来增加利润的潜力，直到价格压低到边际成本为止。会员制的例子表明，不需要完全竞争的市场也可以达到新古典效率。

　　再用稍微复杂一点的捆绑销售营销策略为例，来说明不需要完全竞争市场也可以达到新古典效率。商店将 6 瓶啤酒捆绑在一起卖，消费者要么零买 7 元/瓶，要么 6 瓶一起买。商店给 6 瓶捆绑销售的利润最大化的定价是：

$$4 \times 6 + 9 + 4.5 = 37.5 \text{（元）}$$

　　消费者以 7 元/瓶的价格零买 3 瓶的消费者剩余是 4.5 元，以 37.5 元买捆绑销售的 6 瓶的消费者剩余也是 4.5 元，因此，两种购买对消费者来说无差异。而商店以 37.5 元卖出 6 瓶的利润为 13.5 元，大于利润最大化时的 9 元。商店也可以将 6 瓶一起买的定价低于 37.5 元，只要在 33 元之上，这时，消费者的剩余大于零买时的 4.5 元，商店的利润也比不采用营销策略时的 9 元多。无论 6 瓶一起买的定价如何，只要消费者买了捆绑销售的 6 瓶，将消费者与商店作为一个整体来看，边际效用正好等于边际成本，同样达到新古典效率。

　　垄断带来效率损失几乎是一个没有任何经济学者怀疑的观点，其实这个观点是值得商榷的。上面的例子说明，在商店具有一定市场势力的情况下，仍然可以达到新古典的效率。如果商店完全处于垄断地位，那么商店将取消消费者以 7 元的价格零买啤酒的选择，在会员制的营销策略中将会员费定为 18 元，在捆绑销售的营销策略中将 6 瓶一起买的价格定为 42 元，这时，消费者剩余全部转化为商店利润。虽然消费者剩余被完全剥夺，但仍然满足边际效用等于边际成本的条件。无论利益在商店与消费者之间如何分割，只要销量达到 6 瓶，就恰好满足边际效用等于边际成本的新古典效率标准，我们怎么能够得出垄断一定导致资源配置低效率的结论呢？

　　（二）市场优胜劣汰竞争不可避免

　　从管理学的角度说，上面的例子叫消费者和商店"双赢"，指商店的利润突破"利润最大化原则"条件下的 9 元的同时，消费者的剩余也超过零买时的 4.5 元。不过，从整个市场来看，"双赢"是难以实现的，因为一个商店通过营销策略达到所谓的"双赢"，就是扩大了自己的市场份额，它当然是通过挤占竞争对手的市场份额达到的。竞争对手当然不甘心市场份额的丢失，应对的办法就是采用相同的营销策略。当竞争对手开始纷纷采用相同的营销策略时，所有商店卖的啤酒的平均价格都将低于原来"利润最大化原则"时的 7 元/瓶，所有商店的利润都比原来的减少了，大家都面临生存问题，古典的优胜劣汰机制开始起作用。

在经济学中，这种情形称为合成谬误，即对于个别来说是正确的结论，对于整体来说却可能是错误的。对于一家商店来说，可以用会员制或捆绑销售的营销策略赚得比"利润最大化原则"更多的利润，对于所有商店来说，当大家都采用会员制或捆绑销售后，商店赚得的利润将比"利润最大化原则"时的更少。也就是说，市场竞争并不会因为商店具有市场势力（除了垄断）而消失。

以上的情形可以有条件扩展到若干消费者的市场需求情形。如果图2-3的需求曲线是市场需求，即由不同的消费者的需求构成，那么商店的营销策略一般达不到新古典效率。以会员制为例，有些需求小的消费者未必愿意交会员费。原则上商店可以通过减少会员费的方式让需求小的消费者愿意使用会员制方式购买商品，不过，过低的会员费会降低商店的利润。即便有一些需求小的消费者没有参加会员制，只要商店的会员价定在边际成本上，参加会员制的消费者仍然可以达到新古典效率，从而提高市场整体的效率。考虑一种完全垄断的情形，如果商店可以实行（一级）差别定价，对不同出价能力的消费者索要其最高出价，所有消费者的剩余都转变成为商店的利润，这时，也可以达到新古典效率。

（三）何以区分新古典效率与古典效率

在经济学中，力图说明垄断者通过限制产量提高价格，由此导致新古典效率损失；在管理学中，力图说明用什么办法通过扩大产量来降低平均价格，实际上导致新古典效率提高。对于一个边际效用大于边际成本的商品，扩大产量就是提高新古典意义上的效率。管理学是面向实际的，因为它在讲述企业如何在市场竞争中生存的知识，就是企业如何在竞争中扩大自己的市场份额。当代经济学则不然，它可以自己创造对自己的需求，理论上得出一个垄断导致边际效用大于边际成本的结论就停滞不前了。这就是管理学与经济学的不同！

经济学关于市场的结论是通过企业之间的竞争来提高新古典效率，管理学关于市场的结论是通过差异化来避开激烈的市场竞争。当企业通过差异化战略细分市场后，每一个企业面对的消费者的相似性提高，营销策略达到的新古典效率的程度也将越高，因为当消费者都一样时，由前文的分析可知市场达到新古典效率。可以这么说，企业力图通过差异化来避开竞争，即提高自己的市场势力，同时也提高了市场的新古典效率。轻易得出垄断导致社会无谓损失增加的结论，是值得商榷的。

在经济实践中，企业时刻在优化自己的决策，即便是增加销售量的营销创新也是一种优化决策。同时，企业又时刻面临合成谬误，即大家都采用相同的营销创新策略会进入比原来更糟糕的状态。一方面，个别企业的营销创新趋向达到新古典效率；另一方面，企业又在不断的营销创新中优胜劣汰，古典效率开始起作用。要明确区分什么时候新古典的企业和个人最优化机制在起作用，什么时候古典的市场优胜劣汰机制在起作用几乎是不可能的。

二　古典经济学和新古典经济学的"分水岭"

经济学仿效物理学，也对各种力量相互作用达到平衡的均衡状态格外关注。是什么力量导致经济达到均衡状态？古典经济学家和新古典经济学家对此有完全不同的理解。市场机制存在两种达到平衡的力量：一种是"最优化力量"，比如说，个人追求效用最大化，企业追求利润最大化，它对应于优化机制；另一种是"均等化力量"，比如说，资本由盈利低的地方向盈利高的地方流动，劳动由工资率低的地方和行业向工资率高的地方和行业转移，它对应于竞争机制。

古典经济学家信奉市场的均等化作用机制，认为市场达到均衡的条件是生产要素的收入均等化，即同等资本获得同等水平的利润率，同等劳动获得同等水平的工资率和同等的土地获得同等水平的地租率。新古典经济学家则信奉市场的最优化作用机制，认为市场达到均衡的条件是市场主体的行为最优化，即所有消费者达到给定收入约束下的效用最大化，所有企业达到利润最大化。

在古典经济学家看来，当经济在均等化力量的作用下达到均衡时，不同企业的利润率是相同的；而在新古典经济学家看来，当经济在最优化力量的作用下达到均衡时，不同企业的利润率各不相同。或者说，在古典经济学家看来的均衡状态在新古典经济学家看来并不是均衡；反之，在新古典经济学家看来的均衡状态在古典经济学家看来也不是均衡。

古典经济学与新古典经济学对于市场资源配置机制理解的差异，还表现在市场资源配置着眼点上。古典经济学着眼于市场作为一个整体的资源配置行为，即不同资本之间优胜劣汰的竞争以及资本在不同行业之间的流动效应；新古典经济学着眼于企业个体的资源配置行为，即企业如何达到最大利润和与之对应的要素最优组合方式。

三 平均分析与边际分析的不兼容性

（一）平均分析方法与边际分析方法

古典经济学与新古典经济学之间的最大差别莫过于使用的分析方法。古典经济学家使用平均分析方法，新古典经济学使用边际分析方法。例如，古典经济学家总是用商品的价值解释价格；与此相反，自 1870 年的边际革命以来，新古典经济学改变了古典经济学的平均分析方法传统，使用边际效用来解释价格现象。

用平均分析方法的经济基础是市场均等化力量，用边际分析方法的经济基础是市场的最优化力量。纵观市场经济历史可以认为，企业逐利行为和市场竞争淘汰这两种资源配置机制都在起作用，作为一个合理描述市场资源配置的理论是不应该有所偏废的。那么，为什么不建立一个统一的理论体系来同时描述上述两种资源配置的机制呢？问题在于描述这两种资源配置机制的平均分析方法和边际分析方法之间在数学处理上的不兼容性。我们用一个简化的例子来说明这一点。

（二）边际分析方法的资源配置决定

假定经济系统只有两个企业，各自生产不同的产品，企业的生产只要求投入两种生产要素，即资本 k 和劳动 l。两个企业的生产函数分别为：

$$q_i = f_i(k_i,\ l_i),\ i = 1,\ 2 \tag{2.3}$$

式中，q_i 代表企业 i 生产的产品 i 的数量。实物资本的数量以货币计量，劳动的数量以投入的劳动单位计量。假定企业是按市场需要组织生产的，那么供给等于需求，q_i 也表示对产品 i 的需求量，它是价格的函数。假定两种产品之间是不相关的，产品的价格（逆需求函数）分别为：

$$p_i = p_i(q_i),\ i = 1,\ 2 \tag{2.4}$$

简化讨论，假定生产要素价格给定，分别为利润率 r 和工资率 w。需要解决的资源配置问题是：产量和要素投入数量应该各是多少？

我们来看使用边际分析方法是如何解决这个资源配置问题的。当两个企业分别以利润最大化为行为准则时，要素的最优投入水平应满足最后增加的一单位要素带来的收益增加等于该要素的价格，即：

$$\frac{\partial(p_i q_i)}{\partial k_i} = r,\ \frac{\partial(p_i q_i)}{\partial l_i} = w,\ i = 1,\ 2 \tag{2.5}$$

由上式的 4 个方程再加上生产函数式（2.3）和价格方程式（2.4），一共有 8 个约束方程，恰好可以定解产量 q_i、价格 p_i、实物资本投入 k_i 和

劳动投入 $l_i (i=1, 2)$ 等一共 8 个变量。企业生产规模和要素投入数量均得以确定，这就是以边际分析方法解决资源配置问题的情形。

当两个企业分别按边际方法决定生产时，它们的利润率一般不会恰好相等。假定实物资本的使用寿命是一个生产周期，比如说 1 年，企业 i 投入的总资本数量为 $k_i + wl_i$，即企业的生产成本。在一般情况下，两个企业的利润率是不相等的，即成立以下不等式：

$$\frac{p_1 q_1 - (k_1 + wl_1)}{k_1 + wl_1} \neq \frac{p_2 q_2 - (k_2 + wl_2)}{k_2 + wl_2} \tag{2.6}$$

显然，我们不能将两个企业的利润率相等也作为约束条件引入，因为这样一来，约束方程的数量将多于需要确定变量的数量，导致上面的资源配置问题超定解。

（三）平均分析方法的资源配置决定

我们再来看用平均分析方法如何解决这个资源配置问题。假定不同资本之间的竞争达到均衡后，两个企业的利润率相等。这时有：

$$\frac{p_i q_i - (k_i + wl_i)}{k_i + wl_i} = r, \ i=1, 2 \tag{2.7}$$

上式两个方程再加上生产函数式（2.3）和价格关系式（2.4），一共只有 6 个约束条件，而待确定的变量仍然是 8 个，因此，这里的问题不能定解，或者说资源配置问题没有解决。对于一种经济理论来说，资源配置问题不能定解是难以称为经济理论的，古典经济学家当然不会到此为止。

按照古典经济学家的做法，通常假定生产受给定技术条件的限制，劳动与实物资本之间只能按固定比例组合，即：

$$l_i / k_i = a_i, \ i=1, 2 \tag{2.8}$$

式中，a_i 为企业 i 的劳资组合比例常数。引入生产要素组合比例性要求的两个约束条件式（2.8）后，上面的资源配置问题恰好定解。[①]

与用边际分析方法建立的理论不能引入利润率均等化条件一样，用平均分析方法建立的理论也不能引入建立在边际决策方法上的企业利润最大化条件，因为这同样会导致约束条件多于需要决定的变量，从而导致资源配置问题超定解情形发生。可以这么说，无论边际分析方法还是平均分析

---

① 这里已经给定利润率 r 和工资率 w，显然，r 和 w 可以有多种相对比率，古典经济学不能在经济系统内部定解资本和劳动的收入分配。

方法，建立具有均衡特征的资源配置理论的必要条件，就是舍弃另一方所坚持的资源配置的动力机制。

四　马歇尔的"两分法折中"

经济实践表明，市场经济达到均衡状态总是同时受最优化力量和均等化力量的共同作用。令人遗憾的是，迄今为止的所有经济理论，只要是试图建立一个具有一般均衡特点的理论构架，就不可能同时引入均等化力量和最优化力量。如何在一个理论体系中协调均等化力量和最优化力量，始终是经济理论面临的最大难题。

马歇尔深知这一难题，他是通过引入"短期"和"长期"概念来"巧妙"地回避了这一困难的。在短期，只有市场的最优化力量起作用，达到均衡的条件是生产者利润最大化和消费者效用最大化，这时，不同企业利润率可以各不相同。在长期，只有市场的均等化力量起作用，通过资本追逐利益的行为达到利润率均等化。经过马歇尔的这一短期和长期概念的划分，市场的最优化力量和均等化力量便各自在不同的时间领域内分别起作用，相互之间似乎可以相安无事了。

马歇尔的短期和长期两分法看似容易，操作起来却并不容易。短期的定义是指在所考察的时间内至少有部分生产要素的数量是不能改变的，而长期是指在所考察的时间内所有生产要素的数量都可以改变。在短期分析中，与不能改变数量的生产要素对应的成本称之为固定成本，与可以改变数量的生产要素对应的成本称之为变动成本。对一个具体的企业来说，考察的时间越短，不能改变数量的生产要素就越多，或者说，短期所指的时间越短，固定成本就越大；反之则越小。固定成本何以"固定"！

经济实践明白地表明，市场机制同时存在着最优化力量和均等化力量，两者是不可能完全分开起作用的。因此，马歇尔的"两分法折中"只能带来经济理论分析的片面性。最优化力量和均等化力量的两分难题至今仍困扰着经济学，马歇尔的划分短期和长期的做法，机智多于理性，它仅仅是回避了问题而没有解决问题。

按照斯密关心的内容和马歇尔关于短期与长期的划分，经济学的问题和使用的研究方法可以划分为四类，见图2-4。斯密在《国富论》中提出两个基本命题，即"分工提高效率"和"竞争提高效率"。新古典经济学在斯密提出的这两个命题中只关心后一个命题，即"竞争提高效率"。"竞争提高效率"命题包含两部分内容：一是优胜劣汰机制，不妨看作长期均衡机制；二是行为优化机制，不妨看作短期均衡机制。新古典经济学只关心短期的行为优化机制。华裔经济学家杨小凯在经济研究领域独树一帜，关心分工现象的形式化表述，在图 2-4 中位于"B"。杨小凯将自己的理论称为"新兴古典经济学"，以区分占主流地位的新古典经济学。由于杨小凯使用的所谓"超边际分析"方法与新古典经济学的边际分析方法不兼容，因此其理论难以被主流经济学接受。本书只关心医疗服务市场的效率问题，从方法和视角来说，在图 2-4 中位于"A"。

	分工	市场
长期	古典经济学	A
短期	B	新古典经济学

图 2-4　经济学关心问题的分类

第三节　医疗服务市场效率分析的特点

关于医疗服务市场效率的分析需要一个资源最优配置的标准，同时需要一个达到资源最优配置的机制。如前所述，在实际经济中，个人和企业的最优化力量和市场优胜劣汰的均等化力量是同时起作用的，而要建立一个同时包括两种资源配置机制的均衡体系是不可能的。为此，分析医疗服务市场的效率问题应该有一个新的视角。

一　医疗服务市场效率分析的整体性

本书关于医疗服务市场效率分析的第一个特点是，关注医疗服务市场作为一个整体的效率。提高市场整体资源配置效率的最重要途径是引入和强化市场优胜劣汰的竞争机制，而市场竞争机制是由具体的个人和企业的行为构成的，因此，有必要将市场整体的效率建立在个人和企业行为优化的新古典基础上。只要我们不试图建立一个一般均衡的模型，就可以避开边际分析与平均分析的两分法难题。实际中的经济系统永远在不断地演变，它本身就预示所谓的一般均衡状态根本就不存在。或许正是个人和企业的最优化力量和市场优胜劣汰的均等化力量同时在起作用，才造成实际经济系统不断演进的现实。

试图用数学语言直接表述医疗服务市场的整体效率非常困难。整体效率分析不能使用边际分析方法，如果使用平均分析方法，它预示着已经达到古典资源配置的均衡，优胜劣汰的市场竞争机制何在？因此，本书需要做一个选择，即将整体效率的分析建立在微观行为的基础上，也就是说，我们力图用新古典的行为优化机制来说明市场整体的竞争性。试图用新古典的方法说明市场竞争行为，这显然是一个令人感兴趣的话题。当然，我们这样做还有一个现实的原因，新古典经济学的分析框架已经是如此的宏大和牢固，以至于如果不使用新古典的分析方法得出来的结论是人们无法接受的。

本书还关心医疗服务体系的分工模式的效率。随着医疗服务技术进步，医疗专业的分支越来越细，如何将这些专业化的分支整合起来为患者提供医疗服务，将影响医疗服务体系整体的效率。在我国，医疗服务系统主要由大大小小的综合医院构成，许多国家则是由全科医生与专科医院构成。为什么会形成这样两种不同的医疗服务分工模式，它对医疗服务整体效率有什么影响，这是我们关心的问题。

我们关心医疗服务市场整体的效率，还有一个现实的原因，那就是医院的微观行为分析与一般市场中的企业不一样。医院分为营利性医院和非营利性医院，对于营利性医院的行为分析可以使用利益最优化的边际分析方法，而对于非营利性医院的行为，就存在一个医院的经营目标是什么的问题。尤其在我国，非营利性医院在医疗服务市场中占据主体的地位，更增加了医院竞争行为分析的难度，关注医疗服务市场整体的效率，可以让我们在分析影响市场整体效率的医院行为时能够灵活地选择分析方法。

二　医疗服务市场的竞争性

关注医疗服务市场的优胜劣汰机制需要有一个落脚点，这个落脚点就是市场的竞争性。有些理论只可用于解释现象而不可用于分析现象，达尔文的进化论就是一个例子。"优胜劣汰"或"物竞天择"可以很好地解释物种以往进化的所有历程，却无法用于预测物种未来的进化方向。不过，进化论预示，基因的突变率、环境的不确定性、物种之间的竞争程度将影响物种的演变。同样地，我们不关心医疗服务体系未来的发展方向，那是一个治国理念和政府政策的变量，我们只关心医疗服务市场整体的动态效率，即医疗服务市场竞争性的强弱。相信一个竞争性强的医疗服务市场能够较好地实现优胜劣汰和新陈代谢，也更容易产生出一个高效率的医疗服务体系。

如果能够提高医疗服务市场的竞争性，就是增强了医疗服务市场的优胜劣汰机制，余下的问题交给市场就可以了。在当代，几乎没有人怀疑市场机制的优越性，尤其是经历了 20 世纪的计划经济模式与市场经济模式的较量以来，世界各国要想发展经济就必须采取市场经济模式已经基本成为一个共识。我国改革开放以来的经济发展实践同样证实了市场机制的有效性，因此，我国医疗体制最终引进市场竞争机制也不会例外。本书想表达的一个观点是，即便医疗服务领域完全市场化，也无法达到"竞争提高效率"的目标，原因是我国眼下的医疗服务体制是有市场却无竞争，医院之间看似在竞争，竞争的压力完全不能与一般的竞争性行业相比。

发达国家反垄断政策的目标，就是通过政府对行业竞争格局的干预而达到政府不干预市场的结果。反垄断政策的基本做法就是将具有垄断势力的企业分拆，或阻止企业为获取过大市场势力的兼并行为。行业中的企业数量越多，严格地说是行业的集中度越低，竞争程度就越高，这是反垄断政策的思想理论基础。不过，本书要说明的观点是，这个对于一般商品和服务市场有效的结论似乎并不适用于医疗服务市场。为了说明这个观点，并为我国医疗体制的改革提出新的思路和方向，我们放弃用市场结构描述市场竞争程度的方法，而代之以市场竞争结构的概念。

三 医疗服务市场效率分析的社会性

医疗服务从一定意义上说是一种公共品。撇开流行传染病会影响公共卫生安全不说，全民良好的身体素质是强国基础。一个高效率的医疗服务体系不仅仅提高了资源配置的效率，更提高了医疗服务的可及性，还能够提高社会的稳定性。医疗服务的可及性不仅与医疗服务的价格相关，还与社会医疗保障制度相关。什么样的社会医疗保障制度是合理的，它属于规范性问题，我们不讨论它。本书关心的问题是，在给定的社会医疗保障制度条件下，如何提高社会医疗服务体系整体的可及性。

仅仅提高医疗服务体系整体的可及性是不够的，医疗服务市场还存在一个社会资源配置效率问题。从整个社会来说，医院对于患者的医疗服务投入的数量水平是否恰当，它不仅仅与医院的决策行为相关，还与社会对于医疗服务的评价和相应的治理措施有关。即便我们能够做到新古典经济学的医疗服务的价格与提供医疗服务的边际成本相等，由于患者对医疗服务效用的主观认知与客观效果的不一致，也可能形成过度医疗等效率损失。我们关心社会如何调控医疗服务整体的投入效率问题，即从社会角度来说，如何保证医疗服务的投入水平是恰当的。

仅仅保证社会整体的医疗服务恰当的投入水平是不够的，达到医疗服务市场的社会资源配置效率还有一个提供的医疗服务的质量是否合理的问题，它包括两个方面：其一，医院为患者提供的医疗服务的质量水平与社会希望的质量水平是否有差异；其二，医院为不同质量需要的患者是否提供了不同质量的医疗服务。我们不关心对不同质量需要的患者提供不同质量的医疗服务的合理性，它属于规范性问题，只关心面对有质量需要差异的患者群体能否和用什么办法提供患者所希望的质量水平的医疗服务。

第三章 "供方诱导需求"研究范式

要对一种经济现象进行理论上的研究，首先需要对该经济现象的一些最基本特征加以概括，然后将这些特征上升到理论假设，并以此假设为基础建立相应理论。医疗服务市场研究也不例外。那么什么是医疗服务市场最重要的特征呢？依据经验观察，医疗服务市场最重要的特征就是医患双方的信息高度不对称性，因此，关于医疗服务市场的理论一般都是以信息不对称性作为分析基础的。不过，在现有的关于信息不对称现象分析的理论工具箱中，似乎找不到能有效运用于医疗服务市场分析的理论模型。为了反映医疗服务市场的特殊性，人们需要提出能反映医疗服务市场基本特点的假设作为研究问题的起点，其中最具有代表性的是供方（医生）诱导需求假设。

学者们依据患者缺乏关于健康和医疗服务方面的专业知识，总是被动地接受医生的治疗建议的经验观察，于20世纪70年代提出供方诱导需求的研究范式。经过多年的研究和发展，以供方诱导需求假设作为建立模型的出发点，已经成为研究医疗服务市场问题的最具有影响力的范式。然而，这个研究范式有其内在困难，它要么难以与新古典经济学的基本理念协调一致，要么以此为基础建立的经济学模型失去简洁性，这也是为什么关于医疗服务市场的分析难以进入新古典经济学构架的原因之一。我们这里试图通过对供方诱导需求研究范式的分析，阐明医疗服务市场的特殊性，以及由此产生的经验现象上升到理论分析的困难，并得出一些对本书的分析方法有意义的启示。

第一节 供方(医生)诱导需求范式

一 医疗服务需求的特殊性

(一) 医疗服务的主观感受与客观效果的不一致性

从表面上看,医疗服务作为一种特殊商品,具有无形、生产和消费不可分离、不可存储、结果不一致等特点(桑特勒,2006年)。不过,从经济学分析角度来说,这些特点还不足以构成医疗服务作为经济学分析对象的难题。比如说,旅游团为游客提供的旅游组团服务,就与医疗服务一样具有"无形、生产和消费不可分离、不可存储、结果不一致"的特点,可是,人们没有感受到用经济学方法分析旅游服务有什么大的困难。以此看来,对医疗服务市场的分析更有其特殊的难处。

从经济学分析的角度来说,医疗服务不同于一般商品和服务的根本特点在于,患者对于医疗服务的主观感受与客观效果之间不一致。举例来说,人们到水果店买水果,水果给予人们的主观感受(即效用)是起决定作用的,没有人关心吃下水果后对人身体的客观效果在经济分析上有什么特别的意义。可是,当人们落入野外环境而不得已要采摘野果求生时,野果的口味与有毒与否的差别足以让人们更为关心后者的影响。医疗服务就是一个主观感受与客观效果分离,而客观效果的重要性又远高于主观感受的产品。

新古典经济学发端于1870年开始的边际革命,为了与当时占主流地位的劳动价值论抗衡,边际革命学者将自己的价格理论称为主观效用价值论。现在,主流经济学认为消费者的主观效用决定商品和服务的价格是一件理所当然的事情,于是再也不用"主观效用"的说法而代以边际效用。主观效用决定价值,可以说是新古典经济学的基石,触动这一基石,将动摇新古典经济学的基础。在医疗服务市场上,患者自己都认为个人对于医疗服务的"主观效用"是不可完全相信的,显然,用新古典经济学的方法研究医疗服务市场现象将会遇到特殊的困难。

(二) 医疗服务需求的不确定性

对医疗服务的主观感受与客观效果的分离,导致患者对医疗服务的需求是不确定的。如果需求是不确定的,那么现有的经济分析工具就失去了用武之地。新古典经济学的需求是建立在消费者的主观效用基础上的，无论商品和服务的客观效果如何，只要消费者关心其主观效用，需求就可以确定，已有的分析工具就可以使用了。患者对医疗服务的效果当然也有明确的主观感受，但大多数患者都知道他的主观感受是次要的，疾患是否医治得好或在多大程度医治好才是真正重要的。也就是说，患者自己知道对于医疗服务的需求不能仅仅依赖其主观感受，这预示着医疗服务的需求是不确定的。

导致患者对医疗服务需求不确定的另一个原因是，患者个人的异质性和医疗服务知识的高度专业化。由于患者的异质性，要把握和识别患者疾患的个性化信息需要高度专业化的知识，因此，掌握患者所有个性化信息的成本几乎不可接受。不能把握患者所有个性化信息的后果是由此带来的医疗服务客观效果的不确定性，更增加了患者对医疗服务需求的不确定。如果患者都是同质的，那么就算不能知道自己所接受的医疗服务的客观效果，也可以在与其他患者的相互比较中获得医疗服务客观效果的信息，对医疗服务的长期需求仍然可能确定。实际的情况是，别说是患者自己，即便是拥有专业化知识的医生和医院对一些疾患治疗的客观效果也难以掌握足够的信息。

在一般的市场交易中，人们遵循"卖者定价，买者定量"做法，这一做法隐含假定消费者个人的需求是确定的，即在不同的价格条件下消费者愿意购买的商品和服务的数量是确定的。医疗服务的交易不符合这个特点，即便能够给定医疗服务各个具体的治疗和检查项目的价格，患者也不知道应该购买多少数量的医疗服务。就算是一个一心治病救人的医生，也难以确定对一个具体的患者来说最适合的医疗服务手段是什么和数量是多少。简言之，在医疗服务的交易中，患者对于医疗服务的需求是不确定的。

二　医疗服务的供方诱导需求现象

当患者对于医疗服务的需求不确定时，医生和医院就有可能诱导患者消费更多的医疗服务，以提高自己的收益。供方（医生）诱导需求（Supplier Induced Demand，SID），是指医生利用自己在医疗专业知识方面的信息优势，诱导患者接受和实施比在完全信息条件下更多的医疗服务，从而提高自己收益的行为。具体地说，当患者求医时，原本使用100元的药就可以了，而医生却开出200元的药，即人们通常所说的大处方现象。

且不说消费过多的医疗服务是否会给患者的治疗带来不良后果，过多的医疗服务消费本身就是一种社会效率的损失。

医生和医院为什么要诱导患者开出过大的处方，导致这一现象的条件有两个：一是医生和医院可以从大处方中获得利益；二是医生和医院不能任意左右患者。例如，在计划经济年代，许多医生和医院的收入与医疗服务的数量没有关系，所以那时不存在医生或医院刻意诱导患者接受过多医疗服务的现象。即便医生和医院的收入会随着其提供医疗服务数量的增加而增加，要是患者没有任何力量决定自己可以接受什么和接受多少医疗服务，一切任凭医生做决定，那么医生也未必会诱导患者接受更多的医疗服务，直接开出对医生和医院最有利的处方就可以了。这时，供方诱导需求也不会成为医疗服务市场的普遍现象。

因此，供方诱导需求是一种特定环境条件下的现象，它本身不具有普遍性。在那些医疗服务业比较发达的国家，医生和患者双方虽然在医疗专业知识方面也是信息高度不对称的，患者一般也不具备相关的医疗专业知识，然而医患双方在决定提供什么样和提供多少数量的医疗服务上都有决定权。正是在这样的条件下，医生诱导患者接受超过其应该接受的医疗服务数量才成为一种重要的实际现象。不过，至少在目前，供方诱导需求不是我国医疗服务市场的普遍现象。我国的一些医生和医院的利益是与其提供的医疗服务数量有着密切联系的，可是在大多数情况下，医生或医院却无须诱导患者，因为在治疗方案选择上，医生和医院几乎有着完全的决定权。[①] 在这里，我们更关心供方诱导需求研究范式对于医疗服务市场分析的理论意义。

三 供方诱导需求研究范式的思路

理论源于假设，这不仅仅是一个理论采取的表述形式的问题，还是一个人们从什么角度来理解和把握一种事物或现象本质的问题。医疗服务市场的研究和理论也不例外，人们需要一个解释现象的基本出发点。在当今关于医疗服务市场研究中，最具有影响力的理论研究出发点就是供方诱导需求（SID）假设。

由于患者不能确定自己的需求，在医疗服务的交易中，医生或医院往

---

① 导致我国医生和医院在治疗方案选择上拥有较大决定权的一个重要原因是，一旦发生医疗服务差错过失时，医生和医院的弱势地位。正是因为发生医疗差错过失时医生和医院要承担相当大的损失，医生和医院提出的治疗方案患者不能反对，反对意味着责任的转移。

往可以出于自己的利益诱导患者消费更多的医疗服务。经过多年研究和发展，以 SID 假设作为建立模型的出发点，已经成为研究医疗服务问题最具有影响力的范式。仍然以前文中的采摘野果求生的例子来说明 SID 的要点。假如你落入荒野不知道采摘什么样的野果求生，这时遇到一个土著，土著说由他来采摘野果卖给你。你心中清楚土著对野果具有专业知识，可是你没有，这时，你对野果的需求将与土著的游说和你对土著的信任程度相关了。在这种情况下，你的需求是确定的吗？

有些文献将患者看作委托人，医生看作代理人，以此为基础来分析两者之间信息不对称的影响。不过，医患之间的关系不属于委托—代理问题，现有的委托—代理理论显然不能使用。在委托—代理模型中，委托人虽然不能够完全观察代理人的行为，但却可以通过最终绩效间接评价代理人的努力水平。如果委托人完全不能或无法利用最终绩效来观察代理人的努力程度，那么将不能使用委托—代理分析框架。如前所述，由患者来评价医疗服务的绩效有三个困难：其一，患者对于疾患治疗的主观感受与客观效果是不同的，难以通过患者的主观感受来评价医疗服务的客观效果；其二，因为患者的异质性，疾患医治客观效果本身就具有不确定性，患者甚至包括医生都难以获得疾患医治客观效果的全部信息；其三，患者一般缺乏评价医疗服务客观效果的专业知识，就算能够获得所需的信息也难以利用和分析这些信息。正因为患者连通过医疗服务的绩效间接评价医生的努力都不可能，用委托—代理框架来分析医疗服务市场是不恰当的。

对医疗服务市场进行理论分析还有一个达到均衡的动力机制问题。在文献中，依据 SID 假设建立的模型基本上都是以医生寻求自身利益最大化作为达到均衡的动力的。将医疗服务的价格决定建立在医生和医院的个体行为最优化基础上，正是新古典经济学的标准做法。具体地说，以 SID 假设为基础的模型思路是沿着两个方向进行的（Jaegher and Jegers, 2000）：一是立足于对患者的效用和医疗服务的市场需求进行描述来建立模型；二是立足于对医生的效用进行描述来建立模型。前者，SID 通过患者在医生的诱导下增加需求，即通过改变患者对医疗服务的需求来体现；后者，SID 通过在医生效用中引入患者的利益或行为，从而影响医生的诱导行为来体现。

在基于对患者的效用和医疗服务需求的描述的理论中，医生通过诱导患者，增加了医疗服务的需求和医生的收益，同时，医生也为此付出了诱导成本。可以设想，对于医生来说，每增加一份相同的努力（如果努力可以量度的话），诱导患者增加需求给医生带来的收益是递减的，而诱导患者增加需求给医生带来的成本是递增的。然后，利用医生最大化其诱导需求的收益与诱导成本的差额的行为，达到医疗服务供求的均衡。这一类SID理论的基本要点是，在医生诱导下，患者的效用和需求要大于拥有完全信息的患者的效用和需求。

在把患者的利益因素引入医生效用的理论中，由于患者挑选医生以及医生之间的竞争，迫使医生在诱导患者增加医疗服务需求的同时还要兼顾患者利益。这一类基于SID假设的理论可以进一步分为两种模式：第一种模式是在医生的效用中直接引入患者的利益因素，即医生的行为动机同时具有利己和利他的成分；第二种模式是引入不完全信息条件下的决策分析，即患者拥有部分关于医疗服务和治疗效果的信息。

第二节 供方诱导需求研究范式的理论困难

我们从新古典经济学的角度来说明，为什么SID研究范式难以融入主流经济学的分析体系。在当代，凡是不能进入新古典经济学理论框架的研究范式都是不可能被主流经济学界承认的，而不管SID与实际现象有多么符合。

一 供方诱导需求范式与需求确定条件冲突

新古典经济学关于市场的分析有一个隐含的前提条件，即对于一个具体交易来说消费者的需求是确定的。用通俗的话来说，就是当消费者买东西的时候，他知道所购买的物品能给自己带来多大的好处或效用。实际上，消费者的需求是可能受到当时环境影响的。比如说，当一个消费者看到其他人在争相购买一种商品时，他就有可能受到影响，增强他购买该商品的冲动。同样，当营业员努力向消费者推销商品时，也可能会增加消费者对该商品的购买数量。不过，作为一种经济理论，如果消费者连自己的需求都是不确定的，将无从入手对市场需求进行分析。正因为如此，新古典经济学从不在消费者需求确定性上面做出让步，哪怕实践中消费者的需求确实会受环境影响而发生变化。

一个类似的例子是商品广告。生产者通过做广告增加消费者对其产品的需求，那么做多少广告最好呢？有关广告的理论借助于经济学边际分析的方法得出，广告的最优数量应该达到这样的水平：再增加一单位广告引起的收益增加恰好等于因此增加的广告成本。不过，关于广告分析到此为止，它进不了新古典经济学分析构架，因为它隐含消费者的需求是不确定的，即消费者的需求可以受到广告的诱导而增加。

SID 假定的含义是指患者接受医疗服务的效用可以被医生影响，并诱导出对医疗服务新的需求，显然，这一假定是不可能融入新古典经济学分析构架的。实际的情形真的可能如同 SID 假设的那样，当医生夸大患者疾病的严重性或暗示不使用更昂贵的检查设备和药品会导致病情贻误时，患者甚至会心甘情愿地接受过度的医疗服务。不过，只要你试图用新古典经济学的方法来分析医疗服务问题，就不能触动新古典经济学最基本的东西，除非你另外提出一个不同于新古典经济学的理论。

医生能够影响患者的需求这一经验观察并不能难住新古典经济学，如果把医生能够影响患者对医疗服务需求的现象归为一种差别定价，就不会给新古典经济学方法用于分析医疗服务现象带来太多麻烦。经济学中的一级差别定价就是生产者利用其市场势力区分每一个消费者，并向每个不同的消费者索要不同的价格。医疗服务就是如此，我们可以把 SID 现象理解为每个患者对于所接受的医疗服务的效用和支付能力是患者的私人信息，医生则利用其专业知识优势力图识别出每个患者的支付能力，并分别提供不同的服务以提高自身的收益。不过，这样处理的代价是放弃医疗服务市场效率的分析，因为如第二章第二节有关"协调古典效率与新古典效率难题的例子"中所说明的，在不考虑诱导成本的情形下，一级差别定价没有效率损失。若考虑诱导成本，一级差别定价相当于医生对每一个患者施行利益最大化决策，效率损失就是诱导成本。无论考虑还是不考虑诱导成本，新古典经济学的效率分析都将失去实际意义。

二 供方诱导需求与新古典的理念不兼容

需求不确定引申出的另一个问题，如果接受 SID 的分析框架，就不得不放弃新古典经济学关于效率分析的所有方法和结论。新古典经济学评价经济效率的基本点在于边际效用是否与边际成本相等，当需求本身不确定时，边际效用也无法确定，将不能进行效率分析。可以说，如果没有经济效率分析的内容，新古典的微观经济分析就几乎什么也不剩了。

在新古典经济学看来，效用是主观性的。如果患者的效用增加了，哪怕是被诱导的，也不能认为患者的利益受到损失。借助于需求曲线的描述方法，SID 的结果是需求曲线向右移动，见图 3 - 1。对于给定的医疗服务边际成本，需求增加使患者的消费者剩余和医生的收益都增加了，不但没有效率损失，反而是医患双方的福利都增加。这一结论与试图用 SID 假设来说明患者消费了比完全信息条件下更多的医疗服务，因此导致社会福利损失的初衷不合，也无法将这一类理论运用于医疗服务市场的福利和效率分析上。此外，SID 研究范式导致的新的困难还在于，如果回避对患者的效用和需求进行直接描述以避开需求曲线移动的难题，那么得出的理论模型同样无法运用于福利和效率的分析，至少在新古典经济学的分析框架内，这样的理论模型将失去意义。

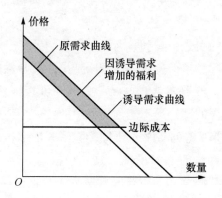

图 3 - 1 供方诱导需求增加社会福利

鉴于以上困难，后来的基于 SID 假设的理论尽可能地回避直接描述患者的效用和需求，而是把重点放在患者对于医生效用的影响上。不过，这样处理带来的理论分析上的困难一点也不少于需求不确定带来的困难。

三 供方诱导需求范式与个人理性条件冲突

在把患者的利益因素引入医生效用的理论中，由于患者挑选医生以及医生之间的竞争，迫使医生在诱导患者增加医疗服务需求的同时还要兼顾患者利益。这一类基于 SID 假设的理论可以进一步分为两种模式。第一种模式是在医生的效用中直接引入患者利益的因素，这种理论为此付出的代价是假定医生的决策目标具有利己和利他的二元性。显然，经济行为人的目标二元性与新古典经济学的个人理性原则相悖。第二种模式是引入不完全信息条件下的决策分析。患者对疾病的危害和医疗效果不是完全无知，因此不会任凭医生诱导需求。在就医前后，患者会收集信息，并依据新的信息对原有的信息结构进行修正并做出推测。这种理论为此付出的代价是要用到复杂的数学表述形式，以至于我们很难在一大堆复杂的数学推导里发掘出多少现实问题的本质，甚至连模型中的 SID 成分都无法检验。

在医生目标中引入患者利益的因素，在理论和实证分析上有万能假设之嫌。例如，假定一个人以 a 的比例利己，$1-a$ 的比例利他，满足 $0 \leq a \leq 1$。在街上看到一个老人跌倒在地上，若此人不愿惹麻烦上身，对老人理也不理，我们就说他的 $a=1$；若此人毫不犹豫上前扶起老人，我们说他的 $a=0$；若此人犹豫，我们说他的 a 在 0—1 之间。这样的假设什么情况都能解释，称为"万能假设"，相当于什么都没有解释，理论意义何在？

在医生的目标中引入患者利益因素的做法的另一个难题是，理论不能证否，因为无论实际发生何种情形，理论结果都没有错！在关于科学的标准是什么的争论中，波普尔（Popper）提出"可否证性"标准，即一个不可能被证明是错误的理论是不能称为科学的。这个观点或许有争议，不过，我们认为，如果一个理论假设不能排除一些情形，能与所有可能的情形都符合，将失去理论的"简单美"这一最根本标准。万能假设用于写论文可以，甚至在某种意义上还算得上是一个不能被驳倒的"技巧"，但试图用来建立一个实践性很强的理论，还是难以被接受的。

四　供方诱导需求导致成本函数不确定

供方诱导需求难以进入新古典分析框架的一个直接原因是，医疗服务的成本函数不能确定。新古典经济学对于生产行为和效率进行分析有一个基本的要求，即成本函数是确定的。成本函数是指生产给定质量的一定数量的产品的成本是产品数量的函数。生产一定数量的产品可以使用不同的生产方法，由于不同的生产方法对应不同的成本，因此，对于给定数量的产品可以有多个不同的成本。为了让成本成为产品数量的单值函数，成本函数有一个约定，就是生产成本是指生产一定数量产品的最小成本。

SID 假设隐含提供同等质量的医疗服务可以有不同的成本，成本的数值取决于医生的诱导行为和患者个人的情形。成本函数不能确定，所有的经济分析将无法进行，更不用说资源配置效率分析了。按照新古典经济学理解，SID 假设预示不是用最有效的方法提供医疗服务，本身就是一种效率损失。什么是最有效的方法提供医疗服务，我们将其称为医疗服务的经营性效率，会在第九章第二节第二小节"医疗差错过失赔付与医疗服务"中讨论这个问题。

第三节　供方诱导需求研究范式的启示

我们指出 SID 与新古典经济学的基本理念不兼容，不是对 SID 研究范式的否定。SID 假设源自实践，基于实践，显然有其合理性。可是新古典经济学又是如此强大，对它的挑战几无胜算，需要对 SID 假设的提法做出修正。

一　坚持新古典经济学的基本理念

由于 SID 假设的本质是将医疗服务的需求看作是不确定的，所以它要么难以摆脱与效用的主观性和个人理性等新古典经济学核心理念之间的冲突，要么将患者和医生的效用精细化以消除需求的不确定性，从而失去了理论模型的简洁性。站在新古典经济学的角度来看，接受 SID 假设及其理论，失去的东西将远大于得到的东西，这或许就是基于 SID 假设的医疗服务市场的模型始终难以融入新古典经济学框架的原因。因此，要建立一个能有效分析医疗服务市场行为的新古典经济学理论，首先要做的事情就是绕过或放弃在医疗服务市场研究领域中占重要地位的 SID 假设。

放弃 SID 假设作为医疗服务市场研究起点，除了理论上的理由之外，在实践上的理由源自我国国情的特殊性。在国外，许多医疗服务的费用都由第三方支付，诱导患者增加需求对医生好像很有吸引力。在我国，人们享受的医疗保障程度各不相同。对于那些有较好医疗保障的患者，往往支付能力也较高，对医生和医院开出的医疗服务不存在支付能力问题，通常任由医生和医院决定实施什么样的医疗服务。对于那些没有较好医疗保障的患者，一般都缺乏关于医疗服务的知识，只能由医生和医院自主决定实施什么样的医疗服务。所以，除个别显示出有特别高的支付能力的患者被医院施以夸张式治疗之外，医生和医院无须诱导患者的需求。

然而，在实践中，医生在某些情况下诱导患者增加对医疗服务的消费是一个客观存在，建立一个能够反映实际情况的理论模型应该注意到 SID 这一现象。不过，我们宁愿将 SID 理解为一种价格歧视手段，即医生试图识别不同患者的支付能力，然后在消费者剩余中挖掘盈利的潜力。若能够采用这一基本观点，那么每个患者的支付能力可以不同，而市场需求却没有因为每个患者的实际支付改变而改变。只要我们试图建立一个与新古典经济学基本理念兼容的研究医疗服务问题的方法或模型，就应该重新思考SID研究范式的适用性。只有这样，我们才有可能摆脱现行医疗服务问题的研究范式与主流经济学基本理念相冲突的困境。

二　医疗服务市场的市场失灵

买卖双方对于产品或服务的信息具有不对称性，是分工经济的基本特征之一。市场经济是一个高度分工专业化的经济，由于分工，人们不需要去学习和掌握所有消费的物品和服务的生产技能，因此大幅度地提高了社会整体的生产效率。不过，它也产生了一个问题，就是在生产者和消费者之间关于产品和服务的信息具有高度的不对称性。一旦在买卖双方之间关于产品和服务的信息具有不对称性，就存在一个卖者力图夸大产品或服务的好处而掩盖其缺陷，买者是否相信卖者传达的产品或服务信息的难题。

市场机制是通过竞争来解决这一难题的。例如，消费者不用担心因为自己不知道电视机的原理和制造过程而买到劣质的电视机，电视机厂家之间的竞争可以解决这个难题。如果所有电视机厂家都不吭声，那么消费者确实不知道哪家的电视机更好。这时，如果有一家电视机厂家提出质量担保，比如说，一年以内坏了包修包换，消费者可以断定提供质量担保的电视机比不担保的好，不担保的电视机将丢掉市场份额，竞争迫使它们也担保。如果所有电视机厂家都只包修包换一年，那么消费者又不知道哪家的电视机更好了。这时，如果有一家电视机厂家提出两年以内坏了包修包换，那么消费者可以断定担保两年的电视机比担保一年的好。这个过程一直持续下去，直到电视机厂家在进一步提供担保而增加的包修包换成本与得到的市场收益相等为止。消费者不用知道电视机的质量，市场竞争可以迫使生产厂家说实话。不过，医疗服务市场则不能利用担保的方法向患者传递医疗服务的质量信息。

市场竞争机制在克服商品和服务的信息不对称难题时不是都能很好发挥作用的，一旦市场机制不能有效解决问题，就称为市场失灵。在事关人们生活质量而又难以利用市场竞争机制克服信息不对称的产品和服务中，最重要的莫过于医疗服务了。正因如此，如何建立一个有效的医疗服务市场才成为一个世界范围内的难题。不过，它也同样给我们启示，如果我们有办法消除医患之间的信息不对称，如同电视机厂家提供质量担保一样，那么医疗服务市场也就没有市场失灵产生了，一切难题也就迎刃而解了。用什么办法克服医疗服务市场的信息不对称引起的市场失灵，我们会在以后的内容中说明。

三 供方诱导需求假设的方法论问题

虽然供方诱导需求不是我国医疗服务市场的主要现象，我们还是可以从国外学者的研究中得到一些方法论方面的启示。在当代主流经济学的研究中有一个不成文的传统，就是不谈或少谈经济学研究的方法论问题。不过，经济学研究的方法论有时还是不得不提及的。为什么主流经济学一直没有能够很好解释医疗服务市场的现象，一个重要原因就是当今医疗服务的研究范式与主流经济学的核心思想和理念相悖，两者不可能在一个统一的方法论框架下兼容，这正是经济学的方法论问题。为了说明这一点，先稍微谈一点经济学研究的方法论。

当试图用理论来说明一种实际现象时，用什么作为理论的假设呢？这个问题不同的人有不同的见解，我们以物理学中的牛顿的力学理论和爱因斯坦的相对论的比较为例来说明。牛顿力学的基本假设有三个：绝对时间和绝对空间、物体运动三定律和万有引力。爱因斯坦狭义相对论是建立在两个假设基础之上的：相对性原理和光速不变原理。相对性原理是说，物理学定律在所有惯性坐标系中都有相同的表达形式；光速不变原理是说，在所有惯性坐标系中，光在自由空间中都有相同的速率。依据相对性原理和光速不变原理，可以推出运动中的时钟变慢，直尺在运动方向上变短，运动物体的质量增加等，这样一些时间、空间、质量依赖于运动的惊人结论。

可以看出，牛顿力图揣摩"上帝"造物时使用的基本原则是什么，并以此为假设建立理论，然后由此来说明各种现象，牛顿的方法可以说是一个"从本质到现象"或"由里及表"的方法。爱因斯坦相对论则不同，它把光速不变这一实际观测现象作为理论的假设，然后由此说明各种现象，这可以说是一个"从现象到本质"或"由表及里"的方法。在我们一般人看来，时间、空间和质量应该是比光速更为基本的东西，应该作为假设，由此建立理论来说明光速不变现象，相对论却把光速不变作为理论的起点。

什么样方法更好？每个人都有自己的见解。爱因斯坦的方法似乎更有实际精神。如果你无论做何种实验都没有办法打破光速不变这一现象，由光速不变为假设建立的理论并由此演绎出来结论你也没有办法推翻。狭义相对论看似抽象，却是建立在坚实的经验观察基础上的。从这一点来说，供方诱导需求研究范式也是建立在经验观察基础上的，这就是理论的实践精神！因此，建立一个与实际经验符合的医疗服务市场理论，至少应该能够包容供方诱导需求这一现象。

四 对于医疗服务市场分析的启示

除医患之间的信息不对称性外，医疗服务市场的最基本特征是医疗服务价格的事前不可知，事后不可比。患者在治病前是不知道治愈疾患的总费用的，由于患者之间的异质性，治愈之后也不可能通过与他人的比较来获知看病的费用是高还是低。对于一种商品或服务，如果连价格都不知道，当然没有办法建立价格与需求量之间的关系，那么现行经济学工具箱中关于需求的分析方法都不能使用，这正是医疗服务市场的行为和效率分析的难点。

我们宁愿做一个这样的选择：患者知道自己对于医疗服务的需求，比如说，患者清楚自己愿意用多大代价来缓解和消除疾患带来的痛苦，只是不知道医生的实际要价。医生不知道患者的需求，于是试图通过诱导患者来实行差别定价，这样，就可以将供方诱导需求研究范式完全纳入新古典经济学分析体系。

不过，困难仍然存在。如果价格事前不可知，那么还是难以使用新古典经济学的方法进行分析。问题的解决需要从两方面入手：其一，在理论上，放弃需求分析的研究思路，从市场竞争性角度分析医疗服务市场的现象；其二，在实践上，只要我们能够让患者在就医前获得医治疾患的价格信息，医疗体制的若干难题就可以迎刃而解了。这些都是后面章节中要阐述的内容。

第四章 市场竞争性分析

斯密在《国富论》中提出两个基本思想：分工提高效率和竞争提高效率。"分工提高效率"在《国富论》的字里行间都能看到，称为显命题；"竞争提高效率"没有显现在文字上，而是隐含于行文中，称为隐命题。由于分工问题难以使用边际方法来分析，所以新古典的微观经济学都是围绕着竞争提高效率展开的。

虽然新古典经济学的微观理论是围绕着竞争提高效率命题展开的，但对于市场竞争程度的大小及其原因的分析不多。实践表明，医疗服务市场是一个虽有竞争但竞争程度不高的市场，在这个市场上，一般意义上的引入多种成分的生产者和取消行业进入限制等所谓提高市场竞争性的方法，并不能有效降低医疗服务的价格水平。

为此，本章在古典经济学市场竞争思想的基础上，对市场竞争性概念进行深入的分析，并在此基础上提出市场竞争结构的概念。我们将说明，医疗服务市场属于一种竞争性较弱的市场竞争结构，同时指出，提高医疗服务市场竞争性的基本途径并不在于通常意义上的降低行业进入门槛，而在于改变市场价格信息扩散的模式。

第一节 市场竞争性问题

新古典经济学是依据市场的优化机制建立的，因此，在新古典经济学的理论体系中，总是有意无意地回避关于市场优胜劣汰竞争机制的分析和研究。尤其当理论分析涉及一般均衡问题时，例如阿罗—德布勒一般均衡分析构架，市场竞争机制只能被完全舍弃掉。正因为优化机制和竞争机制在理论分析上的不兼容性，所以新古典经济学虽然信奉竞争是市场经济的最基本特征，但新古典经济学家一般都不从优胜劣汰角度来分析市场竞争行为。最突出的例子莫过于古诺（Cournot）模型和伯川德（Bertrand）模型中所隐含的市场竞争思想之间的鲜明差异了。

一 古诺模型中的市场竞争性

本节用简化的古诺模型（夏伊，2005）来阐述其中隐含的市场竞争性的思想。假设一个只有两个企业的行业，企业的成本函数为：

$$C_i(q_i) = c_i q_i, \ c_i \geqslant 0, \ i = 1, \ 2 \tag{4.1}$$

式中，q_i 代表企业 i 的产量；c_i 代表企业 i 的单位产品成本，假定它保持不变。市场的逆需求函数为：

$$p(Q) = a - bQ, \ a, \ b > 0, \ a > c_i, \ Q = q_1 + q_2 \tag{4.2}$$

式中，p 代表产品的价格；Q 代表行业供给量。

企业 i 的利润为：

$$\pi_i(q_i, \ q_j) = q_i \times [p(q_i + q_j) - c_i], \ i = 1, \ 2, \ i \neq j \tag{4.3}$$

设企业以产量作为决策变量，由利润最大化的一阶条件，可以得到企业 i 的反应函数：

$$q_i = R_i(q_j) = \frac{a - c_i}{2b} - \frac{q_j}{2}, \ i = 1, \ 2, \ i \neq j \tag{4.4}$$

联立以上两个反应函数方程，可以解出两个企业利润最大化时的古诺—纳什均衡产量：

$$q_1^c = \frac{a - 2c_1 + c_2}{3b} \text{和} \ q_2^c = \frac{a - 2c_2 + c_1}{3b} \tag{4.5}$$

均衡解式（4.5）表明，若两个企业的产品成本不一样，单位产品成本较小的企业获得的市场份额较大，而且在一定的成本数值范围内，成本高的企业不会被淘汰。

为了突出古诺模型中的市场竞争性质，下面再考察另一个重要模型。

二 伯川德模型中的市场竞争性

伯川德模型同样是新古典经济学中的重要模型（泰勒尔，1997）。与古诺模型类似，假设一个只有两个企业的行业，产品无差异，两个企业的单位产品的成本均为 c，假定保持不变。市场需求为 $Q = D(p)$。企业的需求为：定价较低的企业获得全部市场份额，两企业定价相同则平分市场份额，即：

$$q_i(p_i, \ p_j) = \begin{cases} D(p_i) & \text{如果 } p_i < p_j \\ 0.5D(p_i) & \text{如果 } p_i = p_j \\ 0 & \text{如果 } p_i > p_j \end{cases} \tag{4.6}$$

企业 i 的利润为：

$$\pi_i(p_i, p_j) = (p_i - c) \times q_i(p_i, p_j), \ i = 1, 2, \ i \neq j \qquad (4.7)$$

可以得出，均衡价格为 $p_1^* = p_2^* = c$。理由是，若 p_1^*、$p_2^* > c$，定价高的企业一无所得，它只要把价格定得比另一家的价格略低，同时又高于单位产品成本为 c，该企业就将获利。若两个企业定价相同，且 $p_1^* = p_2^* = p > c$，存在 $\varepsilon > 0$，满足 $p - \varepsilon - c > 0.5(p - c)$，说明企业愿意降价。因此，最终结果只能是两个企业的价格都定在（边际）成本 c 上，固定成本如何回收都不知道。行业中只有两家企业竞争就可以让所有的超额利润都消失，这预示着伯川德模型的情形具有极高的竞争性。

三 两种市场竞争模型的比较

古诺模型是1838年提出的，它在经济思想上极为超前。原因是在新古典经济学看来，古诺模型中的分析方法就是当代的博弈论方法，而博弈论则是20世纪50年代才兴起的，古诺更是在此之前100多年就有了相应数学模型。不过，古诺模型与其说是超越当时的时代，不如说与当时的古典经济学的市场竞争思想根本不相容。古典经济学家信奉市场的优胜劣汰机制，而古诺模型暗示，即便两个企业生产的产品完全相同，而且单位产品成本不一样，成本高的企业也一般不会被淘汰，这一结论显然与市场的优胜劣汰原则相违背。当然，新古典经济学不这样看，它认为，古诺模型分析的是寡头竞争，两个企业之间的竞争是互动的，而不是一般的市场竞争，所以具有成本劣势的企业也能够生存。

伯川德模型的结论在新古典经济学家看来颇令人意外，因此，它也被称为伯川德悖论，原因是只有两个企业的行业居然也可以达到完全竞争的结果。为了解释伯川德模型结论与"实际"之间的差距，新古典经济学举出若干实际限制条件解释模型的意外结果。例如，放宽生产能力假定、引入重复博弈、产品差异性、市场反应时间，等等，来修正伯川德模型的结论。

不过，在新古典经济学家看来是难以想象的结论，在古典经济学家看来是再正常不过了。两个企业生产同样的产品，成本低的企业当然会将成本高的企业淘汰。比如说，在伯川德模型中，如果两个企业的单位产品成本不相等，那么成本低的企业只要将产品的价格定得比成本高的企业的成本略低，就可以将成本高的企业淘汰。

古诺模型和伯川德模型预示，在行业集中度相同情况下，市场的竞争程度却可以相去甚远。下面，我们来进一步分析这两种结果完全不同的市场竞争模型的形成机制，并由此引入市场竞争结构的概念。

第二节　市场竞争结构

一　影响市场竞争性的关键因素

为什么同样一个行业中两个生产相同产品的企业之间的竞争，古诺模型和伯川德模型得出的结论却如此不同？新古典经济学的解释是，古诺模型属于数量竞争，而伯川德模型属于价格竞争。数量竞争可以用一个简单的例子来说明，见表4-1。如果行业中只有一家企业，最优决策是生产4件或5件产品。如果只有两家企业，各自以产量作为决策变量，那么最优决策是各生产3件产品，每家企业的利润是9元。为什么各生产3件产品是企业的最优决策？两家企业在博弈，要是谁也不能通过单方面改变产量来提高自己的收益，那就是博弈的（纳什）均衡。对于任何一家企业来说，多生产一件产品或少生产一件产品的利润都是8元，收益都将少于生产3件产品时的9元。

表4-1　　　　　　　　　　　企业的数量竞争

行业产量	1	2	3	4	5	6	7	8	9
单位产品盈利	8	7	6	5	4	3	2	1	0
行业总盈利	8	14	18	20	20	18	14	8	0

数量竞争还可以扩展到多家企业的情形。在表4-1的例子中，即便行业中有8家企业，仍然有（经济）利润可图。当大家都以产量作为决策变量时，8家企业博弈的均衡是每家企业各生产1件产品，利润分别为1元，因为任何一家企业单方面增加或减少1件产品的利润都将为0。行业中有8家企业竞争，还能够有超额利润存在，竞争程度当然不激烈！

不难看出，若有两家企业，而且以价格作为决策变量，显然构成伯川德竞争，行业的产量会到9件，企业利润为0。从企业决策的实际来说，由于需求关系的制约，价格确定之后数量将随之而定，数量确定后价格也将随之而定，价格和数量一般不能分别独立做出选择。

不过，古诺模型和伯川德模型向我们传递的市场竞争性大小的形成机制却是非常明确的，那就是当一个生产者改变其产品的价格时，他的市场份额会在多大的程度上受到影响。例如，当一个企业的产品降价时，这个企业能够容易地通过挤占同行业中其他企业的市场份额来扩大自己的市场份额，那么该行业的市场竞争性就很强；相反，一个企业很难通过降价来扩大自己的市场份额，那么该行业的市场竞争性就很弱。

影响一个企业的市场份额对于其价格变化的敏感性的最重要的因素，是价格变化的信息在市场上的扩散方式。在市场上，一个企业的产品价格变化信息分别沿着生产者群体和消费者群体这两个维度扩散。如果价格变化信息在生产者之间的扩散速度要快于在消费者之间的速度，那么由于不同的生产者总是能够在消费者反应过来之前保持相同的价格，所以一个企业的价格变化并不会影响其相对市场份额，市场的竞争性就较弱。反之，如果价格变化信息在消费者之间的扩散速度要快于在生产者之间的速度，那么由于消费者能够及时依据不同企业的价格差异做出相应的购买决策反应，以致一个企业的价格变化能够在较大程度上影响其相对市场份额，市场的竞争性就会较强。

当价格变化信息在消费者之间和在生产者之间的扩散速度都非常迅速时，对应于完全竞争的市场。新古典经济学定义的完全竞争市场也可以从市场的信息结构来说明，买卖双方关于市场价格的信息是完全的和完美的，即每一个消费者知道所有生产者的价格，每一个生产者知道每一个消费者已经知道所有生产者的价格……市场信息结构不是一个动态的概念，从价格变化的动态角度来说，完全竞争市场的价格变化信息能够在消费者之间和生产者之间瞬间扩散，因此是一种竞争性最高的市场，因为任何一个生产者提高自己产品的价格都将使其失去全部市场份额。

我们还关心这种情形：价格变化信息在消费者之间和在生产者之间的扩散速度都非常缓慢，即使各个企业的产品价格有了相对变化，消费者也难以及时做出购买决策的调整。这时，即便所有生产者生产的产品都一样，一个企业产品的价格变化在短期内对其相对市场份额的影响也会降至很低的程度，仅仅是需求法则在影响企业各自的市场，市场好像处于分离状态一样，每个生产者相当于是一个局部市场的垄断者。这正是医疗服务市场的情形，是我们特别关心的。在长期，竞争的结果不能确定，因为不仅要比较价格信息扩散的相对速度，还要考虑贴现和风险等因素的影响。

在这里，限于篇幅，我们不去讨论长期行为。

二 市场竞争结构分类

从市场优胜劣汰的竞争程度角度，我们可以把市场分为四种竞争结构：其一，价格变化信息在生产者之间迅速扩散，而在消费者之间缓慢扩散，称之为古诺竞争结构；其二，价格变化信息在消费者之间迅速扩散，而在生产者之间缓慢扩散，称之为伯川德竞争结构；其三，价格变化信息在生产者之间和消费者之间都迅速扩散，称之为充分竞争结构；其四，价格变化信息在生产者之间和消费者之间都缓慢扩散，称之为分离竞争结构。市场的竞争结构分类见图4-1。

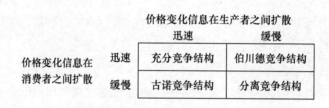

图4-1 价格变化信息扩散与市场竞争结构

古诺模型是古诺竞争结构的极端情形。在古诺模型中，可以认为价格变化信息在生产者之间瞬间扩散，消费者面对不同生产者的产品都是一样价格，因此，产品的价格变化不影响企业的相对市场份额，市场的竞争性较弱。伯川德模型是伯川德竞争结构的极端情形。在伯川德模型中，可以认为价格变化信息在消费者之间瞬间扩散，而生产者的价格却难以及时做出调整，消费者面对的不同生产者的产品的价格是不一样的，因此，产品的价格变化将影响企业的相对市场份额，市场的竞争性强。完全竞争市场可以看作是充分竞争结构的极端情形，指价格变化信息能够在生产者之间和消费者之间瞬间扩散。不同之处在于，完全竞争市场的含义是静态的，而充分竞争结构有动态的含义。

在实际中，影响价格信息扩散速度的一个重要因素是产品的差异性。当人们面对两个有差异产品时，表面上的价格差异有时并不能说明什么，因为人们并不清楚产品的质量、性能等方面的具体差异。这时，我们把价格信息理解为包括产品的质量、性能等相关信息的一个综合指标。所谓价格信息的扩散，是指与产品差异性对应的价格信息的扩散，而不仅仅指产品的标示价格信息。显然，产品的差异性在很大程度上减慢了价格变化信息的扩散速度。在产品有差异的情况下，与古诺竞争结构对应的是价格协同变化的合谋寡头市场，由于合谋寡头之间的价格总是保持一致的变化，行业的竞争性较弱；与伯川德竞争结构对应的是垄断竞争市场，各个产品价格独立变化，消费者能更快地把握价格变化的信息，行业的竞争性较强。

三　市场分离竞争结构

特别值得关注的是分离竞争结构的情形。由于价格变化信息难以及时在生产者之间和消费者之间扩散，所以价格变化对于个别生产者的相对市场份额几乎没有影响。在这样市场上，即便企业生产的是同类产品甚至是同质产品，每个生产者如同在各自分离的市场上进行决策一样，生产者之间没有什么相互影响。为什么同一行业中的企业决策会没有相互影响？原因在于市场中的企业相互影响是借助于产品的价格和质量信息扩散实现的，就是人们所说的价格信号。可是，价格信号的扩散是有时间和成本的，不同的价格信号扩散途径和成本决定了不同的市场竞争结构。

形成分离竞争结构的根源在于搜寻市场价格（变化）信息的高成本性，以致价格变化信息难以及时在消费者之间扩散。市场经济的基本特征就是依靠价格信号引导资源配置，所以在一般的市场中，人们连价格变化信息都难以获得的情形是极为罕见的。不过，医疗服务市场恰好就是这样一个市场，因为人们在看病之前是不知道自己看病的价格的，当然更不可能比较各家医院的医疗服务的价格差异。人们看病之后，由于每个人的病情具有个体差异性，也无法通过与其他的患者进行比较来得知各家医院的价格差异，表现为医院提供的医疗服务即便真的有差异，也难以影响患者的就医选择。

在分离竞争结构的市场中，企业之间看似有竞争，因为企业各自的市场之间几乎没有相互影响，所以，企业在自己的局部市场上如同一个垄断者一样，我们将其称之为局部垄断性。当企业具有局部垄断性时，市场竞争会形成两个基本特征：其一，企业利润最大化的定价就是行业的垄断价格水平；其二，行业自由进入不影响行业的价格水平。我们将在后面的论述中表明，医疗服务就是这样的一种市场。

将经济学中的市场结构的概念与竞争结构作一个对比是有益的。如果我们把分离竞争结构与垄断市场对应，那么四种典型的市场结构就与本书中的四种竞争结构一一对应了。区别在于，市场结构是静态的，它刻画行业的竞争力量布局，立足于个别企业对行业的影响力；竞争结构是动态的，它刻画行业的竞争淘汰格局，立足于企业之间的相互作用力。从政策的意义上说，新古典经济学的市场结构关心的是资源配置的静态效率；古典经济学的竞争结构关心的是资源配置的动态效率。

第三节　垄断竞争市场的竞争性

实践上，不同竞争结构的市场之间往往不是泾渭分明的，如同寡头市场与垄断竞争市场之间的区分一样。为了辨析市场结构与市场竞争结构这两个概念之间的异同，我们以早期关于垄断竞争市场的描述为基础，说明市场竞争结构的主要特征。

一　早期关于垄断竞争市场的描述

张伯伦（Chamberlin）1933 年提出了一个垄断竞争理论，他的理论在20 世纪 30 年代迅速取得成功，同时也引起了大量的批评和争论（海、莫瑞斯，1991）。直到今天，也没有一个大致上能令人满意的垄断竞争的一般化理论。迪克西特和斯蒂格利茨（Dixit and Stiglitz, 1977）提出的形式化的垄断竞争模型，是人们运用最多的垄断竞争的数学模型。不过，他们的模型在垄断竞争市场的形式化分析上前进了，但却在思想上比张伯伦当年的理论后退了。我们关注的是思想，下面，我们回到原本的张伯伦的垄断竞争理论来说明市场竞争结构的基本特征。

张伯伦的垄断竞争理论的逻辑如图 4-2 所示。图中 dd 曲线代表行业中其他企业的价格保持不变时考察企业的产品需求曲线，DD 曲线代表行业中所有企业都采取一致的价格变化时所考察企业的产品需求曲线。dd 曲线之所以比 DD 曲线更为平坦，是因为当所考察企业提高价格而其他企业保持价格不变时，原本属于所考察企业的消费者会转而购买其他企业的产品，所考察企业的市场份额会大幅下降；同样，当所考察企业降低价格而其他企业保持价格不变时，所考察企业能够从其他企业吸引到更多消费者，市场份额会大幅上升。要是行业中所有的企业价格同升同降，那么哪个企业也不能利用价格差异从其他企业那里吸引消费者，消费者在各个企业的产品需求之间没有流动，企业各自的市场份额保持不变，这正是 DD

曲线描述的情形，因此，*DD* 曲线也被称为市场份额需求曲线。用经济学的术语来说，对于给定的价格，*dd* 需求曲线比 *DD* 需求曲线具有更大的需求价格弹性。这就是著名的双需求曲线理论。

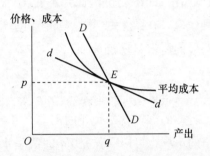

图 4 - 2　张伯伦的垄断竞争"双需求曲线"理论

形成以上垄断竞争市场行为特点的条件有两个：其一，不同企业的产品是有差异的；其二，一个企业降低价格的行为能够从竞争对手那里吸引顾客，而提高价格的行为则会使原本属于自己的顾客流失到竞争对手那里。第一个条件保证 *dd* 曲线是向右下方倾斜的，表明企业的需求满足需求法则，否则就成了完全竞争的市场；第二个条件保证 *dd* 曲线比 *DD* 曲线更为平坦。

我们还可以从决策时间角度来理解张伯伦垄断竞争理论的要点。*dd* 曲线描述的是"短期"价格变化对于企业产品需求的影响：由于考察的时间较短，竞争对手的价格来不及做出相应的调整，因此，企业产品的需求有更大的需求价格弹性。而 *DD* 曲线描述的是"长期"价格变化对于需求的影响：当持续时间较长时，竞争对手产品的价格相继做出调整，各个企业的市场份额回到原来的水平，企业产品的需求最终回到需求价格弹性较小的 *DD* 曲线。价格决策属于短期决策，所以对企业价格决策起作用的是 *dd* 曲线。当行业达到进入和退出平衡时，企业的平均成本曲线与 *dd* 曲线相切，企业的利润为 0，参见图 4 - 2。

二　需求法则效应和市场竞争效应

把价格变化对于个别企业产品需求影响分解为两种效应：一是需求法则效应，即价格变化对于企业原有市场份额内的消费者需求的影响；二是市场竞争效应，即价格变化对于消费者在不同企业的产品之间选择的影响。把价格变化对于需求的影响分解为需求法则效应和市场竞争效应的思想，与张伯伦的垄断竞争市场的双需求曲线是一致的。张伯伦的垄断竞争理论的逻辑如图 4-3 所示，由于 DD 曲线表示整个行业中所有企业的价格一致变化，所以企业各自的市场份额保持不变，对于所考察企业来说，它描述的是需求法则效应。在图 4-3 中，当企业的产品价格由 p 降到 p_1 时，需求法则效应对应的需求量增加为 qq_1，市场竞争效应对应的需求量增加为 q_1q_2。

一个市场的竞争程度也可以通过需求法则效应和市场竞争效应大小反映。在垄断市场上，行业的需求就是企业的需求，可看作是 dd 曲线与 DD 曲线重合。完全竞争的市场，可以看作是 dd 曲线呈水平状态。寡头市场的竞争程度低于垄断竞争市场，表现为寡头市场的 dd 曲线比垄断竞争市场的 dd 曲线更陡峭，见图 4-4。不过，市场结构是新古典经济学关于市场竞争程度的描述，而不是我们这里的市场竞争结构的描述。在实践中，用行业中企业数量多少衡量市场竞争程度只是概略性的，古诺模型与伯川德模型就是一个不能用企业数量来衡量市场竞争程度的例子。

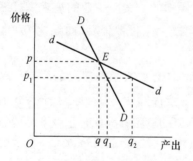

图 4-3 用"双需求曲线"表示的需求法则效应和市场竞争效应

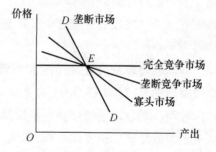

图 4-4 不同市场结构的竞争程度差异

由于"双需求曲线"在解释垄断竞争现象上存在内在的理论困难，在当代的经济分析中几乎无人提及，不过，在管理学中，"双需求曲线"思想一直没有被湮没。在一个有多种品牌相互竞争的行业中，消费者要做出购买何种产品的品牌选择和对于所选择品牌的产品购买多少的数量选择，前者描述的是市场竞争效应，后者描述的是需求法则效应。Krishnamurthi 和 Raj（1988）试图用计量模型来区分消费者的这两种决策行为，他们甚至更进一步将价格变化对于消费者的品牌选择和数量选择这两种决策行为的影响与需求价格弹性联系在一起（Krishnamurthi and Raj，1991）。

Dranove 和 Satterthwaite（2000）基于张伯伦的双需求曲线模型的思想，利用需求价格弹性来描述医疗服务市场的定价行为。他们假定患者在各个医生之间具有流动性，流动性受价格和质量因素的影响。把一个医生面对的市场的需求价格弹性分解为不流动的患者、流出的患者、流入的患者等各个部分的价格弹性之和，其中不流动的患者的需求与图 4 - 3 中的 DD 曲线对应，即我们这里所说的需求法则效应，患者在不同的医生之间流动也会引起需求的变化，即我们这里所说的市场竞争效应，两者的总效应与 dd 曲线对应。

与此类似，本书也用需求价格弹性的大小来衡量医疗服务市场的需求法则效应和市场竞争效应，不同之处在于，本书使用的是理论分析模型（参见第五章第二节的"市场竞争效应的衡量"），而不是计量模型。Krishnamurthi 和 Dranove 等使用计量建模的方法，直接给出需求价格弹性的分解式，然后以此为基础来说明实际的需求现象。本书不能使用这样的方法，因为我们的目的是要找出影响患者在不同医院（医生）之间流动的因素，并将这些因素分解，以使我们能够分别处理不同的因素对于医院之间竞争程度的影响。

三　分离竞争结构与垄断竞争的比较

分离竞争结构的市场与垄断竞争市场不同。为了说明分离竞争结构市场的特点，我们将 dd 曲线理解为企业产品的短期需求曲线，而不是竞争对手价格保持不变时的需求曲线；而将 DD 曲线理解为企业产品的长期需求曲线，而不是行业中所有企业价格同升同降时的需求曲线。原因是在分离竞争结构情形下，企业产品的短期价格变化不会影响消费者在不同企业之间的初始分配，企业需求表现为市场份额不变的短期 dd 曲线。当考察的时间足够长时，各个企业的产品和服务的质量和价格信息逐步扩散而被消费者掌握（仅仅是一种可能性），那么将会影响到消费者在不同的企业产品之间的选择，企业的需求表现出较大的需求价格弹性，这正是 DD 曲线描述的情形，见图 4 - 5。从价格变化对于需求的影响来看，分离竞争结构的市场与典型的垄断竞争市场正好相反。

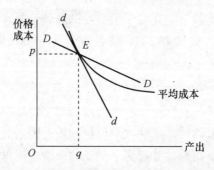

图 4 - 5 分离竞争结构市场的企业价格决策

为什么垄断竞争市场的 *dd* 曲线比 *DD* 曲线平坦，而分离竞争结构市场的 *dd* 曲线比 *DD* 曲线陡峭？张伯伦的垄断竞争理论有一个隐含假定，即在短期内，企业降价能够将竞争对手的顾客吸引过来。这个隐含假定的条件，显然是说消费者已经知道所考察企业的价格要低于其他竞争对手的价格，而竞争对手的产品价格还没有来得及做出调整，用市场竞争结构的语言来说，就是价格变化信息在消费者之间的扩散速度要大于在生产者之间的扩散速度。分离竞争结构则不然，在短期，价格变化信息难以扩散，以至于消费者难以在不同企业的产品之间流动，在长期，价格变化信息可能扩散，消费者有可能在不同企业的产品之间流动。

图 4 - 2 描述的是一个垄断竞争市场达到进入平衡时代表性企业的定价，这时，所考察企业的 *dd* 曲线与其平均成本曲线相切，图 4 - 5 描述的是一个分离竞争结构市场达到进入平衡时的所考察企业的定价。不难看出，在企业的成本曲线相同的情况下，分离竞争结构的市场具有更高的行业价格水平。

分离竞争结构市场与垄断竞争市场不同的另一点在于，垄断竞争市场要求各个企业生产的产品是有差异的，否则将是一种完全竞争的市场结构，而分离竞争结构市场则没有这个要求。即便所有的企业生产的产品都一样，也仍然不能通过单纯的市场竞争来达到降低行业价格水平的目的。

另外，张伯伦的垄断竞争理论的一个困难在于，生产有差异产品的企业何以会有相同的成本函数。分离竞争结构的市场没有这个理论分析难题，企业的成本函数可以不同，提供的产品和服务的实际价格也可以有差异，但这不影响分离竞争结构导致行业高价格水平这一基本结论。当然，完全的分离竞争结构是一种极端的情形，既有一定程度的分离竞争结构，又有一定程度的相互竞争性的市场是一个值得深入研究的问题。

第五章 市场竞争性与行业价格水平

为什么医疗服务市场不能像绝大多数商品和服务市场那样，通过行业内的竞争来降低价格水平？为什么用取消行业进入限制来降低价格水平的方法对于医疗服务行业几乎不起作用？这是一些人们关心的问题，也是我们试图说明的问题。医疗服务是一个非常特殊的行业，在这个行业中，医生和患者之间拥有的信息是高度不对称的，由此导致市场竞争机制失灵。不过，仅仅用现有的关于市场失灵的概念，还不足以说明医疗服务的市场失灵现象。为了说明这一经济现象，第四章引入了市场局部垄断性的概念，以说明在医疗服务市场上，增加医院的数量和降低或取消行业的进入门槛，一般不会导致价格水平降低的这一特殊现象。

不过，我们还需要用主流经济学的语言来表述市场的局部垄断性。人们一般将医疗服务市场归结为垄断竞争的市场，即不同的医院提供相似而有差异的产品。即便医院提供的医疗服务完全一样，不同地理位置的产品也应该看作是有差异的产品，因此，将医疗服务市场归为垄断竞争市场有一定的道理。本章就以垄断竞争市场为基础来描述医疗服务市场的竞争性。

第一节 行业价格水平的衡量

一　企业的决策目标与价格

（一）以利润为目标的企业决策

设企业以利润为经营目标，简化起见，假定企业以产量作为决策变量（类似数量竞争），企业的最优决策问题为：

$$\max_{q} \pi = p(q)q - C(q) \tag{5.1}$$

式中，q 代表企业的产量；p 代表企业产品的价格，是产量 q 的函数；

C 代表企业的成本函数，也是产量 q 的函数。由最优决策的一阶条件可以得到勒纳（Lerner）公式：

$$\frac{p^* - C'}{p^*} = \frac{1}{e_p} \qquad (5.2)$$

式中，p^* 代表企业最优决策的定价；$e_p \equiv -\frac{p}{q}\frac{dq}{dp}$，定义为企业产品的需求价格弹性。企业产品的最优定价为：

$$p^* = \frac{dC}{dq} \times \frac{e_p}{e_p - 1} \qquad (5.3)$$

个别企业的产品所面对的市场需求价格弹性不同于整个行业的需求价格弹性，企业产品的需求价格弹性显然大于1，即满足 $e_p > 1$。因为如果企业产品的需求价格弹性小于1，企业可以通过提高价格增加销售总额，同时因生产数量减少而导致成本降低，企业的利润一定会增大。同样，如果企业产品的需求价格弹性等于1，企业提高价格虽然不会改变销售总额，但生产数量减少导致成本降低，企业的利润也会增大。由式（5.3）不难看出，产品的需求价格弹性越小，即 e_p 越接近1，企业产品的定价就越高。如果整个行业是由一家企业垄断的，那么定价水平达到最高，这时，需求价格弹性 e_p 也最小，它等于行业的需求价格弹性。

（二）非营利性企业的决策

对于医疗服务行业来说，行业价格水平还受医院经营目标的影响。与一般行业不同，医疗服务行业有许多，甚至大多数医院是非营利性的，上述关于企业价格决策的结论是建立在企业以利润为经营目标的基础上的，因此不能直接套用。不过，我们可以通过简单的技术处理，将以利润为目标的分析方法用于非营利性企业的决策。

企业的目标可以用多种，一般概括为利润目标和规模目标，规模目标的代表就是销售额。如果企业不是以利润为唯一目标，比如说政府办医院，简化分析，假定企业还考虑销售额目标，那么企业的决策问题可以简化为：

$$\max_q \pi = p(q)q - \lambda C(q), \quad 0 \leq \lambda \leq 1 \qquad (5.4)$$

参数 λC 称为企业的"表现成本"，即企业还是在追求所谓的"利润"最大化，只是决策时考虑的"成本"改变了。当 $\lambda = 0$ 时，企业追求最大销售额；当 $\lambda = 1$ 时，企业追求最大利润；当 λ 介于 0—1 之间时，企业兼顾销售额和利润目标。

（三）非营利目标对价格的影响

考虑非营利性企业的存在，行业的价格水平会受到影响。利用表现成本的处理方法，参考式（5.3），非营利性企业的价格为：

$$p_0^* = \lambda \frac{dC}{dq} \times \frac{e_p}{e_p - 1} \tag{5.5}$$

不能通过上式与式（5.3）的比较，得出非营利性企业的产品或服务的价格低于营利性的企业的结论，因为边际成本和需求价格弹性都是产量或价格的函数。尤其当 λ 趋于 0 时，需求价格弹性 e_p 趋于 1，不能由上式判别非营利性企业价格的变化方向。不过，不难证明，当 $\lambda < 1$ 时，产品或服务价格不高于只以利润为目标的企业。证明如下：以下标 1 表示单纯以利润为目标的企业，以下标 0 表示不单纯以利润为目标的企业。当单纯以利润为目标的企业达到最优决策时，它显然不愿意将产量改变为其他产量，成立：

$$p_1^* q_1^* - C(q_1^*) \geqslant p_0^* q_0^* - C(q_0^*)$$

上式中的上角标星号表示最优决策对应的变量。同样，当不单纯以利润为目标的企业达到最优决策时，它同样不愿意将产量改变为其他产量，成立：

$$p_0^* q_0^* - \lambda C(q_0^*) \geqslant p_1^* q_1^* - \lambda C(q_1^*)$$

将以上两式的两边对应相加，若满足 $0 \leqslant \lambda < 1$，移项后得到：

$$C(q_0^*) \geqslant C(q_1^*)$$

在满足需求法则和成本是产量的增函数的条件下，成立：

$$q_0^* \geqslant q_1^* \text{ 和 } p(q_0^*) \leqslant p(q_1^*)$$

得到以下命题：

命题 5 - 1　若企业在经营目标中同时考虑利润和销售额（规模），那么在成本函数不变的情况下，企业产品或服务的定价不高于只以利润为目标的企业。

命题 5 - 1 引出一个值得研究的问题，即引入民营医院的竞争能否降低医疗服务市场的价格水平。一般来说，民营医院是以利润为目标的，因此，我们有理由相信，在政府办医院的经营目标中或多或少有销售额（规模）的成分，在成本函数相同的情况下，政府办医院的医疗服务价格不应该高于民营医院的医疗服务价格。行业的价格水平由营利性企业和非营利性企业的价格按市场份额加权得到，在没有行业进入限制的情况下，如果行业已经饱和，那么引入民营医院的竞争只能是替换原有政府办医院的市场份额，成本函数相同情况下，医疗服务行业的价格水平只会提高。如果因为有行业进入限制而行业没有饱和，引入民营医院的竞争将在两个方面影响行业的价格水平：其一，民营医院的价格高于政府办医院，行业的价格水平因此抬高；其二，民营医院的进入改变市场结构，行业的价格水平因此可能降低。究竟引入民营医院的竞争能否降低医疗服务的价格水平，这是一个需要经过实证检验的问题，不能仅仅依据感觉得出结论。

二 选择判别价格水平高低的参照点

为了说明一种商品或服务价格水平是高还是低，需要有一个比较价格水平的参照点。在经济分析中，一般以完全竞争的市场作为资源是否达到有效配置的标准。当达到完全竞争条件下的市场均衡时，商品和服务的价格等于其边际成本，这时的价格就可以作为最低价格水平的参照点。以边际成本作为最低价格参照点的分析构架对于分析效率问题是有效的，而要将其用于分析不完全竞争行业的价格水平问题则有所欠缺，因为它不能告诉我们所分析的价格距离最高价格有多少差距。本书更关心行业的价格水平究竟有多高，为此，我们选择行业垄断价格作为衡量价格水平的参照点，也就是说，一个行业的价格水平越是接近行业垄断价格，就认为价格水平越高。

为什么在我们关心的医疗服务价格水平问题上，要选择行业垄断价格作为参照点？从理论角度来说，医疗服务供给的一个特点是固定成本比例通常较高，尤其是一些医疗检查项目，变动成本在总成本中所占比例甚小，或者说边际成本甚低。要是以完全竞争的价格作为参照点，我们的注意力会落入要么存在新古典效率损失，要么固定成本不能补偿的两难困境。从实践角度来说，医疗服务的价格水平居高不下是医疗服务市场的一个带有普遍性的现象，也是我国医疗体制改革的一个关键性难点，要能够把握提高医疗体制效率的切入点，关键在于弄清楚医疗服务市场的高价格水平形成的原因。本书试图说明的一个基本观点是：对一般的商品和服务市场来说，自由市场条件会导致价格下降，而对医疗服务市场来说，自由市场条件未必导致价格下降。因此，我们需要以行业垄断价格作为比较医疗服务行业价格水平的参照点。

在一般情况下，当一个行业有多个企业同时存在时，行业垄断价格是不知道的。原因是要确定行业的垄断价格，需要知道行业的总的边际成本，如何从若干企业的边际成本函数得到行业的总边际成本函数是一件难以处理甚至是无法解决的难题。经济实践上是这样解决这个问题的，那就是合谋寡头的价格领导制，即行业中所有企业的价格按相同的幅度升降，它能保持行业中各个企业的市场份额不发生相对变化。只要合谋价格制定得恰当，就可以达到行业的垄断价格水平。

三 用需求价格弹性衡量价格水平

以垄断价格作为基准来比较行业价格水平高低的方法，原则上应该用个别企业的最优决策价格与行业的垄断价格进行比较，以确定两者之间的差距。不过，这个比较只能显示两者的绝对差距，难以比较两者的相对大小，同时，还存在一个计算企业最优决策价格的难题。为了避免计算企业最优决策价格的麻烦，我们用需求价格弹性的大小来衡量价格水平的高低。由式（5.3）可以看出，需求价格弹性越小，企业的价格就定得越高。若行业垄断，式（5.3）的需求价格弹性正好是行业的需求价格弹性，定价也最高。

借助需求价格弹性概念可以这样判定行业价格水平的高低：个别企业产品所面对的市场的需求价格弹性越是接近行业垄断的需求价格弹性，企业产品的价格就会越高，整个行业的价格水平也就越高。这样一来，我们就可以把衡量行业价格水平的问题，转化为衡量个别企业的需求价格弹性与行业的需求价格弹性之间的比较问题了。

第二节 市场竞争效应的衡量

一 产品需求价格弹性的分解

把企业产品的需求价格弹性分解为两部分，即分别与需求法则效应和市场竞争效应对应的两部分。假设考察的行业中有若干家企业，这些企业的产品在数量上可以用统一的单位来计量。企业 i 产品的需求函数可以写成以下形式：

$$q_i(p_i, p_{-i}) = Q(P) - \sum_{j \neq i} q_j \tag{5.6}$$

式中，q_i 代表所考察企业 i 产品的需求；p_i 代表企业 i 产品的价格；

p_{-i}代表除企业 i 之外的所有其他企业产品的价格；Q 代表行业的总需求；P 代表以数量加权的平均价格，即行业的价格水平，它由下式定义：

$$P = \sum_j s_j p_j \tag{5.7}$$

式中，s_j 代表企业 j 的以数量加权的市场份额，它由下式定义：

$$s_j = \frac{q_j}{Q}, Q = \sum_j q_j \tag{5.8}$$

我们来考察企业 i 产品的需求价格弹性，同时引入行业的需求价格弹性作为参照。将行业的总需求 $Q(P)$ 看作是价格水平 P 的函数，由式 (5.6) 对价格 p_i 微分，可以得到：

$$\frac{\partial q_i}{\partial p_i} = \frac{dQ}{dP}\frac{\partial P}{\partial p_i} - \sum_{j \neq i} \frac{\partial q_j}{\partial p_i} \tag{5.9}$$

利用式 (5.7)，上式可以写为：

$$\frac{\partial q_i}{\partial p_i} = \frac{dQ}{dP}\Big(s_i + \sum_j p_j \frac{\partial s_j}{\partial p_i}\Big) - \sum_{j \neq i} \frac{\partial q_j}{\partial p_i} \tag{5.10}$$

将上式变换为需求价格弹性的形式：

$$-\frac{p_i}{q_i}\frac{\partial q_i}{\partial p_i} = -\frac{P}{Q}\frac{dQ}{dP}\frac{p_i}{P} - \frac{p_i}{q_i}\frac{dQ}{dP}\sum_j p_j \frac{\partial s_j}{\partial p_i} + \frac{p_i}{q_i}\sum_{j \neq i}\frac{\partial q_j}{\partial p_i} \tag{5.11}$$

为了简化上述表达式，我们考察一种简单情形。假定初始状态时，各个企业的产品价格都相等，令其为 p。由于市场份额满足归一化条件 $\sum_j s_j = 1$，所以成立 $\sum_j \partial s_j / \partial p_i = 0$。对于这种简单的情形，以下等式成立：

$$\sum_j p_j \frac{\partial s_j}{\partial p_i} = p \times \sum_j \frac{\partial s_j}{\partial p_i} = 0 \tag{5.12}$$

将上式代入式 (5.11) 后，并利用 $P = \sum_j s_j p_j = p$，得到：

$$-\frac{p_i}{q_i}\frac{\partial q_i}{\partial p_i} = -\frac{P}{Q}\frac{dQ}{dP} + \frac{p_i}{q_i}\sum_{j \neq i}\frac{\partial q_j}{\partial p_i} \tag{5.13}$$

上式可以简写为：

$$e_{pi} = E_P + \frac{p_i}{q_i}\sum_{j \neq i}\frac{\partial q_j}{\partial p_i} \tag{5.14}$$

式中，e_{pi}代表企业 i 产品的需求价格弹性；E_P 代表行业的需求价格弹性。用张伯伦关于垄断竞争的双需求曲线的思想来理解，E_P 对应于图 4-2 中 DD 曲线的需求价格弹性，e_{pi} 对应于 dd 曲线的需求价格弹性。

如果一个行业中各个企业产品价格相差不大，那么式（5.14）就是一个很好的近似。在以下的分析中，我们假定式（5.14）作为一个好的近似公式的条件是满足的。

二 需求法则效应与市场竞争效应

在式（5.14）右边，第一项描述的是企业 i 产品价格变化的需求法则效应，第二项描述的是企业 i 产品价格变化的市场竞争效应。要是一个企业的价格变化不影响竞争对手的市场份额，即式（5.14）等号右边的市场竞争效应的对应项为零，那么企业产品的需求价格弹性就将与行业需求价格弹性相等，企业产品的价格也将定在行业垄断的水平上，整个行业的价格也达到行业垄断水平。这时，市场上虽然有多家企业存在，而实际上达不到竞争降低行业价格水平的效果。

市场竞争效应也可以这样来理解：设想在单位时间内，行业的需求量 Q 保持不变，假设等于 Q_0，这时，$E_P = 0$，需求法则效应不存在。由 $\sum_i q_i = Q_0$，可以得到：

$$\sum_{j \neq i} \frac{\partial q_j}{\partial p_i} = - \frac{\partial q_i}{\partial p_i} \tag{5.15}$$

上式表明，在只有市场竞争效应的情况下，企业 i 因价格变化而增加的需求量恰好是其他企业所失去的需求量；反之亦然。利用上式和市场份额定义 $s = q/Q_0$，成立：

$$\frac{p_i}{q_i} \sum_{j \neq i} \frac{\partial q_j}{\partial p_i} = \frac{p_i}{s_i} \sum_{j \neq i} \frac{\partial s_j}{\partial p_i} = - \frac{p_i}{s_i} \frac{\partial s_i}{\partial p_i} \tag{5.16}$$

由上式可知，式（5.14）等号右边的第二项可以看作是企业 i 的市场份额价格弹性，即企业价格提高一个百分点引起的企业的市场份额增加的百分点（在这里是减少的百分点），表明市场竞争效应的本质是争夺市场份额。

企业的产品或服务的定价高低和市场的效率，主要取决于市场份额价格弹性的大小。对于给定的产品或服务，需求法则效应通常是确定的，它由行业的需求价格弹性来描述。因此，市场份额的价格弹性越大，表明行业的竞争性越强，产品或服务的价格也定得越低，同时，市场的效率也越高。如果市场份额价格弹性等于无穷大，那么市场是完全竞争的，市场可以达到新古典效率。从这个意义上说，我们这里关于企业的价格分析与新古典的效率分析没有本质上的区别，仅仅是关注问题的角度不同而已。

三 市场竞争性指数

在经济实践中，人们已经意识到企业产品的需求价格弹性越接近行业的需求价格弹性，行业竞争程度越低，并用罗斯查尔德指数（Rothschild Index，R 指数）来衡量行业的垄断程度，该指数定义为行业的需求价格弹性与企业产品的需求价格弹性的比值。R 指数越是接近 1，企业产品的价格就越接近行业的垄断价格。

我们可以仿照 R 指数的方法定义市场竞争性指数：

$$市场竞争性指数 = 1 - R\ 指数 = \frac{企业需求价格弹性 - 行业需求价格弹性}{企业需求价格弹性}$$

(5.17)

如果企业产品的需求价格弹性与行业的需求价格弹性相等，即行业相当于垄断，市场竞争性指数等于 0，如果是完全竞争市场，企业产品的需求价格弹性无穷大，市场竞争性指数等于 1，市场达到最高竞争程度。

第三节 局部垄断性与行业价格水平

一 局部垄断性的一种简单形式

在分离竞争结构市场中，企业各自市场之间几乎没有相互影响，每一个企业在自己的市场上如同一个垄断者一样，我们将其称之为局部垄断性，它是竞争性最弱市场之一。我们下面用一个简单的例子来说明市场局部垄断性的含义。

在一般情况下，要在表现形式上区分价格变化引起的需求法则效应和市场竞争效应是困难的，不过，可以用高度简化的例子来将两者分开，以说明局部垄断性的具体含义。设想市场需求函数是线性的：

$$Q = a - bP, \quad Q = q_1 + q_2 + \cdots + q_N$$

(5.18)

式中，P 代表行业的价格水平；Q 代表行业的总产量，它等于 N 个企业的产量 q 之和；a 和 b 为参数，满足 $a > 0$ 和 $b > 0$。如果行业中所有企业的产品都保持相同的价格，那么可以设想各个企业的相对市场份额保持不变。

设想一种所有企业的产品价格都相同的简单情形，企业 i 的市场份额为 s_i，满足 $s_i > 0$，且 $\sum s_i = 1$。借助于式（5.18），假定可以把企业 i 的需求函数写为：

$$q_i(p_i, p_{-i}) = s_i(a - bp_i) + g(p_i, p_{-i}) \tag{5.19}$$

式中，p_i 代表企业 i 的产品价格，p_{-i} 代表除企业 i 之外的其他企业的产品价格；$g(p_i, p_{-i})$ 代表因价格差异而引起的市场份额变化函数，假定满足 $g(p_1 = \cdots = p_N) = 0$。式（5.19）右边的第 1 项代表不受其他企业价格影响的局部垄断性的需求成分，第 2 项代表价格差异引起的市场竞争性的需求成分。

市场竞争性需求成分 $g(p_i, p_{-i})$ 在需求 $q_i(p_i, p_{-i})$ 中占比例越小，行业的竞争性就越弱。如果满足 $g(p_i, p_{-i}) = 0$，我们就说该行业具有完全的局部垄断性，这时，企业 i 的产品价格与需求量之间的关系不受其他企业产品价格变化的影响。当行业具有完全局部垄断性时，企业 i 的需求函数为：

$$q_i(p_i) = s_i \times (a - bp_i) \tag{5.20}$$

需求曲线如图 5-1 所示。在实际之中，即便是医疗服务行业，医院的价格变化完全不影响其他医院的市场份额也是不现实的。不过，借助于理想的完全局部垄断性情形，我们可以更好地把握事物的本质。

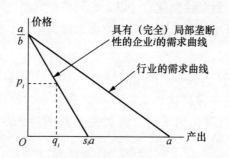

图 5-1 局部垄断性条件下企业 i 的需求

二 局部垄断性导致行业垄断定价

如果一个行业是完全局部垄断性的，那么即便该行业中的企业相互竞争，该行业的价格也将达到垄断的价格水平。沿用上一节的简单例子来说明。假定企业 i 的成本函数为：

$$C(q_i) = f + cq_i \tag{5.21}$$

式中，f 代表固定成本；c 代表企业 i 的单位产品成本，假定它不随产量而变。在需求函数为 $q_i(p_i) = s_i \times (a - bp_i)$ 的条件下，企业 i 利润最大化定价的一阶条件要求：

$$\max_{p_i} \pi_i = p_i q_i(p_i) - f - cq_i \tag{5.22}$$

利用以上条件，可以得到企业 i 的最优定价为：

$$p_i^* = \frac{a + bc}{2b} \tag{5.23}$$

不难验证，当行业中只有一家企业时，最优定价（即行业垄断价格）与上式相同。

对于一般需求函数的情形，只要用行业需求 $Q(p_i)$ 代替式（5.19）中的行业需求 $(a - bp_i)$，所得结论不会有任何变化。如果行业中的企业具有相同成本函数，那么企业产品的边际成本与行业的边际成本相同（成本曲线不一样），代入式（5.21）仍然不会改变这里的结论，这里不去做说明了。我们可以得到以下结论：

命题 5 – 2　如果一个行业具有完全的局部垄断性，行业中的企业具有相同的成本函数，那么企业的定价与整个行业作为一个垄断行业的定价水平一样。

当行业中有非营利性企业时，以上命题将不成立。对于非营利性企业的决策，在我们这里的例子中，只要将成本式（5.21）定义为表现成本：

$$C(q) = f + \lambda cq \tag{5.24}$$

式中的 λc 称为"表现单位产品成本"或"表现边际成本"，就可以将以上方法引入有非营利性企业的行业价格水平的分析。对于非营利企业来说，在我们的简化例子中，营利性企业的最优定价式（5.23）改写为：

$$p_i^* = \frac{a + b\lambda c}{2b} \tag{5.25}$$

只要非营利性企业的定价不低于实际边际成本，就不能将营利性企业挤出行业，两种不同经营目标的企业将共存。这时，行业的价格水平会比行业垄断时的略低，取决于两种企业在行业中所占市场份额的大小。我们有以下结论：

命题 5 – 3　如果一个行业具有完全的局部垄断性，行业中的企业具有相同的成本函数，那么只要有非营利性企业的存在，行业的价格水平会比行业垄断时的低，低的幅度取决于非营利性企业的市场份额。

以上命题预示，当医疗服务行业具有完全局部垄断性时，在一个非营利性医院主导的医疗服务市场上，引入营利性医院的竞争不但不会降低反而有可能提高行业价格水平。该命题同样对引入民营医院的竞争能够降低医疗服务价格水平的观点提出质疑。

三　局部垄断性行业的长期定价

在一般的市场条件下，进入机制是遏制行业高价格水平的最重要的长期力量。当一个行业中的企业获得的利润高于正常水平时，新的资本会进入，供给增加导致价格下降。不过，这种市场进入导致行业价格水平下降的机制对于分离竞争结构的行业来说则可能不起作用，我们来说明其原因。

一个具有完全局部垄断性的企业最优定价与该企业市场份额无关，参见式（5.23）。它表明，即便行业可以自由进入，表现为行业中企业的市场份额下降，但未必会导致行业价格水平的下降。我们仍沿用第五章第三节第一小节中的简化例子。假定行业中的企业都具有相同的成本函数式（5.21），这样的成本函数表明企业具有规模经济，即产出增加会使单位产出平均成本下降。利用对称性，假定行业中的企业都具有相同的规模。行业达到进入退出平衡的条件是每个企业的经济利润等于零，利用完全局部垄断性条件式（5.20）和企业最优决策条件式（5.23），可以得出行业中的企业数量：

$$\bar{N} = \frac{(a - bc)^2}{4bf} \tag{5.26}$$

在我们这里的简化例子中，虽然行业中的企业数量改变了，所有的企业都没有超额利润，但企业的最优定价式（5.23）没有变化，它与企业的市场份额无关，行业仍然是垄断价格水平。我们有以下结论：

命题 5-4　如果一个行业具有完全的局部垄断性，在行业中的企业具有相同成本函数的条件下，通过降低行业进入门槛引入竞争可以降低单个企业的市场份额和盈利，但未必会降低行业的价格水平。

当行业中有非营利性企业时，命题 5-3 和命题 5-4 仍然成立。虽然非营利性企业可以按表现单位产品成本或表现边际成本 λc 进行短期决策，但对于长期决策来说，非营利性企业也不能亏损。当行业中的营利性企业和非营利性企业都没有超额利润时，两类企业价格可以不同，但不会有大的差异，因为非营利性企业的定价只能向营利性企业靠近，才能避免长期亏损的状态。从长期来看，同一行业中有两种不同的价格同时存在似乎不好想象，它源自完全局部垄断性假设。在实践中，符合完全局部垄断性的情形几乎是不存在的，从长期来看，不同企业产品的价格多少会相互影响。

第四节　市场竞争结构对价格变化的影响

行业价格水平与企业的行为有关，不同竞争结构中的企业行为是有其特点的，它又反过来影响行业的价格水平。我们关心医疗服务市场的价格水平，为此，选择垄断竞争市场与分离竞争结构市场的比较来说明企业行为对价格的影响。

一　需求变化对价格的影响

我们关心需求变化对于价格变化的影响，因为从长期来说，市场需求都会发生变化。从整个市场角度来说，如果需求曲线和供给曲线分别满足需求法则和供给法则，那么行业需求增加将导致行业价格水平提高。不过，要具体到行业中的企业决策行为，行业需求增加引起的价格变化就不确定了，因为除了完全竞争市场能够确定行业的供给曲线之外，其他的市场是没有办法确定行业的供给曲线的。需求增加引起的价格变化效应只能通过企业的行为来确定。

当需求变化时，在理论上，企业的最优决策要求产品的价格和数量都随之而变，在实践中，企业通常会在价格和数量中选择一种进行调整来应对需求的变化。例如，在图 5 - 2 中，企业原来的需求曲线为虚线，最优决策点为 E，不妨设想需求增加，用实线 AA 表示。若企业选择价格调整，价格将增加 Δp，若企业选择数量调整，数量将增加 Δq。可以设想，企业若选择价格调整，预示价格变化对于市场份额影响不会太大，企业若选择数量调整，预示价格变化对于企业市场份额的影响会较大，企业更关注市场份额的保持。我们来分析两种选择的影响。

假定需求增加幅度不大，而且是"平行"的，相当于需求由图 5 - 2 中原来的虚线位置向右平移到 AA 位置。设原来的最优价格和数量分别为 p^* 和 q^*，价格增加 Δp 后，企业的盈利增加：

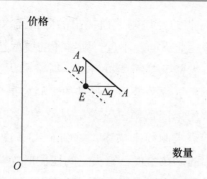

图 5 – 2　价格变化与数量变化的影响

$$\frac{\partial}{\partial p}\left[p^* q^* - C(q^*)\right] \times \Delta p = q^* \Delta p \tag{5.27}$$

数量增加 Δq 后，企业的盈利增加：

$$\frac{\partial}{\partial q}\left[p^* q^* - C(q^*)\right] \times \Delta q = (p^* - C') \times \Delta q \tag{5.28}$$

利用式（5.2）和需求的"平行"变化条件，成立 $\Delta p / \Delta q = \mathrm{d}p / \mathrm{d}q$，式（5.27）与式（5.28）的比值为：

$$\frac{q^* \Delta p}{(p^* - C') \times \Delta q} = \frac{p^*}{p^* - C'} \times \frac{q^*}{p^*}\left|\frac{\mathrm{d}p}{\mathrm{d}q}\right| = 1 \tag{5.29}$$

上式表明，当需求增加不大时，而且是"平行"的，价格变化与数量变化的盈利增加是一样的。

在实践中，市场需求变化一般不是"平行"的，它受两个因素的影响：其一，需求的增加主要源自价格方面还是数量方面；其二，企业决策考察的时间。第一个方面取决于具体的市场需求变化，我们这里不去分析它，第二个方面正是我们所关心的。在第四章第三节第一小节关于"早期关于垄断竞争市场的描述"的说明中，dd 需求曲线可以看作是短期需求曲线，DD 需求曲线可以看作是长期需求曲线，也就是说，随着时间推移，企业面对的需求曲线会由 dd 曲线转向 DD 曲线。这一特点将企业面对需求增加时选择提高价格还是提高产量与市场竞争结构联系起来了。我们下面先考察垄断竞争市场的需求变化对于价格的影响。

二　垄断竞争市场需求变化对价格的影响

（一）曲折需求曲线的思想

要了解垄断竞争市场价格变化特点，需要了解斯维泽（Paul Sweezy）

1939 年为解释寡头行业的价格刚性而提出的曲折需求曲线的思想。寡头行业当然与垄断竞争行业不同，不过，斯维泽的模型是建立在企业行为基础上的，因此，可以借鉴于垄断竞争市场。斯维泽认为，在寡头市场上，一个企业的产品涨价竞争对手是不会跟进的，而如果该企业的产品降价，竞争对手将会跟进。用第四章第三节第一小节关于"早期关于垄断竞争市场的描述"中的双需求曲线来描述，见图 5 - 3，图中的虚线部分对企业的决策是不起作用的。在当代，寡头之间往往形成默许的合谋，例如价格领导制，当价格支配企业提高价格时，其他企业也会跟着提价，不像斯维泽假定的企业产品涨价竞争对手不跟的情形，因此，在当代，曲折需求曲线的方法也就被人们淡忘了。

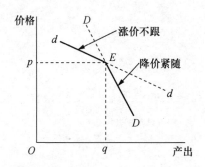

图 5 - 3 寡头企业行为互动时的价格变化

（二）垄断竞争企业的价格变化与数量变化选择

不过，曲折需求曲线关于价格变化的思想对于垄断竞争市场却是适用的。由于垄断竞争市场属于多数竞争的市场，企业不会盯住竞争对手价格变化而做决策。从市场竞争结构来说，价格变化信息在消费者之间的扩散要快于企业之间的扩散，因为消费者在购买商品之前就可以比较不同企业产品的价格，所以价格差异的信息可以迅速被消费者获得。这样一来，当一个企业提高产品价格时，竞争对手不会做出反应，对应于曲折需求曲线的"涨价不跟"的情形。当时间长了以后，价格变化的信息在企业中扩散，行业中的所有企业都将做出价格调整，回到 DD 需求曲线的情形。

从时间变化的角度来说，决策考察的时间越短，dd 需求曲线越平坦。行业的需求增加表现为 DD 需求曲线向右移动，即便长期的行业需求增加是"平行"的，对于每一个具体的企业来说，它面对的短期市场需求 dd 曲线也将比 DD 曲线平坦，见图 5 - 4。用数学的语言来说，在短期，

$$\left|\frac{\mathrm{d}p}{\mathrm{d}q}\right| > \left|\frac{\Delta p}{\Delta q}\right|$$

或者说，企业面对行业需求增加时选择价格变化与数量变化对利润增加没有影响的式（5.29）不成立。在我们这里，当行业需求"平行"增加时，从短期来说，企业选择数量增加的决策比选择价格提高的决策更有利。

（三）行业进入对垄断竞争行业价格的影响

从短期来说，当企业面对行业需求增加而选择提高产量时，相当于行业的供给增加了，供给增加形成抑制价格上升的力量。不过，企业的盈利也增加了。由于垄断竞争行业没有行业进入障碍，新的企业会进入。从长期来说，当行业达到进入退出平衡时，垄断竞争行业中的企业的利润为 0，dd 需求曲线与平均成本曲线相切，见图 5 - 5，切点 E 对应的价格决定行业的价格水平，它与成本函数形态相关。在行业没有进入障碍的情况下，需求增加导致行业中所有的企业的需求都相应增加，相当于图 5 - 5 中的 dd 曲线向右移动，比方说达到图 5 - 5 中的虚线位置。随着新企业的进入，在 dd 曲线向左移动的同时行业中企业数量增加。按照张伯伦的思想，企业数量越多，行业竞争程度越高，dd 曲线会更平坦，行业达到均衡时的价格水平反而有可能会下降。

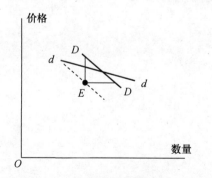

图 5 - 4　垄断竞争行业的价格
变化与数量变化的选择

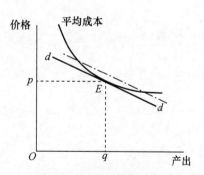

图 5 - 5　行业可以进入时
需求增加的影响

如果行业有进入障碍，那么行业的需求增加会导致企业有超额利润，只要行业的需求不是在短时间内急剧上升，企业为了维持自己的市场份额，一般会保持原来的价格不变。只要成本函数没有变化，行业的价格水平不会提高。以上结论是关于企业行为的猜测，难以严格证明，我们有以下推测：

推测 在垄断竞争的市场中，当行业需求以不大的幅度增加时，企业通常的反应是增加产量而不是提高产品的价格。

三 分离竞争结构市场需求变化对价格的影响

（一）分离竞争结构企业的价格变化与数量变化选择

分离竞争结构的特点是企业短期的需求价格弹性小于长期的，原因在于价格变化的信息难以在消费者和企业之间扩散。当企业提高价格时，企业的市场份额几乎不会受到影响，表现为需求量对价格变化不敏感。行业的需求增加表现为 DD 需求曲线向右移动，即便长期的行业需求增加是"平行"的，对于每一个具体的企业来说，它面对的短期市场需求 dd 曲线也将比 DD 曲线陡峭，见图 5-6。用数学的语言来说，在短期，

$$\left|\frac{\mathrm{d}p}{\mathrm{d}q}\right| < \left|\frac{\Delta p}{\Delta q}\right|$$

也就是说，企业面对行业需求增加时选择价格变化与数量变化对利润增加没有影响的式（5.29）不成立。因此，从短期来说，企业选择提高价格的决策比选择增加数量的决策更有利。

（二）行业进入对分离竞争结构行业价格的影响

如果行业可以自由进入，那么从长期来说，企业不会有超额利润存在。在短期，如图 5-7 所示，dd 曲线表示企业的需求，企业可以有超额

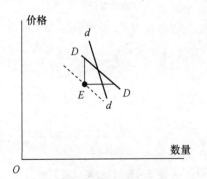

图 5-6 分离竞争结构行业的
价格变化与数量变化的选择

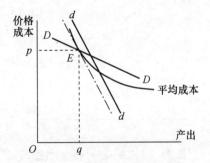

图 5-7 分离竞争结构市场的
企业的短期与长期收益

利润。在长期，随着进入行业企业数量的增加，每个企业的市场份额（需求）缩小，dd 曲线向左移，如图 5 - 7 中的虚线所示。虽然行业中的企业数量增加了，每个企业如同在分离的市场中，感受到的竞争程度没有变化，即便企业没有超额利润，行业价格水平也仍然不会降低。

当行业存在进入障碍时，企业可以保持超额利润，行业价格可以处于垄断水平。从某种意义说，分离竞争结构市场中的企业如同垄断企业一样。市场需求增加相当于行业中的企业需求增加，企业的反应通常是提高价格。这个结论同样是关于企业行为的猜测，不能严格证明，我们有以下推测：

推测　在分离竞争结构的市场中，当行业需求以不大的幅度增加时，企业通常的反应是提高产品的价格。

以上关于不同市场竞争结构中的企业行为的分析，可以用来判别医疗服务市场的竞争性。居民的收入水平是不断增加的，对医疗服务的需求也是不断增加的，表现为个别医院的需求在不断增加。如果行业属于垄断竞争的，在扣除成本变化的因素后，居民收入的增加不应该导致医疗服务价格水平的提高。如果行业属于分离竞争结构的，在扣除成本变化的因素后，居民收入的增加会导致医疗服务价格水平的提高。这一结论可以用计量模型来检验。

第六章　医疗服务市场局部垄断性形成机制[*]

为什么医疗服务市场表现出局部垄断性的特征？或者说，为什么价格变化信息在患者之间传递的速度慢就会导致不利于降低行业价格水平的竞争结构？这些问题的原因虽然直观，还有必要用模型方法加以说明。由于现有关于市场结构和竞争结构（古诺竞争和伯川德竞争）的模型难以说明价格变化信息如何传递的特点，我们不得不用其他的方法来建立模型。遗憾的是，要建立一个具有简单形式解的模型似乎难以概括实际现象的本质，而建立一个复杂一点的模型又难以获得简单形式的解。权衡两者，我们还是建立一个略微复杂一点的模型，并力图用数值图形的方法来解释实际现象。

我们的基本思路是，医疗服务的价格变化信息在患者之间的传递是一个时间过程，只有获得价格变化信息的患者才能够对价格变化做出反应。当我们考察的时间较短时，由于价格变化的信息在患者之间扩散的范围较小，医院的价格变化对它的市场需求影响较小，表现为医院的医疗服务需求具有较小的需求价格弹性；反之，当考察时间较长时，价格变化的信息在患者之间扩散的范围较大，医院的价格变化对它的市场需求影响较大，医院的医疗服务需求具有较大的需求价格弹性。同时，当价格变化时，对一个具体的医院需求的影响因素还要包括患者在不同医院之间的转移成本，其他竞争性医院的反应等因素。

---

*　本章的部分内容发表于《医疗市场的高价格形成机制》，参见《南方经济》2008 年第 4 期。

第一节　医疗服务市场的信息不对称特点

一　医疗服务信息的三不知特点

到目前为止，如何用经济学方法分析医疗服务市场的效率一直是一个没有很好解决的难题。导致这一难题的原因不是因为没有恰当的经济学分析工具，而是因为在现行的主流经济学的理论框架中，还没有相应的概念能够适用于对医疗服务问题的分析。因此，我们需要对医疗服务效率分析问题的特殊性做一些专门的说明。

虽然新古典经济学引入了交易中的信息不对称性研究，但医疗服务市场的信息不对称性还是超出了现有的理论框架。当一个患者看医生时，他既不知道医生或医院将要为其提供的医疗服务的质量，也不知道医疗服务的价格，甚至连所需要接受的医疗服务的数量也不知道。也就是说，在接受医疗服务之前，患者关于要购买医疗服务的质量、价格和数量信息都不知道，我们将其称为医疗服务信息的"三不知"。不仅如此，医疗服务通常还被归为信任品，即患者在接受了医疗服务之后一般也难以完全确知所接受的医疗服务的质量，这更增加了医疗服务的信息在市场上扩散的难度。

不仅患者在接受医疗服务时对医疗服务信息的"三不知"，就是医生在提供医疗服务之前也不能完全知道将要提供的医疗服务的质量、价格和数量信息。原因是医疗服务具有因患者而异的个体差异性。同时，对于许多疾患来说，我们还不能完全把握其致病机理，致使当代的医疗服务还具有一定程度的经验科学的性质。这些因素表现为提供医疗服务的过程具有一定的不确定性，它同样增加了医疗服务的质量、价格和数量信息的不对称性。显然，现有的关于市场交易的分析是不能适用于医疗服务问题的。面对交易信息三不知的医疗服务问题，我们需要提出新的关于交易信息不对称性的概念。

二　事后定价导致高价格

各国经验表明，利用市场机制来抑制医疗服务的价格水平，效果似乎不是那么理想，根本的原因是医患之间的信息不对称性。由于患者对于医疗服务的知识和信息几乎一无所知，只能听任医生做主，在医生自利动机的驱使下，让患者支付了比完全信息条件下更高的价格。不过，从一定意义说，市场机制正是为了克服交易双方的信息不对称带来的问题而发展起来的。当一个人买电视机的时候，他对电视机的质量同样是一无所知的，可是人们为什么不用担心电视机市场的价格水平会过高呢？看来，在医疗服务市场上，难以利用市场机制来遏制过高的价格水平应该有其特殊的机理。我们用一个假想的故事来说明其原因。

设想在一个小镇上只有两个小饭馆，它们之间有一个不成文的约定，即顾客只有在吃完饭结账时才被告知要付多少钱。其结果是不难想象的，即每个饭馆都会尽量提高饭菜的"事后"价格，同时，还会导致许多原本打算到饭馆吃饭的人不敢进饭馆。为什么这个小镇的两家饭馆看起来在相互竞争，却不能使人们进饭馆用餐的价格水平降低呢？原因是顾客在选择进哪家饭馆吃饭之前无法获得所需的价格信息，用餐之后也因为各人选择的菜肴不同而难以通过相互交流来识别出不同饭馆用餐的价格水平。其结果是，当顾客已经进入一个饭馆用餐之后，该饭馆提高价格不会使顾客走掉，降低价格也不能吸引更多的顾客，用经济学的语言来说，就是每个饭馆面对的市场的需求价格弹性极小，饭馆为什么不提高价格！

这时，如果小镇上又开设了一个新的小饭馆，新来的小饭馆也遵守先点菜吃饭后定价的"惯例"，那么这个小镇上的每个小饭馆的盈利会因为饭馆的数量增加而有所减少，甚至三家饭馆的利润都为零。不过，人们在饭馆用餐的价格仍然会维持高水平不变，市场自由进入导致价格水平降低的机制也会失灵。

三　医疗服务属于事后定价

现实生活中当然看不到先点菜吃饭后定价的饭馆，不过，到医院看病则与故事中的情形几乎完全一样。患者在看病之前不知道所要接受的医疗服务的价格和质量，先看病再算账是医疗服务市场特有的现象。正是因为患者在就医之前难以获得选择医院所需的价格和质量信息，所以只能按照原有信息结构和地域方便性来选择医院。这一特点削弱了医院之间的竞争性，导致整个医疗服务行业的高价格水平。

在现有经济学理论中，从来都是假定消费者在事前就能够知道商品和服务的价格，购买商品和服务之前不知道价格的情形是不研究的。事后定价现象的一个必然结果是商品和服务的价格与需求之间相互影响，致使市场需求无法确定，典型的表现就是医疗服务行业的"供方诱导需求"。市场需求不能确定，那么现行的经济分析方法都不能使用，这就是为什么经济学不研究事后定价这一类问题，或许也是供方诱导需求成为研究医疗服务市场现象的一种重要范式的原因。

在现实中，患者在就医前往往不是对价格信息一无所知，而是会在就医之前努力获得相关的医疗服务价格信息，这个做法或多或少改变了患者就医之前对于价格信息一无所知的状况。因此，患者搜寻并获得价格信息的行为将直接影响医疗服务市场的竞争性，进而影响到整个医疗服务市场的价格水平。我们将这个观点形式化，建立一个医疗服务市场的价格信息扩散模型，用以说明医疗服务市场的价格信息扩散机制，正是医疗服务价格信息扩散的特殊困难，才降低了医疗服务市场的竞争性，进而导致医疗服务行业过高的价格水平。

第二节 医疗服务市场的价格信息扩散模型

当商品或服务的差异性方面的因素给定后，决定市场竞争性的最重要的因素是人们如何获得所需的价格信息。医疗服务市场不同于一般的商品或服务市场的地方在于，患者在就医之前难以获得各家医院的价格信息，以至于价格变化对于医院需求的影响表现为一个缓慢的时间过程。下面用医疗服务的价格信息扩散模型来描述患者搜寻价格信息的行为，以表述不完全价格信息条件下的医疗服务市场的竞争特点，以及过高的价格水平形成机制。

一 分离竞争结构表述形式

从理论上说，同等水平的医院提供的医疗服务可以看作是同质产品，医院之间的竞争似乎应该是激烈的。实际情况却不是这样，原因是患者难以获得医院的价格变化信息，所以当一家医院改变医疗服务的价格时，在短时间内几乎不影响上门求医的患者数量，表现为需求价格弹性甚小。当然，患者在就医前会努力搜寻所需要的价格信息，医院的价格变化信息因此在患者中间扩散，对于医院市场份额的影响也会随着时间的延续而增大。

我们下面的分析基于第五章的式（5.14），将其重新写在下面：

$$e_{pi} = E_P + \frac{p_i}{q_i} \sum_{j \neq i} \frac{\partial q_j}{\partial p_i} \tag{6.1}$$

这里需要对公式中的符号重新定义。上式中：e_{pi}代表所考察医院i的医疗服务的需求价格弹性；E_P代表医疗服务行业的需求价格弹性；p和q分别代表医院提供的医疗服务的价格和数量。上式的需求价格弹性应该写为时间t的函数，即$e_{pi}(t)$，我们下面的分析就是按照这一个思路展开的。严格而言，行业需求价格弹性E_P也应该是时间的函数，由于患者不到这家医院就医往往会到另一家就医，价格变化信息扩散对医疗服务行业需求的影响属于高阶小量，可以忽略不计。本书只关心市场竞争性问题，忽略时间因素对E_P的影响。

为了引入价格信息条件，我们先对影响医院需求的非价格因素做出说明。假定患者关于各家医院提供的医疗服务的特色、质量等差异性的信息既可以是完全的，也可以是不完全的，它们对于市场竞争性的影响是通过价格变化对于患者就医选择的影响表现出来。我们同时假定，在所考察的时间内，患者关于医疗服务的差异性方面的信息保持不变，那么医院的差异性因素与价格变化之间的关系由式（6.1）等号右边第二项来描述。由于式（6.1）等号右边的第二项隐含假定患者知道价格信息，该项也称为完全价格信息条件下的市场竞争效应。对于医疗服务市场来说，实际的情况是患者难以获得所需的价格信息，因此，在一般情况下，价格信息都是不完全的。我们来引入不完全价格信息因素。

当医院i的医疗服务价格变化时，价格变化的信息逐步在患者群体中扩散。没有获得价格变化信息的患者以为医院i的价格没有发生变化，他们保持原来的就医选择不变，只有获得价格变化信息的患者的行为才有可能受到影响。随着时间的推移，越来越多的患者得知价格变化的信息，对医院i的需求的影响也越来越大，因此，医院i的需求价格弹性是时间的增函数。我们在式（6.1）的基础上通过引入一个包含时间变量的因子，来描述不完全价格信息的情形：

$$e_{pi}(t) = E_P + \frac{p_i}{q_i} \sum_{j \neq i} \frac{\partial q_j}{\partial p_i} \times D(t), 0 \leq D(t) \leq 1 \qquad (6.2)$$

式中的$D(t)$称为价格信息扩散因子，当$D(t) < 1$时，表示不完全价格信息的情形，即不是所有的患者都知道医院i的价格变化信息。式（6.2）的含义是明确的：对于一般的商品和服务市场来说，因为在消费者购买商品和服务之前就能够知道价格，价格变化信息能在很短的时间内扩散，因而可以忽略其影响，对于医疗服务市场来说，因为在患者购买医

疗服务之前不知道价格，价格变化信息在患者中扩散的时间影响是不可忽略的。

价格信息扩散因子 $D(t)$ 可以有两种理解：其一，把 $D(t)$ 理解为已经获得医院 i 价格变化信息的患者占全部（潜在）患者比例。比如说，医院 i 的医疗服务价格在 $t=0$ 时发生变化，其他医院的价格保持不变，全部患者为100人，在 t 时刻，如果获得医院 i 价格变化信息的患者为40人，另外的60人还没有获得价格变化信息，那么 $D(t)=0.4$，表示市场竞争效应只达到了完全价格信息条件下的40%。其二，把 $D(t)$ 理解为不完全价格信息条件下的影响达到完全价格信息条件下的影响的比例。比如说，继续刚才的例子，若医院 i 的价格实际变化量为 Δp，$D(t)=0.4$ 表示在 t 时刻，价格变化对医院 i 的需求的影响达到的水平，相当于价格"实际"变化等于 $0.4\Delta p$ 时的完全价格信息的水平。从理论上说，只要式（5.14）等号右边市场份额价格弹性一项的"曲率"甚小，即价格从0到 Δp 变化时对市场份额价格弹性的影响甚小，两种理解的实际差异就可以忽略不计。经济分析中常用的不变替代弹性函数，就是一个"平直"弹性的例子，这时，关于 $D(t)$ 含义的两种理解等价。

二　医疗服务市场的价格信息扩散假设

医疗服务市场的一个显著特征是价格信息的事前不可知性和事后不可比性。当一个患者看医生时，他是无法知道将要接受的医疗服务的价格的。另外，当疾病治愈后，患者虽然已经获得了就医医院的医疗服务价格信息，但由于患者的个体差异性和医疗服务的不可重复性，获得的事后价格信息一般也不能与其他医院提供的相同医疗服务的价格进行比较。当然，许多患者会努力搜寻价格信息，并依据这些信息做出就医决策。德兰诺夫和萨特思韦特（Dranove and Satterthwaite, 1992）认为，对于医疗服务市场而言，消费者在垄断竞争的医院之间很难准确观测到价格和质量信息，消费者必须根据先验经验、旁人的意见和有偏的观测来推测医疗服务的价格和质量信息。因此，如何描述价格信息在患者中间的扩散过程，是解释医疗服务市场的竞争性乃至价格水平的关键。

有理由相信，对于不同的疾病，患者获得价格信息的微观机制各异，价格信息扩散机制也应该是多种多样的。用什么样的模型来表述患者获得医疗服务价格信息的过程，是一个见仁见智的问题。不过，无论用什么样的模型，在一个患者自由选择就医的医疗服务市场上，当一个（家）医生或医院改变其提供的医疗服务的价格时，价格变化信息在患者之间扩散是一个缓慢的时间过程则是一个事实。正是因为医疗服务价格信息在患者之间扩散过慢，以至于形成了显著不同于其他商品或服务市场的竞争特点。本书的重点不在于探讨医疗服务价格信息扩散的微观机制的差异方面，因此，我们只考虑一种简单的价格信息扩散情形。模型的合理性源自其假设的合理性，我们希望模型的假设能够包含尽可能多的经验内容。

设想在初始时刻，所考察的医院改变其医疗服务的价格，而其他的医院保持各自的价格不变，价格发生变化的信息在医疗服务系统中扩散。为了描述所考察医院的价格变化信息的扩散过程，我们做以下假设：

假设 6 - 1　患者通过与已接受过同类医疗服务的患者进行面对面的交流来获得价格信息，搜寻价格信息的患者之间不相互交流。

假设 6 - 2　尚未接受医疗服务的患者分为搜寻价格信息的和不搜寻价格信息的两类。

搜寻价格信息的患者依据获得的价格信息做出就医的决策，不搜寻价格信息的患者仅仅依据原来的信息结构和地域方便性做出就医选择。

假设 6 - 3　所有患者在接受医疗服务之后，知道自己支付的价格并保持记忆，同时不再搜寻其他医院的价格信息。

假设 6 - 4　对于给定的医疗服务系统和所考察的疾病，在单位时间内产生的新患者人数的平均值保持不变。

假设 6 - 5　患者之间是相互独立的，接受医疗服务后，每个患者在系统中存在的时间服从负指数分布，存在时间的期望值为 k 单位时间。

存在时间 k 可以理解为患者 k 单位时间之后便离开医疗服务系统，即搜寻医疗服务价格信息的新的患者不再与存在 k 时间之后的患者交流，或者是因为时间过长而使得信息过时，或者是因为信息遗忘。

三　医疗服务市场价格信息扩散模型

建立医疗服务市场的价格信息扩散模型，需要对价格信息如何在患者群体中扩散做出界定。依据对于价格信息扩散因子 $D(t)$ 的两种理解，可以有两种关于价格信息扩散的解释：一是把搜寻价格信息的患者分为两类：一类是获得价格信息的患者，另一类是没有获得价格信息的患者；二是搜寻价格信息患者不分类，他们搜寻的信息包含两种价格按一定比例的混合。我们选择第一种解释，即患者划分为获得价格变化信息和没有获得价格变化信息的两类。这样做完全是为了简化表述，否则的话，整个医疗服务系统中因搜寻价格信息的前后时间不同，会因为对医疗服务价格期望值的估计不同而有无数类型的患者存在。下面来建立医疗服务市场价格信息扩散的微分方程。

假定在 $t=0$ 的初始时刻，所有医院在各自的医疗服务价格下达到动态均衡。所谓动态均衡，是指医疗服务系统达到患者的进入和退出平衡，随着时间的推移，各个医院的市场份额不会发生变化。在 $t=0$ 时，假定所考察医院的市场份额为 s_0，此时，所考察医院的价格发生了变化，该价格变化信息在患者群体中扩散，并影响进入系统的患者的就医选择。设在 t 时刻，系统中有 $A(t)$ 数目的患者获得所考察医院的价格变化信息，其途径可以是与已接受过医疗服务的患者进行面对面交流而获得所考察医院的价格变化信息（假设 6 – 1），也可以是在所考察医院接受治疗而得知价格变化信息（假设 6 – 3）。假定在单位时间内，有 n 数目的新患者（假设 6 – 4），那么在 Δt 时间内，有 $n\Delta t$ 的新患者进入医疗服务系统和同样数目的老患者退出系统，由此导致获得所考察医院的价格变化信息的患者数目 A 发生变化。

影响 ΔA 变化的来源有以下几方面：其一，不搜寻价格信息的患者因进入所考察的医院而知道价格信息（假设 6 – 3）。假定新患者中有 β 比例的患者搜寻价格信息，$1-\beta$ 比例的患者不搜寻价格信息（假设 6 – 2）。在 Δt 时段内，不搜寻价格信息的患者数目为 $(1-\beta)n\Delta t$，这些不搜寻价格信息的患者中有 s_0 比率的患者因进入所考察医院就医而得知价格变化信息，对 ΔA 的贡献为 $s_0(1-\beta)n\Delta t$。严格而言，这些患者并不知道价格变化信息，仅仅知道自己接受的医疗服务的价格。

其二，搜寻价格信息的患者通过与老患者交流而获知所考察医院的价格变化信息。Δt 时段内的新患者中有 $\beta n\Delta t$ 数目的患者搜寻价格信息，系统中已接受医疗服务的患者人数为 kn（假设 6 – 5），其中知道价格变化信息的患者的比率为 $\frac{A}{kn}$。假定新患者随机选择老患者，并与之交流获得价格信息（假设 6 – 1），再假定新患者平均搜寻次数为 E，在知道价格变化信息的患者比率 $\frac{A}{kn}$ 不大的情况下，获知所考察医院的价格变化信息的概率为：

$$1-\left(1-\frac{A}{kn}\right)^E \approx \frac{EA}{kn} \tag{6.3}$$

可以得到对 ΔA 的贡献为 $\frac{EA}{kn}\beta n\Delta t = \frac{EA}{k}\beta\Delta t$。需要说明一点，与老患者交流是很难获得所考察医院的价格变化信息的，因为需要与多个患者交流，从中加以比较并做出推测。尤其是患者的异质性，即便与已经知道价格信息的患者交流也未必能够判别出所考察医院的价格是否变化。因此，式（6.3）仅仅是一个概略性的描述，平均搜寻次数 E 的数值应该是比较小的。

其三，在搜寻价格信息新患者中，虽然没有遇到知道所考察医院价格变化信息的老患者，但因为进入所考察医院而知道价格信息（假设6-3）。在 $\beta n\Delta t$ 的搜寻价格信息的新患者中，平均有 $\left(1-\frac{A}{kn}\right)\beta n\Delta t$ 数目的患者没有获得所考察医院的价格变化信息，他们保持原有的就医选择不变，那么进入所考察医院的患者数目为 $s_0\left(1-\frac{A}{kn}\right)\beta n\Delta t$，并成为获知价格变化信息的患者。

其四，因患者退出系统而减少的知道价格变化信息的患者数目。在 t 时刻，知道价格变化信息的患者的比率为 $\frac{A}{kn}$。由负指数分布的无后效性可知，在 Δt 时间内，有 $\frac{A}{kn}n\Delta t = \frac{A}{k}\Delta t$ 数目的知道所考察医院的价格变化信息的患者离开系统（假设6-4和假设6-5）。

综合以上四个方面的影响可以得到在 Δt 时间内，知道所考察医院价格变化信息的新增患者人数为：

$$\Delta A = s_0 n\Delta t + \beta\frac{EA}{k}\Delta t - s_0\beta\frac{A}{k}\Delta t - \frac{A}{k}\Delta t$$

当 ΔA 趋于0时，得到微分方程：

$$\frac{dA}{dt} = s_0 n - \frac{1-E\beta+s_0\beta}{k}A = s_0 n - bA \tag{6.4}$$

式中的 $b = \frac{1-E\beta+s_0\beta}{k}$，满足 $b>0$。积分后，利用初始条件 $A(0)=0$，可以得到：

$$A(t) = \frac{s_0 n}{b}(1-e^{-bt}) \tag{6.5}$$

上式表明，系统中获得所考察医院价格变化信息的患者数目 $A(t)$ 随着时间推移而不断增加。

四　价格信息扩散对医疗服务市场竞争性影响

根据实际情形，当时间 t 趋于无穷时，至多是系统中所有的人都获知所考察医院的价格变化信息。由式（6.5）可知，如果所有的新患者都搜寻价格信息，即 $\beta = 1$，那么当时间 t 趋于无穷时，系统中获得价格变化信息的患者人数应满足 $A(\infty) \leqslant kn$，它要求：

$$\frac{s_0}{1 - E + s_0} \leqslant 1 \Rightarrow E \leqslant 1 \tag{6.6}$$

当 $E = 1$ 时，时间 t 趋于无穷意味着医疗服务系统中所有的患者都将成为知道所考察医院价格变化信息的人，这正是完全价格信息的情形。否则，总有一些患者不知道价格变化信息，对应于不完全价格信息情形，下面分别推导出不完全价格信息条件下，对于市场竞争性影响的即时效应和平均效应的表达式。

先来推导不完全价格信息条件下医院 i 的需求价格弹性的即时效应表达式。影响医院 i 的市场竞争效应的是搜寻并获得医院 i 价格变化信息的新患者，而不搜寻价格信息或搜寻价格信息但没有获得医院 i 价格变化信息的患者仍然保持原有的就医选择不变。在 t 时刻，新患者中搜寻价格信息的比例为 β，其中只有 $\frac{A(t)}{kn}$ 比例的人搜寻到医院 i 的价格变化信息。由此得到，需求价格弹性表达式（6.2）中的价格信息扩散因子为：

$$D(t) = \beta \frac{A(t)}{kn}$$

由式（6.5），上式写为：

$$D(t) = \frac{\beta A(t)}{kn} = \frac{s_0 \beta}{1 - E\beta + s_0 \beta}\left[1 - \exp\left(-\frac{1 - E\beta + s_0 \beta}{k}t\right)\right] \tag{6.7}$$

式（6.7）和式（6.2）结合，描述的是所考察医院 i 的价格决策与价格信息扩散之间的关系。由于价格信息扩散因子 $D(t)$ 的数值代表市场竞争效应达到完全价格信息时的比例，所以 $D(t)$ 的数值越小，医院面对的市场需求价格弹性越接近行业垄断水平，医院的定价就越高，整个医疗服务的价格水平也越高。

再来推导不完全价格信息条件下医院 i 的需求价格弹性的平均效应表达式。设所考察的时间长度为 T，利用式（6.7），可以得到，在 T 时段内，搜寻价格信息并获得医院 i 价格变化信息的新患者人数占全部新患者人数的平均比例为：

$$\bar{D}(T) = \int_{t=0}^{T} \frac{\beta A(t)}{kn} n\mathrm{d}t \Big/ \int_{t=0}^{T} n\mathrm{d}t$$

$$= \frac{s_0\beta}{1 - E\beta + s_0\beta} - \frac{ks_0\beta}{T(1 - E\beta + s_0\beta)^2}\Big[1 - \exp\Big(-\frac{1 - E\beta + s_0\beta}{k}T\Big)\Big]$$

(6.8)

只要将上式代替式（6.2）中的价格信息扩散因子 $D(t)$，就可以得到医院 i 在 T 时段里的需求价格弹性的平均效应表达式。由于 $D(t)$ 是时间变量的增函数，所以价格变化对于医院需求价格弹性影响的平均效应要小于即时效应。

第三节　影响医疗服务价格水平的因素

医疗服务的价格水平取决于医疗服务市场的竞争性，在给定其他影响竞争性的差异性方面的因素后，医疗服务市场的竞争性取决于医疗服务的价格变化信息在系统中扩散的速率。我们下面利用相对比较的方法，即价格信息扩散因子 $D(t)$ 越接近 1，就表明医院的决策条件越接近完全价格信息条件，而 $D(t)$ 越接近 0，表明医疗服务的价格越接近行业垄断水平。

一　医疗服务市场的均衡价格水平

参见式（5.3），企业产品最优定价的（一阶）条件为：

$$p^* = \frac{\mathrm{d}C}{\mathrm{d}q} \times \frac{e_p}{e_p - 1}$$ (6.9)

式中，p 代表企业产品的价格；C 代表企业的成本函数；q 代表企业的产量；$e_p \equiv -\frac{p}{q}\frac{\mathrm{d}q}{\mathrm{d}p}$，代表企业产品的需求价格弹性。假定医院决策的考察时间长度为 T，在 T 时段内，医院 i 的成本函数为 $C_i(q)$，由式（6.2）、式（6.8）和式（6.9），医院 i 的最优价格为（假定二阶条件满足）：

$$p_i(p, T) = \frac{\mathrm{d}C_i(q)}{\mathrm{d}q_i} \times \frac{e_{pi}(T)}{e_{pi}(T) - 1}$$ (6.10)

式中，$e_{pi}(T) = E_P + \frac{p_i}{q_i}\sum_{j \neq i} \frac{\partial q_j}{\partial p_i} \times \bar{D}(T)$。

联立所有相关医院的最优价格式（6.10），以及患者的需求和医院之间的互动条件，原则上可以得到均衡价格解和医疗服务市场的均衡价格水平。

可以看出，由式（6.10）得到的均衡价格水平是决策时段 T 的函数，或者说，均衡状态依赖决策者对于决策时间长短的偏好。对均衡价格水平的一种可能解释是，虽然决策者的考察时间为 T，但是随着时间的推移最终将达到平衡，在我们的模型中，可以令式（6.2）中的 t 趋于无穷大到，其结果等同于式（6.10）中的 T 趋于无穷大。这种解释对那些能够在较短的时间内达到平衡状态的商品和服务是可行的，对于医疗服务市场来说，达到最终均衡状态的时间或许太长，均衡状态如何"引导"眼下的决策是一个涉及更深层次理论的问题。讨论决策时间 T 的长短对于均衡价格影响除了增加问题复杂性之外，并不能给这里的结论增添新的东西。我们这里的医疗服务市场价格信息扩散模型只想说明医院之间的竞争性为什么很低，以及医疗服务市场的价格水平为什么会很高，因此，没有采用传统的以均衡状态为基础的比较静态方法。

二　影响市场竞争性的几个因素

我们只考虑即时效应。为了直观，我们不进行理论分析，只用具体的数值例子来说明，因为理论分析只能给出变化方向，不能显示影响的程度。以下的时间单位均为年。

先来考察搜寻价格信息的患者比率 β 的影响。给定医院 i 的初始市场份额 s_0 为0.1，患者平均存在时间 k 为5年，新患者平均搜寻次数 E 为1，不同数值的 β 对于价格信息扩散因子的影响参见图6-1。可以看出，搜寻价格信息的患者比率越高，价格变化的信息扩散得就越快。同时，也可以看出，价格信息扩散的速度对于 β 的数值是比较敏感的。只要在新患者

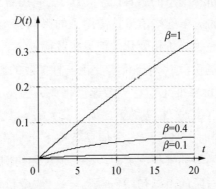

图6-1　患者搜寻价格信息比率对于价格信息扩散的影响

中搜寻价格信息的人少于一半，医疗服务市场的竞争性就会很低。即便 β =1，5 年时间内，对医院决策的影响也达不到完全信息的10%。

影响搜寻价格信息的患者比率 β 大小的主要因素是搜寻成本，它包括搜寻到拥有价格信息的患者的成本，和与患者交谈并获得有关信息的成本，以及分析获得的信息是否真实和能否适用于自己的成本等。由于医院具有地域分布性，要获得不同医院价格比较信息需要在较大地域范围里搜寻具有价格信息的患者。因此，在医疗服务市场上搜寻价格信息的成本是很高的，也就是说，实际中的 β 数值一般是比较小的。不过，这也预示一个医疗体制改革的方向，就是降低患者搜寻医疗服务价格信息的成本，这方面的内容我们会在第十章第四节关于"提高医疗服务市场效率的办法"的内容中介绍。

再来考察患者存在期限的期望值 k 的影响。给定医院 i 初始市场份额 s_0 为 0.1，搜寻价格信息的患者比率 β 为 0.3，新患者平均搜寻次数 E 为 1，不同数值的 k 对于价格信息扩散因子的影响见图 6 - 2。不难看出，患者存在期限的期望值越短，价格变化的信息扩散得就越快。也可以看出，患者存在期限对于价格信息扩散的影响总的来说不明显。

为什么患者存在期限的期望值 k 对于价格信息扩散的总的影响比较小？原因是拥有价格信息的患者群体的规模大小几乎不会改变该群体中来自不同医院的患者的构成比例，也就是说，当所考察医院的价格变化后，掌握该价格变化信息的患者在拥有价格信息患者群体中的最终平衡比例很难受到影响。

最后来考察医院 i 的初始市场份额 s_0 的影响。给定患者存在期限的期望值为 5 年，搜寻价格信息的患者比率为 0.3，新患者平均搜寻次数 E 为 1，不同数值的 s_0 的对于价格信息扩散因子的影响见图 6 - 3。容易看出，医院初始市场份额越大，价格变化的信息扩散得越快。

在分析初始市场份额 s_0 对于价格变化信息扩散的影响时，需要注意，较大的 s_0 虽然导致价格变化信息扩散速度增大，但不一定导致市场的竞争程度提高。见式（6.2）右边的第二项，较大的 s_0 数值在增大价格信息扩散因子 $D(t)$ 的同时，将导致完全信息条件下市场份额价格弹性减小，而市场竞争性是由两者的乘积决定的。举一个极端的例子来说明，如果市场是垄断的，那么医院的市场初始份额 s_0 =1，改变价格不可能改变医院市场份额，即完全信息条件下的市场份额价格弹性等于 0，对应于行业垄

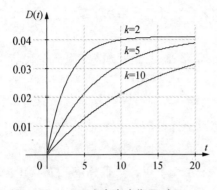

图6-2　患者存在期限对于
价格信息扩散的影响

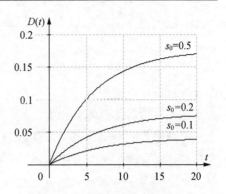

图6-3　医院初始市场份额
对于价格信息扩散的影响

断，市场竞争性显然最小。

三　几点结论

由以上的因素分析和比较，我们可以得出以下几点结论：

（1）在一个自由医疗服务市场上，患者通过面对面交流的方式获得医疗服务价格的信息对于价格信息扩散来说效率是非常低的，与价格信息扩散的低效率对应的是医疗服务市场的市场竞争性很小。例如，在一般情况下，即使是长达数年的时间，市场竞争程度也无法达到完全价格信息条件下的10%的水平。尤其是新患者中搜寻价格信息的比例的影响较大，如果比例比较低，比方说$\beta < 50\%$，那么市场的竞争性将会在长达一二十年的时间里还达不到完全价格信息条件的10%的水平。我国实际的情况正是搜寻价格信息的患者比例甚低，因此，至少对我国来说，自由的医疗服务市场是一个竞争程度很低的市场，导致过高的价格水平几乎是不可避免的结果。

（2）医院的市场份额也是影响市场竞争性的一个较重要因素。图6-3显示，只有当个别医院的市场份额较大时，价格信息才能较快地扩散，但这时的市场结构将转向寡头格局，很难说市场的竞争性会因此而提高。如果试图通过引入更多的医院来增强市场的竞争性，那么每家医院的平均市场份额会变得更小。由图6-3可以看出，减小医院的平均市场份额会导致价格信息扩散因子$D(t)$的数值快速减小，虽然这时可能增大式（6.2）中的完全价格信息条件的市场份额价格弹性一项的数值，但总的效应不能确定，通过医院变得更小来提高市场竞争性的结论也未必成立。

因此，试图通过引入更多的医院来降低医疗服务的价格水平或许不是一个好的办法。

（3）一个可能发挥市场竞争机制的情形是，已接受医疗服务的患者也参与价格信息的搜寻，因而可能提高 $A(t)$ 的数值［见式（6.5）］，或者正在搜寻价格信息的新患者之间存在交流，使搜寻价格信息的患者有可能获得足够多的价格信息，以便能够使用统计推断的方法估计价格差异，这时，将会提高价格信息扩散的速度，从而提高医疗服务市场的竞争性。要满足这些条件是不容易的，大概在一个小城镇里，人们之间相互认识，又喜欢闲谈，这些条件有可能满足。这时，或许自由的医疗服务市场有可能对应不那么高的价格水平。不过，在一个大一点的城市里，这些条件一般是不能满足的。

第七章 医疗服务体系分工模式效率

分工能够提高效率是显然的，提高分工水平存在一个分工模式选择的问题。在有些领域，分工的模式可以有不同的选择，它又反过来影响分工的发展。从生产过程的角度来看，分工一般都是类似的，分为纵向分工、横向分工和功能分工，而这些分工的具体实现一般都是在企业内部和市场中进行的。具体生产过程的分工如何借助于企业组织和市场机制实现，构成分工模式问题。例如，在计划经济时代，企业办社会，将许多分工环节尤其是功能分工放在企业内部实现，在市场经济时代，这些分工交由社会（市场）来实现。历史的经验表明，计划经济的分工模式的效率是较低的。同样，医疗服务体系的分工也存在大的模式选择，也存在分工模式效率的问题。

虽然分工是提高效率的源泉，但新古典经济学并不关心分工问题。原因是分工现象是不连续的，而是从一种分工状态向另一种分工状态跳跃式进行，因此，没有办法用微分方法进行分析。本章不关心医疗服务专业方面的分工，它类似于生产过程的分工，在哪里都是差不多的，我们只关心医疗服务分工模式的问题，即如何借助于市场和医院来协调分工。由于我们不涉及具体的医疗服务分工过程的描述，因此，可以使用新古典经济学的方法。

我们试图说明的观点是，我国目前的医疗服务分工模式是一种效率较低的模式，而要转变成效率较高的模式具有很大的困难，需要强化医疗服务市场的竞争性和借助政府的外部推动力。

第一节 医疗服务系统分工模式

斯密在《国富论》中开篇说道："劳动生产力上的最大增进，以及运用劳动时所表现的更大的熟练、技巧和判断力，似乎都是分工的结果。"[1]如何提高医疗服务的分工水平，还涉及一国的医疗卫生系统的分工模式选择。

一 两种典型的医疗服务分工模式

现代医疗体系如何利用医院和市场共同组织和协调医疗服务的分工，称之为医疗服务的分工模式问题。具体地说，医疗服务系统按照各种不同的病种划分为若干个不同的专科，许多不同的专科分别在不同的医院中还是在同一家医院中，影响医疗体系的整体效率。例如，肿瘤医院、儿童医院等属于专科医院，而若干个专科在同一家医院中的医院属于综合医院。与许多发达国家不同，我国医院除了为数不多的专科医院之外，主要以综合医院为主体，这些综合医院（包括专科医院）按大小分为三个等级，以三级医院为最高等级，二级医院次之，一级医院为最低等级。每一个大的等级再由高到低分为甲、乙、丙三个小的等级。我们将这种医疗分工模式称之为"大综合—小综合"模式，简称为"大小综合"模式。一些发达国家的医疗体系则主要由全科医生和专科医院构成，患者看病先找全科医生，全科医生看不了的再介绍到有关的专科医院，我们将这种模式称为"全科—专科分离"模式，简称为"全专分离"模式。

显然，全专分离的模式具有更高的整体效率，主要理由有：其一，一般的小毛小病都由全科医生处理，只有全科医生看不了的病才转由专科医院治疗；其二，全专分离的模式更进一步提高了医疗服务的分工水平，全科医生专业于识别患者得的是什么病和小毛小病的治疗，专科医生只管深入自己的专业；其三，"大病大治，小病小治"是提高医疗服务系统效率的一个重要的途径，而全专分离模式正好能够做到这一点。"大病大治，小病小治"不仅充分利用了医疗资源，更在于降低了患者就医的搜寻成本。不像一般的商品和服务市场，消费者能够明确地识别所需的商品和服务，搜寻成本相对较低。医疗服务市场则不同，患者一般对自己的疾患不了解，找到恰当的医生就诊是一件困难的事情。全专分离不仅可以在小毛小病上尽可能少耗费资源，还可以大幅降低患者搜寻成本。

导致我国"看病难"问题的一个主要原因是大小综合的医疗服务分

---

[1] 亚当·斯密：《国民财富的性质和原因的研究》上卷，郭大力、王亚南译，商务印书馆1981年版，第5页。

工模式。患者看病无论到大的综合医院还是到小的综合医院，反正都是进医院，当然首选大的医院。原因是小的综合医院的误诊风险一般会高一些，另外，要是小医院对付不了，还是要再进大医院，增加了不少麻烦。正因如此，患者总是选择到大医院看病，造成大医院拥挤小医院空闲的局面。我们关心的问题是，为什么我国的医疗服务模式陷入"大小综合"模式，为什么由眼下的模式转向"全专分离"模式会有很大的困难。

二　分工模式形成的利益机制

为什么会形成全专分离和大小综合这两种不同的医疗服务分工模式？在市场经济条件下，根本的原因在于医院的经济利益。当我们将一件事情分工成若干个部分，分别交给不同的人去生产，虽然可以因提高分工水平而提高生产的效率，但却同时形成一个多边要挟的局面。每个人都可以利用自己特有的分工地位要挟其他的人，而协调所有参与分工的人的行为，使参与分工的人能够协调一致地行动，构成协调分工的交易费用。分工水平越高，生产的效率就越高，协调分工的交易费用也越高。影响分工发展的两个基本因素是分工带来的效率提高与分工引起的交易费用之间的比较，只有当分工带来的效率提高大于分工引起的交易费用时，分工才有可能发生。对于医疗服务来说，影响医疗服务分工模式的因素在于专业化带来的医疗服务效率的提高与患者搜寻成本之间的比较。

仔细推敲一下，分工的效率提高与分工的交易费用的比较决定分工是一个悖论：没有分工何以知道分工后的效率更高，而新分工的产生首先需要付出极高的交易费用，在原有的分工基础上，新的分工又如何开始？分工的开始之所以交易费用极高，是因为不知道如何分工，就算知道如何分工，在分工的开始时会形成双边或多边垄断的交易费用极高的状态。正因如此，新分工的开始总是表现为分工的交易费用大于分工的效率，以至于新的分工难以实现，形成将经济系统锁定在原有分工模式中的力量。可是在实践中，为什么又会形成新的分工呢？促进分工的重要因素是市场竞争压力，只有当人们面临生存危机时，才愿意尝试通过分工效率提高来获得生存的机会。尤其当不同的人群之间进行竞争时，你这个群体不提高效率将有可能被其他群体淘汰，分工就会被有意无意地推进。

不过，对于医疗服务体系的分工来说还有另一个难题，就是分工模式的选择。不像按不同种类和性质的疾病形成医疗服务不同专业的分工那样具有共性，医疗服务的分工模式却可以有不同的选择，就像前面提到的大小综合模式与全专分离模式一样。一旦医疗服务体系落入一种分工模式，要想跳到另一种分工模式将会有极大的模式转换障碍，我们不妨将其称之为分工模式陷阱。我们来分析医疗服务市场的分工模式陷阱现象。

三 从博弈角度看分工模式陷阱

我们可以从博弈的角度来说明医疗服务的分工模式陷阱现象。假定一个医疗系统中只有两家医院，它们要在综合型与全专型之间进行选择，两家医院各自在不同分工状况下的得失用图 7 - 1 的博弈支付表来描述。当两家医院都选择综合型时，分工效率是低的，两者各得 0 分；当两家医院都选择全专型时，分工效率是高的，两者各得 1 分。问题的关键在于一家医院选择综合型，另一家医院选择全专型的不对称情况下的得失。要是医院甲选择综合型，医院乙选择全专型，医院甲得 2 分，医院乙丢 1 分；反之亦然。两家医院作为一个整体，最好的结果是都选择全专型，系统总得分是 2 分；一家医院选择综合型，另一家医院选择全专型次之，系统总得分是 1 分；两家医院都选择综合型的最次，系统总得分是 0 分。

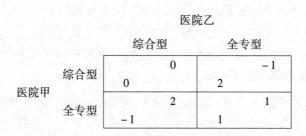

图 7 - 1 医院分工模式选择的综合化困境

不难看出，两家医院都选择综合型是博弈的均衡。博弈均衡的含义有两个：其一，只要落入均衡状态，任何一家医院单方面改变选择将受到惩罚；其二，只要不是均衡状态，至少有一家医院愿意改变选择。显然，一旦落入"综合型—综合型"状态，任何一家医院单方面改变选择的得分都将减少，即得到 - 1 分，而在其他的状态，至少有一家医院愿意改变选择。当两家医院都进入综合型的选择时，谁都不会单方面改变，不妨将其称为综合化分工模式陷阱。对于两家医院来说，最好的结果是"全专型—全专型",由于大家都在考虑自己的利益,所以整个医疗服务系统没有进入一个对大家来说是最好的分工模式。这就是博弈论中的"个人理性未必导致集体理性"的结论。

导致医院甲和医院乙落入综合化分工陷阱的一个重要的原因在于,当两家医院的选择不同时,选择综合型医院的得分要胜过选择全专型医院的得分,用通俗的话来说,综合型的医院能够吸引更多的患者,市场份额得以扩大,医院利益得以增加。如果我们将医院分工得失的数值改动一下,见图7-2,与图7-1的差别在于当两家医院的选择不同时,选择全专型医院要胜过选择综合型的医院。虽然两家医院作为一个整体来说,各种分工状况的总得分没有改变,但不难看出,图7-2博弈的均衡状态将是两家医院都选择全专型。

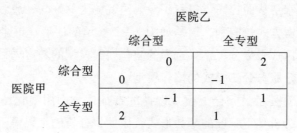

图7-2 医院进入全专分离的局面

进入何种分工模式的关键在于,同时存在综合型与全专型医院时两种类型医院得失的比较。在图7-1中,当两家医院选择不同时,综合型医院胜过全专型医院,为什么会如此?一个可能的原因是,综合医院什么病都能看,而专科医院只能看很小的一部分病,因此综合医院市场份额扩大。在图7-2中,当两家医院选择不同时,全专型医院胜过综合型医院,为什么会如此?一个可能的原因是,专科医院的医疗水平更高,人们更愿意到专科医院看病,因此专科医院的市场份额扩大。经济实践当然不是数字游戏,实际影响医疗服务分工模式选择的因素远比以上的博弈来得复杂,它不仅涉及医院在全专分离模式和大小综合模式之间的选择,还涉及患者在两种分工模式医院之间的就医选择。由于患者的选择影响到医院的市场份额和盈利,它又反过来影响医院的分工模式选择行为。或者说,医疗服务分工模式的选择是全部医院与全部患者之间的一个集体博弈问题。要想理解这个博弈,只有借助于一点数学的方法。

第二节　医疗服务分工模式形成机制

在医院分工模式选择博弈中，如果有多家医院参与选择，那么图 7-1 和图 7-2 中不对称选择的支付将会受到已做出选择的医院数量的影响。比如说，有较多的医院选择了大小综合模式，由于全专型医院较少，会增加患者搜寻合适专科医院的难度，同时也会降低专科医院的分工水平从而降低了患者到专科医院就医的好处，患者到综合医院就医较为有利，这是如图 7-1 所示情形。反之，有较多的医院选择了全专分离模式，由于全专型医院较多，会降低患者搜寻合适专科医院的难度，同时也会提高专科医院的分工水平从而提高了患者到专科医院就医的好处，患者选择先全科再专科的就医方式较有利，这是如图 7-2 所示的情形。这个不稳定的过程，是以下医疗服务分工模式选择的演化博弈模型的基本思路。

一　医疗服务分工模式的博弈模型

为了说明医疗服务分工模式选择的特征，我们用演化博弈模型来说明。下面的分析基于一般的函数形式，因此，分析的结果得不出具体分工模式演变的影响因素的说明，只能给出一般性的结论。我们要同时考虑患者的就医选择和医院的分工模式选择这两方面的行为，以及两者之间的相互影响。

（一）患者选择不同分工模式医院的利与弊

假设整个系统医疗服务人员总数给定，如果全部医疗服务人员组合成综合医院，一共可以组合成 m 家（综合）医院；如果全部医疗服务人员组合成专科医院，简化表述，正好也可以组合成 m 家（专科）医院，并分离出部分人员从事全科医生来为专科医院提供配套服务。两者的差别在于，在组合成综合医院的情形下，不同专业的医疗人员是分散在各个综合医院中的，而在组成专科医院的情形下，同一专业的医疗人员是分别在各自的专科医院中的。假定有一部分医院是综合医院而另一部分医院是专科医院，设专科医院的比例为 x，满足 $0 \leqslant x \leqslant 1$，那么有 xm 家专科医院，有 $(1-x)m$ 家综合医院。

在医院的分工模式已经给定的情形下，我们来考察患者的就医选择问题。患者对医院的偏好是有差异的，一般来说，患者就医选择考虑的两个主要因素是医疗服务的效果和就医的时间成本。显然，有的患者更关注医疗服务的效果，有的患者更关注就医的时间成本。简化分析，假定可以用就医选择倾向 y 来描述患者在选择医院时对医疗服务效果的看重程度，满足 $0 \leqslant y \leqslant 1$。$y = 0$ 表示患者只关心就医的时间成本，对他来说，直接到综合医院就医，一次性解决问题是其最佳选择；$y = 1$ 表示患者只关心医疗服务效果，对他来说，就医时间成本不重要，先找全科医生看病再到专科医院是其最佳选择。

患者就医的医疗服务效果和就医的时间成本是医院分工模式的函数。在只有较少的医院选择"全科—专科"模式的情况下，对于患者的选择会产生两个方面的影响：其一，由于专科医院难以覆盖所有的专科，患者先全科医生后专科医院的就医方式会因为找不到合适的专科医院而只有再进入综合医院，因而增加了患者就医的时间成本；其二，因为可供选择的"全科—专科"模式的医院太少，专科不能分得更细化而降低了专科的医疗效果。一般来说，选择"全科—专科"模式的医院数量越多，专科的覆盖面就越宽，专科可以分得越细，患者到专科医院就医的时间成本越低，得到的医疗服务的效果也越好。在只有较少的医院选择"大小综合"模式的情况下，对于患者的选择也会产生两个方面的影响：其一，会增加患者搜寻综合医院的困难，到综合医院就医节约时间的优势会大打折扣；其二，综合医院的治疗效果会进一步降低，原因是好的专业医生都去了相应的专科医院，综合医院的专业水平降低。不妨假定患者到专科医院就医的效果是专科医院数量 xm 的增函数，简化表述，患者到专科医院就医的效果是 x 的增函数。

（二）患者就医选择

患者可以选择到综合医院就医一次性解决问题，也可以先全科医生后专科医院就医。同时，医院可以选择成为综合性医院还是专科医院。患者与医院的选择是相互影响的。我们先来分析患者到不同分工模式的医院就医的效用。

假定一个就医选择倾向为 y 的患者到综合医院就医，接受医疗服务的效果用 $h_0(x, y)$ 表示，满足 $\partial h_0 / \partial x < 0$，表明专科医院的比例越高，综合医院有优势的专科越少，到综合医院就医的医疗效果越小。接受医疗服务的效果 $h_0(x, y)$ 还满足 $\partial h_0 / \partial y < 0$，表明对就医效果越是看重的患者到综合医院就医的效用越小。患者到综合医院就医成本用 $c_0(x)$ 表示，它与 y

无关，满足 $dc_0/dx > 0$，表明随着综合医院越来越少，搜寻综合医院越来越困难，到综合医院就医的成本越来越高。综合以上说明，就医选择倾向为 y 的患者到综合医院就医的净效用用下式描述：

$$h_0(x, y) - c_0(x)，满足 \frac{\partial h_0}{\partial x} < 0, \frac{\partial h_0}{\partial y} < 0, \frac{dc_0}{dx} > 0 \qquad (7.1)$$

假定一个就医选择倾向为 y 的患者选择先看全科医生然后再到专科医院就医，接受医疗服务的效果用 $h_1(x, y)$ 表示，满足 $\partial h_1/\partial x > 0$，表明专科医院的比例越高，专科覆盖得越全和专业分得越细，到专科医院就医的医疗效果越好。接受医疗服务的效果 $h_1(x, y)$ 还满足 $\partial h_1/\partial y > 0$，表明对就医效果看得越重的患者到专科医院就医效用越大。患者到专科医院就医的成本用 $c_1(x)$ 表示，它与 y 无关，满足 $dc_1/dx < 0$，表明随着专科医院越来越多，搜寻到恰当的专科医院越来越容易，到专科医院就医的成本越来越低。综合以上说明，就医选择倾向为 y 的患者到专科医院就医的净效用用下式描述：

$$h_1(x, y) - c_1(x)，满足 \frac{\partial h_1}{\partial x} > 0, \frac{\partial h_1}{\partial y} > 0, \frac{dc_1}{dx} < 0 \qquad (7.2)$$

（三）医疗服务市场需求的分割

如果在一个系统中同时存在综合医院和专科医院，就医选择倾向为 y 的患者在两种医院之间无差异的条件满足：

$$h_1(x, y^*) - c_1(x) = h_0(x, y^*) - c_0(x) \qquad (7.3)$$

满足上式的 y^* 将医疗服务市场的需求分为两部分，满足 $0 \leqslant y \leqslant y^*$ 的患者到综合医院就医，满足 $y^* < y \leqslant 1$ 的患者到专科医院就医。

我们关心同时存在两种分工模式医院的医疗服务市场需求分割是不是稳定，即当专科医院比例 x 有一个扰动时，会引起 y^* 怎样变化。利用隐函数求导法，由式（7.3）得到患者转换率：

$$\frac{dy^*}{dx} = -\frac{\partial h_1/\partial x - dc_1/dx - \partial h_0/\partial x + dc_0/dx}{\partial h_1/\partial y - \partial h_0/\partial y} \qquad (7.4)$$

利用式（7.1）和式（7.2），患者转换率显然成立：

$$\frac{dy^*}{dx} < 0 \qquad (7.5)$$

上式表明，当 x 增大，即专科医院的比例数量增加时，将会有更多的患者选择到专科医院就医，即专科医院的需求份额也增大，也就是说，患者到专科医院就医数量的变化对于专科市场份额变化是正反馈的。

不过，我们并不能由式（7.5）的正反馈特点判断医疗体系的分工模式是不稳定的，因为当专科医院的比例 x 增大较多时，有可能引起 y^* 减小得不多，即对专科医院的需求增加得不多，分工模式仍然可能是稳定的。当然，式（7.5）也预示医疗服务分工模式可以是不稳定的。要分析医疗服务分工模式演变的稳定性，还要引入医院在综合医院（大小综合型）与专科医院（全专分离型）之间的选择行为。

（四）医院的选择行为

决定医院在专科医院与综合医院之间选择的关键，是不同类型医院的收益水平。假定在单位时间内一共有 n 个患者，简化分析，假定患者是按就医选择倾向 y 在 [0, 1] 上均匀分布的。综合医院的市场份额为 y^*，有 y^*n 个患者到综合医院就医；专科医院的市场份额为 $1-y^*$，有 $(1-y^*)n$ 个患者到专科医院就医。无差异患者的就医选择倾向 y^* 由式（7.3）确定。假定医院的收益随着到同类医院就医的患者数量增加而增大，随着同类医院数量增加而减小。简化表述，省略医院数量 m 和患者数量 n 的书写，综合医院的收益率为 $r_0(x, y^*)$，满足 $\partial r_0/\partial x > 0$，表明在进入综合医院就医的患者数量不变的情况下，专科医院的数量越多（综合医院的数量越少），综合医院的收益率就越高；还满足 $\partial r_0/\partial y^* > 0$，表明在综合医院数量不变情况下，进入综合医院就医的患者数量越多，综合医院的收益率就越高。专科医院的收益率为 $r_1(x, y^*)$，满足 $\partial r_1/\partial x < 0$，表明在进入专科医院就医的患者数量不变的情况下，专科医院数量越多，专科医院的收益率就越低；还满足 $\partial r_1/\partial y^* < 0$，表明在专科医院数量不变的情况下，进入综合医院就医的患者数量越多（进入专科医院就医的患者数量越少），专科医院的收益率就越低。医院在综合医院与专科医院之间的选择均衡条件为：

$$r_0(x, y^*) = r_1(x, y^*) \tag{7.6}$$

（五）患者和医院的共同选择

医疗系统分工模式是由患者与医院的共同选择行为决定的，它也可以看作是一个演化博弈。医院选择综合医院模式或专科医院模式，患者选择到何种分工模式的医院就医，可以写成以下模型：

$$\max_x \{r_0(x, y), r_1(x, y)\}$$
$$\max_y \{h_0(x, y) - c_0(y), h_1(x, y) - c_1(y)\}$$
$$0 \leq x, y \leq 1 \tag{7.7}$$

分析的思路为：先考虑有没有内点解，即满足 $0 < x^*$，$y^* < 1$ 的解，然后分析内点解的稳定性；再分析角点，即满足 x^*，$y^* = 0$，1 的解，然后分析角点解的稳定性。如果以上模型存在满足 $0 < x^*$，$y^* < 1$ 的内点解，表明医疗系统同时存在综合医院模式和专科医院模式，两种类型分工模式并存是一种可能的均衡状态；如果以上模型存在角点解，即存在 x 和 y 等于 1 或 0 的解，那么表明医疗系统要么是综合医院模式，要么是专科医院模式，表明要么"大小综合"要么"全专分离"是可能的均衡状态。

二 医疗服务分工模式的路径依赖性

(一) 两种医疗分工模式同时存在的稳定性

我们来分析内点解的情形。当满足 $0 < x^*$，$y^* < 1$ 时，表明医疗分工模式存在内点解。我们关心内点解的稳定性，为此，需要分析扰动对于内点解的影响。我们引入专科医院与综合医院收益率差额的概念，用下式表示：

$$\Delta = r_1(x, y^*) - r_0(x, y^*) \tag{7.8}$$

式中的 x 设定为变化量，也可以说是扰动的来源，y^*（x）由式（7.3）确定，为 x 的函数。由上式可以得到：

$$\frac{\mathrm{d}\Delta}{\mathrm{d}x} = \left(\frac{\partial r_1}{\partial x} - \frac{\partial r_0}{\partial x}\right) + \left(\frac{\partial r_1}{\partial y^*} - \frac{\partial r_0}{\partial y^*}\right)\frac{\mathrm{d}y^*}{\mathrm{d}x} \tag{7.9}$$

在存在满足 $0 < x$，$y < 1$ 条件的内点解的情况下，如果上式小于 0，医疗分工模式就是稳定的，表明专科医院市场份额的扰动性增加会导致其盈利相对于综合医院降低，使部分专科医院转向综合医院，形成抑制扰动扩大的力量；如果上式大于 0，医疗分工模式就是不稳定的，它表明专科医院市场份额的扰动性增加会导致其盈利相对于综合医院增加，使得更多的综合医院转向专科医院，形成扩大扰动的力量。式（7.9）中右边的第一个括号项的值小于 0，形成抑制扰动扩大的因素。由式（7.5）、式（7.9）中右边的第二项的值大于 0，形成扩大扰动的因素。这两项数值大小的比较决定医疗服务分工模式的稳定性。

由式（7.4）可以看出，患者转换率 $\mathrm{d}y^*/\mathrm{d}x$ 的绝对值越小，意味着患者对不同类型分工模式医院数量变化的反应越不敏感，两种医疗分工模式共存的状态就越可能稳定。理由很简单，由于患者几乎不转换医院类型，当有一些综合医院转向专科医院，专科医院数量增加而患者数量几乎没有什么增加，会导致专科医院的盈利水平下降，将阻碍专科医院数量的增加。由于患者转换率 dy^*/dx 的大小是由外生因素决定的，决定分工模式稳定性的关键在于式（7.9）中右边的第二项 $\partial r_1/\partial y^* - \partial r_0/\partial y^*$ 的数值的大小，该项的绝对值越小，影响分工模式不稳定性的因素的作用就越小。

（二）医疗服务分工模式的制度演化性

医疗服务分工模式问题属于演化博弈问题，或称之为制度演化问题，其典型特征就是发展的路径依赖性。一种制度在形成的过程中，会形成在该制度下人们的特定行为模式，人们的行为模式又反过来促进制度的巩固。制度与人们行为模式相互影响的经典例子是行车靠左还是靠右的问题。可左可右的情形是不稳定的，原因是一旦靠左开的车多了一点，选择靠左开车比选择靠右开车要更安全，就会有更多的人选择靠左开车，靠左开车就更安全了，最后迫使所有的人都靠左开车。反之，一旦靠右开车的人多一点，最后会迫使所有的人都靠右开车。

医疗服务分工模式也是一样。医院的分工模式选择影响患者的就医选择行为，患者的就医选择行为又反过来影响医院的分工模式选择，两者相互影响形成特定的分工模式。在较多的医院都是综合医院的情况下，患者倾向于到综合医院就医，一次性把病看完是其优势。同样，在较多的医院都是专科医院的情况下，医疗服务专业化优势明显，加上全科医生的配套，先看全科医生再看专科医生虽然可能麻烦一点，但可以得到更好医疗服务为其优势。

与交通规则的经典例子或许不同，同时存在"大小综合"与"全专分离"的局面有可能是稳定的，而同时存在向左和向右开车的局面是不稳定的。没有具体的函数形式，我们没有办法判定医疗服务分工模式的内点解是不是稳定的，不过，可以用特定的例子来说明。例如，要是患者的医院选择倾向特征 y 在 $[0，1]$ 上的分布是不均匀的，比方说是双峰型分布，只要波谷足够低，即患者的分布密度足够小，在波谷处将形成稳定的"大小综合"与"全专分离"并存的局面。用数学的语言来说，式（7.9）中右边的第二项 $\dfrac{\partial r_1}{\partial y^*} - \dfrac{\partial r_0}{\partial y^*}$ 的绝对值甚小，y^* 的变化引起的市场份额的变化很小，难以影响不同类型医院的盈利水平。

由内点解稳定条件式（7.9）不难看出，等式右边第一项是专科医院比例增加引起的两种模式的收益率差异，属于稳定因素，第二项是专科医院比例增加引起患者流动导致的两种模式的收益率差异，属于不稳定因素。在第二项专科医院比例增加引起患者流动中，有两种因素的影响：其一，专科医院比例增加引起的医疗效果提高；其二，专科医院比例增加引起的搜寻专科医院成本的下降。两种医疗分工模式同时存在的稳定性取决于式（7.9）右边两项大小比较。在一般情况下，不给出具体的情形，我们是难以分析内点解的稳定性的。

三　医疗服务分工模式状态锁定性

制度发展的路径依赖性还表现为一旦落入一种模式，要转变成为另一种模式极为困难。这相当于一旦人们都靠右开车，一个人选择靠左开车将付出生命的代价，反之也是一样。医疗服务分工模式同样如此，一旦整个系统落入大小综合模式，一个选择专科模式的医院有许多病都不能看，只有那些已经知道自己的疾患是什么又不愿意进入综合医院的患者才会进入该专科医院，这个专科医院会因为其市场份额达不到与其规模对应的水平而亏损。同样，一旦整个系统落入全专分离模式，一个选择综合模式的医院会因为患者不信任其医疗水平而不到该医院就医，这个医院也会因为其市场份额达不到与其规模对应的水平而亏损。这种现象称为医疗服务分工模式状态锁定性。

演化博弈理论是用演化均衡概念来定义一种制度的状态锁定性。演化均衡是指，对于一种状态，当有一个扰动或偏离时，会形成一个回归到原来状态的力量，使系统能够稳定地保持在原来的状态。对于医疗服务分工模式来说，我们关心两种状态：一种是所有的医院都是综合医院的大小综合分工模式情形，另一种是所有的医院都是专科医院的全专分离分工模式情形。我们来分析博弈模型式（7.7）角点解的情形。

当 $x=0$ 时，表示所有医院都是综合医院，这时，显然有 $y^* = 1$，即所有患者都到综合医院看病，因为搜寻专科医院的成本 $c_1(0)$ 无穷大。当有一个或数个综合医院转变为全专分离分工模式后，即 $\Delta x > 0$ 时，这时虽然搜寻专科医院的成本 $c_1(\Delta x)$ 是有限值，但仍然很大，由式（7.2）得知，患者到专科医院就医的净效用 $h_1(\Delta x, y) - c_1(\Delta x)$ 为负值，患者不愿意转向专科医院就医。用数学的语言来说，就是患者转换率 $\mathrm{d}y^*/\mathrm{d}x$ 的值近乎0，那么式（7.9）右边第二项可以忽略不计，成立：

$$\left(\frac{\partial r_1}{\partial y^*} - \frac{\partial r_0}{\partial y^*} \right) \frac{\mathrm{d}y^*}{\mathrm{d}x} \Bigg|_{x=0,y^*=1} \approx 0 \Rightarrow \frac{\mathrm{d}\Delta}{\mathrm{d}x} < 0 \qquad (7.10)$$

表明所有的医院都是综合医院的大小综合分工模式状态是演化均衡的。

当 $x=1$ 时，表示所有医院都是专科医院，这时，显然有 $y^*=0$，即所有患者都到专科医院看病，搜寻综合医院的成本 $c_0(1)$ 无穷大。当有一个或数个专科医院转变为大小综合分工模式后，即 $\Delta x<0$ 时，这时虽然 $c_0(1+\Delta x)$ 是有限值，但仍然很大，由式（7.1）得知，患者到综合医院就医的净效用 $h_0(1+\Delta x, y)-c_0(1+\Delta x)$ 为负值，患者不愿意转向综合医院就医。同样是患者转换率 dy^*/dx 的值近乎 0，那么式（7.9）右边第二项可以忽略不计，成立：

$$\left(\frac{\partial r_1}{\partial y^*}-\frac{\partial r_0}{\partial y^*}\right)\frac{dy^*}{dx}\bigg|_{x=1,y^*=0}\approx 0\Rightarrow\frac{d\Delta}{dx}<0 \tag{7.11}$$

表明所有的医院都是专科医院的全专分离分工模式状态是演化均衡的。

第三节　全科—专科分离的市场条件

医疗服务分工模式如果陷入"大小综合"状态，仅仅靠市场自身力量是难以转换成"全专分离"模式的，同时，要撇开建立在人们利益基础上的市场机制而摆脱"大小综合"状态，实现向"全专分离"模式转换也非常困难。

一　分工模式状态锁定的数值例子

为了能够更具体地表述医疗服务分工模式锁定状态，我们用一个假想的数值例子来说明。假定就医选择倾向为 y 的患者到综合医院和专科医院就医的效用分别为：

$$u_0=\frac{1}{1+y}-\frac{1}{10(1-x)}\text{ 和 }u_1=\sqrt{x}(1+y)-\frac{1}{5x}$$

以上例子满足几个基本特征：①专科医院比例 $x=0$，搜寻专科医院成本无穷大，$x=1$，搜寻综合医院成本无穷大；②平均而言，专科医院的搜寻成本高于综合医院；③综合医院的医疗效果与专科医院比例无关；[1]

---

[1]　严格而言，综合医院的医疗服务质量与专科医院数量相关。专科医院越多，专业化程度高的医生会选择到专科医院就业，患者到综合医院就医遇到技术好的医生的机会减小。不过，综合医院的医生见多识广，也有一定优势。这里忽略这个因素的影响。

④专科医院的医疗效果随着专科医院数量增加而提高，不过提高的医疗效果服从边际效果递减规律。

本节用电子表格作图，这样可以更直观地描述医疗体系分工模式转换的一些概念。患者在两类分工模式医院之间选择无差异的就医选择倾向 y^* 与专科医院比例 x 的关系见图 7-3，纵坐标表示无差异的就医选择倾向 y^*，横坐标表示专科医院比例。它以患者就医选择倾向满足 $0 \leqslant y^* \leqslant 1$ 来确定范围，当例子中的患者就医选择倾向超出范围时，即满足 $y^* > 1$ 或 $y^* < 0$，表示系统只有一种医疗服务分工模式存在，表示分工模式状态锁定。在这些数值例子中，所有患者都到综合医院就医的临界专科医院比例为 $\hat{x}_1 = 0.2837206$，当 $0 \leqslant x \leqslant \hat{x}_1$ 时，$y^* = 1$，表示所有患者都到综合医院就医；所有患者都到专科医院就医的专科医院比例临界值 $\hat{x}_2 = 0.750253$，当 $\hat{x}_2 \leqslant x \leqslant 1$ 时，无差异就医选择倾向 $y^* = 0$，表示所有的患者都到专科医院就医。显然，当所有的医院都是综合医院时，若有一些综合医院转变为专科医院，只要比例满足 $x < \hat{x}_1$，医疗服务系统将锁定于大小综合模式状态不变；同样，当所有的医院都是专科医院时，若有一些专科医院转变为综合医院，只要比例满足 $\hat{x}_2 < x$，医疗服务系统将锁定于全专分离模式状态不变。

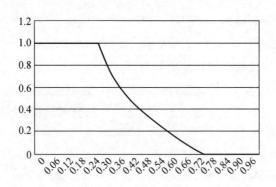

图 7-3　患者到综合医院和专科医院无差异的 y^* 比例与专科医院比例 x 的关系

我们来判别内点解的稳定性。专科医院与综合医院的收益率差额式（7.8）设想为：

$$\Delta = r_1 - r_0 = \frac{1-y}{x} - \frac{y}{1-x}$$

上式中不同类型医院的收益率满足条件：医院的收益率与到同类医院就医的患者数量成正比，与同类医院的数量成反比。收益率差额 Δ 见图 7-4，纵坐标表示两类医院的收益率差额，横坐标表示专科医院比例。不难看出，收益率差额 $\Delta = 0$ 时的两类医院比例 $\hat{x} = 0.3718548$，这个内点解是不稳定的。所谓不稳定，是指当有一个扰动使得 Δ 大于 0 时，即专科医院的收益率略大于综合医院时，会有更多的患者转向专科医院就医，导致专科医院的收益率更大于综合医院。这是一个自我放大的过程，直到所有的医院都转变为专科医院。反之，当有一个扰动使得 Δ 小于 0 时，将导致所有的医院都转变为综合医院。内点解的不稳定性表明两种医疗服务分工模式具有排他性，即医疗系统要么是全专分离模式，要么是大小综合模式。

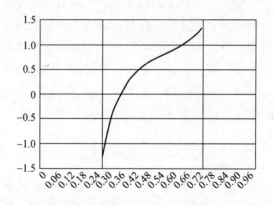

图7-4 专科医院与综合医院收益率差额与专科医院比例关系

二 医疗服务分工模式转换的门槛效应

由式（7.9）可以看出，医疗服务分工模式的整体稳定性与患者转换率 dy^*/dx 的大小相关。当 dy^*/dx 较大时，大小综合模式与全专分离模式是难以共存的，即医院要么都选择综合医院，要么选择专科医院。这时，一旦社会落入大小综合模式就将锁定于该模式，要转向全专分离模式极为困难。同样，一旦医疗服务体系进入全专分离模式，也将锁定于该状态。下面只考虑医疗服务分工模式整体不稳定的情形。

当医疗服务系统锁定于大小综合模式，即便全专分离的分工模式具有更高的效率，系统也不会自动转变为全专分离模式。在医疗服务系统具有不稳定内点解情况下，与内点解对应的专科医院比例构成分工模式转换的门槛，即医疗服务系统转向全专分离模式所要求的最低专科医院比例，它对应于两种分工模式的收益率没有差异的 $\Delta = 0$ 对应的点。仍然沿用上面的数值例子，$\Delta = 0$ 对应的专科医院比例为 $\hat{x} = 0.3718548$。

图 7 - 5 按照专科医院份额 x（横坐标）将医疗服务分工状态划分为 A、B、C、D 四个区间，纵坐标表示两种分工模式医院的收益率差额和患者就医选择倾向，横坐标表示专科医院的比例。区间 A 满足 $0 \leqslant x \leqslant \hat{x}_1$，为大小综合分工模式锁定状态；区间 B 满足 $\hat{x}_1 \leqslant x \leqslant \hat{x}$，为分工模式朝向大小综合模式演变的不稳定状态；区间 C 满足 $\hat{x} \leqslant x \leqslant \hat{x}_2$，为分工模式朝向全专分离模式演变的不稳定状态；区间 D 满足 $\hat{x}_2 \leqslant x \leqslant 1$，为全专分离分工模式锁定状态。

什么因素影响分工模式转换的难度？一个因素是医疗服务给予患者的治疗效果，另一个因素是患者搜寻恰当医院的成本或就医的方便性。一般而言，全专分离分工模式具有更高的效率，这是促成医疗服务分工模式向全专分离转换的有利因素，它通常由外生因素确定，政策性因素难以起到大的作用。患者搜寻恰当医院成本则不然，它通常由制度性因素确定，受政策影响较大。要实现医疗服务分工模式转换，主要应该从患者搜寻成本入手。

仍然沿用上面的数值例子。假定系统降低了到专科医院的就医成本，例如，全科医生分布广泛，更贴近居民居住地，到专科医院由介绍的全科医生负责叫专车送患者等。患者到专科医院就医的效用由于就医成本降低而提高，在我们的例子中设想为：

$$u_1 = \sqrt{x}(1 + y) - \frac{1}{10x}$$

与原来相比，到专科医院就医的效果没有改变，仅仅是就医成本由原来的 $0.2x$ 下降到 $0.1x$，达到综合医院就医的水平。计算结果参见图 7 - 6：综合医院状态锁定区间变小，分界点的专科医院比例 $\hat{x}_1 = 0.1960774$；不稳定平衡点即门槛点 $\hat{x} = 0.2369388$，数值也变小了；全专分离状态锁定区间变大了，分界点的专科医院比例 $\hat{x}_2 = 0.6854806$。

我们关心门槛点，即两种分工模式的医院收益率没有差异的 $\Delta = 0$ 点。可以看出，当到专科医院的就医成本下降后，门槛点也大幅降低。如果全专分离模式医疗效果能够提高，那么门槛点会更低。可以用数值验

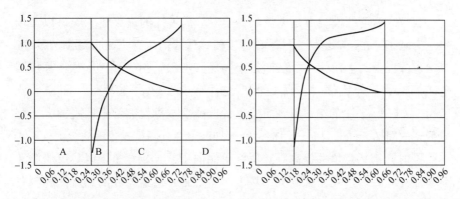

图7-5 医疗服务分工状态
演变区域划分

图7-6 降低专科医院就医成本后的
医疗服务分工状态的划分

证，当患者到专科医院的就医效果由原来的 $\sqrt{x}\,(1+y)$ 提高为 $2\sqrt{x}\,(1+y)$，患者的效用为：

$$u_1 = 2\sqrt{x}(1+y) - \frac{1}{10x}$$

即医疗效果加倍，门槛点将降至 $\hat{x} = 0.1157036$，医疗服务分工模式走出大小综合困境将会是一件很容易的事情。

三 全专分离模式应该以市场机制为基础

社会经济发展到一定的高度后，人们对医疗服务的需求也会随之变化。这种变化主要表现在深度和广度两个方面：深度方面，人们对疑难重症的治疗需求增加，要求高度专科化医疗服务；广度方面，随着经济发展水平提高，随着工业化、城市化以及老龄化进程的加快，对各种医疗和健康服务的需求增加。全专分离的医疗服务系统分工模式日益显示出更高的效率。对于我国特殊历史条件下形成的大小综合医疗分工模式，如何转变成全专分离模式的问题已显得日益重要。

医疗服务系统一旦锁定在大小综合模式，要想偏离锁定状态需要有外力的推动，仅仅依靠市场自身的力量是不够的。所谓的外部力量，就是要给予新的模式以资金支持，以克服因专科医院较少和专业化程度不够时的盈利不足以保证医院的生存。政府用资金扶持全科医生网点的建立，降低患者在全专模式下的就医搜寻成本。政府的外力推动，是一种医疗服务体系跨越分工模式门槛的重要保证，那种以为效率高的事物会自然而然地战胜效率低的事物的想法是天真的。

仅仅靠政府的推动力是不够的，全专分离模式的最终建成应该以市场机制为基础。在市场经济条件下，分工模式最终的生存力来自更高的效率，高效率分工模式生存壮大的条件是市场优胜劣汰机制的强化。对于医疗服务市场来说，强化优胜劣汰机制就是患者具有较高选择性，即增大式（7.10）中 dy^*/dx 的绝对值，高的患者选择性本身就能够降低脱离大小综合模式的门槛，而一旦越过门槛，能够加速全专分离模式范围的扩大。

同时，市场竞争性提高导致医院更倾向于差异化竞争，以尽可能避开竞争压力。在一个竞争性高的市场上，企业最不愿意看到的是产品和服务没有区别的价格竞争。如同第四章第一节第二小节"伯川德模型中的市场竞争性"提到的伯川德价格竞争模型的结论，两家企业足以消耗掉企业所有的利润。在垄断竞争市场中，企业摆脱单纯价格竞争的方法就是差异化竞争，即企业力图让自己的产品与其他企业的形成差异，以避开单纯价格战。对于医疗服务市场来说，最大的差异莫过于专科医院之间的差异。因此，在一个竞争性强的市场上，全专分离也是医院自己的利益所在。

第八章　医疗服务的社会效率*

　　新古典经济学评价资源是否达到有效配置的标准是商品或服务的价格是否等于其边际成本，这个概念对于医疗服务市场同样有意义。垄断势力之所以导致资源配置低效率，就是通过限制产量，以致商品和服务的价格高于其边际成本。不过，医疗服务不同于一般的商品和服务，即便人们能够在医院之间引入竞争，甚至使医疗服务的价格达到与其边际成本相等的水平，医疗服务的资源配置也可能是低效率的。代表性的现象是过度医疗，即医院给患者提供的医疗服务超过应有的合理水平。

　　不同于垄断势力通过限制产量来获利，医生和医院反而会利用自己的市场势力通过提供过多的医疗服务来获利。用新古典经济学关于效率的标准来看，增加医疗服务的数量不就是提高医疗服务市场的效率吗？可是过度医疗显然是低效率的表现，由此看来，医疗服务市场的效率分析有其特殊性。

　　本书通过引入医疗服务质量效率的概念，来衡量医疗服务的另一类效率，以区别于通常意义上的价格等于边际成本的新古典效率的概念。医疗服务的质量效率有两层含义：一是提供的医疗服务质量是否达到所要求的水平，二是为达到一定质量的医疗服务是否使用了最低成本。利用医疗服务质量效率的概念，我们可以从理论上评价医疗服务提供水平的合理性，为分析医疗服务市场整体的运行效率提供理论依据。医疗服务质量效率概念的引入，不仅可以为医疗服务的市场化和价格控制对医疗服务效率的影响提供分析方法，还可以为把医疗服务市场效率的分析纳入新古典分析框架提供新的思路。

---

* 这一章的主要内容发表于《医疗服务的社会效率》，参见《中山大学学报》（社会科学版）2015 年第 3 期。

第一节 医疗服务市场的需求和供给特点

一 医疗服务信息不对称特点

(一) 患者难以评价医疗服务的效用

从经济分析的角度来看,医疗服务市场最根本的特点就是关于医疗服务的信息在医生和患者之间的不对称性。阿罗 (Arrow, 1963) 认为,医疗服务的特殊性源于其不确定性,同时明确了两种与医疗服务相关的不确定性:一是对医疗服务需求的不确定性,二是治疗效果的不确定性。萨洛普和斯蒂格利茨 (Salop and Stiglitz, 1977) 在阿罗的基础上提出医疗服务市场的基本特征是信息不对称,即市场上的买卖主体不可能完全占有对方的信息,信息在相关的经济个体之间呈不均匀、不对称的分布状态。在商品交易中,买卖双方对于商品和服务的信息或多或少存在不对称性,因此,如何将医患之间信息不对称性具体化,是建立医疗服务效率问题分析方法的关键。

医疗服务市场信息不对称的一个显著特点,是患者难以评价医疗服务对于自己的效用,这样一来,新古典经济学通过边际效用与边际成本的比较来评价资源配置效率的方法就失去了意义。新古典经济学的分析方法是建立在消费者主观效用价值基础上的,即消费者对于商品和服务的效用有明确的主观认识。医疗服务不同于一般的商品和服务,除非具有相关的专业知识,患者一般都难以评价医生或医院提供的医疗服务的价值。因此,沿着患者如何获得有关的信息,来确定患者接受的医疗服务的效用,即通过何种方式克服医疗服务市场的信息不对称性来建立模型,只会使问题更加复杂化。

(二) 医疗服务的社会效用

为了避开患者个人对于医疗服务效用评价的难题,可以换一个视角,用医疗服务对于社会的"效用"来替代患者个人的效用,从整个社会的角度来分析医疗服务市场的效率。新古典经济学关心的就是经济活动的社会效率,只是消费者个人主观效用恰好代表了社会的效用,企业的成本代表了社会的成本,因此可以通过消费者个人主观效用与产品 (边际) 成本比较来评价社会的资源配置效率。如果我们能够直接获得医疗服务的社会效用的评价,那么新古典经济学关于资源配置效率的方法就可以直接使用了。

从整个社会的角度来看，提供的医疗服务的社会效用可以用医疗服务的质量来衡量，可以认为，医疗服务的质量越高，带给社会的效用也越大。在一般情况下，对于一个特定的患者提供的医疗服务的数量越多，医疗服务的质量就越高，提供医疗服务的社会成本也越高，因此，从社会的角度来看，存在一个医疗服务提供的质量是否合适的问题。在不考虑不同的患者对医疗服务的质量有不同需求的情况下，过高和过低质量的医疗服务都会给社会带来资源配置上的浪费。

一旦引入社会关于医疗服务效用的评价，就需要对相关参与者利益加以界定。设想医疗服务市场涉及三方利益，即医疗服务的提供者（医生或医院）、医疗服务的接受者（患者）和医疗服务的效益—成本评价者（社会）。为此，我们对医疗服务市场的信息不对称性作以下假设：

假设 8 - 1　患者对疾病的感受和支付能力是患者的私人信息；医院为患者提供了多少有治疗价值的医疗服务和这些医疗服务的成本是医院的私人信息；社会对医疗服务的价值和应该投入多少资源有自己的评价标准，这个评价标准既可以是共同信息，也可以不是共同信息。

二　医疗服务需求特点

患者难以评价医疗服务对于自己的效用的具体表现是，患者对于医疗服务需求的不确定性。如何将患者对医疗服务需求的不确定性具体化，是将现有的经济分析工具有效运用于医疗服务市场分析的关键，也是解决医疗服务市场效率分析的要点之所在。为此，我们需要对医疗服务的需求更进一步地明确化。

患者对于医疗服务的消费与人们对于一般商品和服务消费是不一样的。当一个人购买面包时，他对面包的效用有明确的个人评价，这个私人信息可以通过他对面包的支付显示出来。医疗服务则不然，医疗服务作为信任品（泰勒尔，1997），患者在事前、事后很难获取有关其质量的信息。由于患者缺乏关于医疗服务的专业知识以及患者之间的差异性，当一个患者为事后的疾病治愈而事前支付医疗费用时，他甚至连自己的疾病能否被治愈或是在多大程度上被治愈都不清楚。因此，患者在购买医疗服务之前一般不可能在各个可能的医疗服务的价格和质量之间进行比较。正因为如此，当一个患者在特定的医生或医院那里求医时，患者需求是不确定性的，由此导致供方诱导需求等问题（De Jaegher and Jegers, 2000;

Dranove，1988）。

这里说的"患者需求的不确定性"并不是说患者不知道自己的需求，而是说患者不知道自己的实际病情和医院提供的医疗服务的质量。如果患者知道自己的实际病情和医院提供的医疗服务的质量，那么患者对于为医治自己的疾病所能够承受的最大支付还是有明确的主观认识的。也就是说，如果患者知道真实病情和医疗服务的质量，当一所医院的要价高于患者主观认可的最大支付时，患者宁愿放弃眼下的医疗服务而转向选择到其他地方就医或用其他方法来对待自己的疾病。在医院看来，患者群体的最大支付能力分布构成了对其提供的医疗服务的市场需求，它与患者对疾病的主观认识正确与否没有关系。这正是假设 8－1 关于"患者对疾病的感受和支付能力是患者的私人信息"的含义。

在一般情况下，医生和医院不应该夸大患者疾患的严重性，患者在求医的过程中是可以逐步了解自己疾患的真实情况的。实际的情况可能不是这样，医生和医院可以通过夸大患者的病情提高患者的意愿支付，甚至可以减轻自己治疗措施不当时的责任，江湖医生通常就是用这样的方法提高自己的声望的。我们不考虑夸大患者病情的情形，也就是说，假定患者可以通过各种途径了解自己的真实病情，患者真正的困难在于无法得知医疗服务的质量信息，更不用说在就医之前就得知医疗服务的质量信息了。患者需求的不确定性源自对医疗服务质量信息的不可识别性，若患者能够知道自己所接受的医疗服务的质量信息，患者对于医疗服务的需求是确定的。我们有以下假定：

假设 8－2 在患者知道自己真实病情的情况下，如果患者能够知道自己所接受的医疗服务的质量信息，患者对于所接受的医疗服务的最大意愿支付是确定的。

在实践中，患者当然不知道所接受的医疗服务的质量信息，这也正是医疗服务市场不同于一般商品和服务市场的地方。本书将在第九章第二节"医疗服务市场的质量显示"中说明，在患者就医前就向患者显示医疗服务的质量是可能做到的。这样一来，新古典经济学的分析方法就可以用于医疗服务市场的分析了。

三 医疗服务供给特点

（一）医疗服务供给的边际效率递减

医院对于为一个患者提供的医疗服务的医治效果有自己的评价，并且对提供医疗服务的成本有明确的知识。我们假定医院为患者提供医疗服务时，医疗服务的价值（或治疗效果）随着医疗服务数量的增加而增加，但价值增加的幅度递减，即满足医疗服务边际价值递减规律。导致医疗服务边际价值递减现象的原因有两个：其一，医疗服务的手段在客观上具有医疗效果递减的性质；其二，医院会从最有效率（或性价比）的医疗服务手段开始依次为患者提供服务。我们做以下假定：

假设8-3 随着医疗服务投入数量的增加，最后投入的一单位医疗服务带来的医疗服务的价值递减。

还需要引入医疗服务成本因素影响。对于一个具体的患者来说，当边际上的一单位数量的医疗服务手段具有相同的医疗效果时，医院会优先选择货币成本较小的医疗服务手段；当边际上的一单位数量的医疗服务手段具有不同的医疗效果时，医院会优先选择"效果—成本比"最大的医疗服务手段（医院行为隐含假定）。这样，为一个患者提供医疗服务的成本表现出边际成本递增的特征。我们有以下假设：

假设8-4 医院为一个患者提供医疗服务的成本表现出边际成本递增的特征。

（二）医疗服务的经营性效率

对医疗服务市场的供给进行分析，需要对医疗服务的成本函数做一点说明。在经济分析中，为了让成本与投入数量之间的函数关系具有唯一性，成本是指给定产量时的最小成本。在经济实践中，成本函数关系的唯一性是靠企业追逐利润的行为保证的。在给定产品价格和质量的情况下，成本越低，企业利润越大，它保证了给定产量时的最小成本关系。医疗服务有所不同，同样是医生和医院追逐自己的利益行为，有可能选择不符合假设8-3和假设8-4的治疗方案。例如，供方诱导需求和开出不恰当的大处方就是例子。这时，经济学一般意义上的成本函数关系将不成立，即达到同样的医疗服务质量可能不是选择成本最低的治疗方案。

为此，我们引入医疗服务经营性效率的概念。所谓医疗服务经营性效率，是指达到同样的治疗效果时医生或医院选择了最低成本的治疗方案。实际情形可能不是如此，原因在于患者对于医疗服务需求的不确定性。对患者不是施以最有效的治疗方案本身就是医疗服务市场低效率的表现，这正是本书关心的问题，也是我们需要解决的问题。

第二节　医疗服务质量效率及其衡量

一　医疗服务质量效率问题

(一) 医疗服务数量量度

要分析医疗服务的价值，存在一个如何量度医疗服务数量的问题。医疗服务的数量是一个难以定义的概念，原因是不同的医疗服务手段具有不同的计量单位。比方说，医生诊断的数量可以用时间来量度，CT 检查的数量可以用次数来量度，药品的数量可以用剂量来量度。从经济学的角度来说，异质的东西是不能简单加总的，也就是说，不可能用一个统一的计量单位来计量异质东西的数量，这也是经济学说史上关于资本与价值理论之争的关键难题之所在。或许，一个现成的近似量度医疗服务数量的方法是用医疗服务手段的货币价值。不过，这样做也会有诸多新的难题产生。例如，不同技术水平医生的诊断时间相互之间如何进行折算，药品的价格与其剂量和效果是否对应成比例等问题会随之而来。在这里，我们不关心如何将不同的医疗服务手段用统一的单位来衡量，以及同一种医疗服务手段的质量差异如何进行折算的难题。我们做以下假定：

假设 8 - 5　存在一个可以用以计量医疗服务数量的统一尺度。

以上假设的目的是为了能够进行理论分析。实际情况是，每一种医疗服务都有相应的价值和成本，我们不可能列出一个医疗服务项目表单，来建立医治一个患者的医疗服务的价值与成本之间的关系，更何况单一医疗服务项目对不同患者的实际效果是不一样的。这里假定"存在一个可以用以计量医疗服务数量的统一尺度"，仅仅是为了建立医疗服务的价值与成本之间的关系，而不是试图真的去计算医疗服务的数量。

(二) 信息不对称下的医疗服务质量决策

假定医院追求最大利润，这个假定在经济学分析中几乎不要加以任何说明，在医疗服务行业则有所不同。医院通常划分为营利性医院和非营利性医院，两类医院的行为目标可能会有所差异。如果一定要区分不同类型医院的行为，那么可以按照第五章第一节第一小节"企业的决策目标与价格"中的"表现成本"的处理方法，来区分不同经营目标的医院。这样一来，具有不同经营目标的医院都在追求"利润"，利润最大化的分析方法就可以照用不误了。简化分析，我们这里假定医院以利润为目标。

　　不同于一般的市场交易决策问题，企业先确定价格，消费者再选择购买的数量，医院的决策变量有两个：医疗服务的价格和为每一个患者投入的医疗服务的质量。医疗服务的质量 v 是由投入数量 x 决定的，质量 v 可以看作是投入 x 的函数，即 $v(x)$。为了表述方便，我们有时用投入 x 作为决策变量，有时用质量 v 作为决策变量，具体的情况依我们关心的问题而定。同时，医疗服务投入数量 x 还决定了服务一个患者的医疗服务成本 c。因此，医疗服务的成本可以写为 $c(x)$ 或 $c(v)$，满足 $dc/dx > 0$ 和 $dc/dv > 0$。在一般的商品和服务的分析中，我们都隐含假定消费者是知道产品和服务的质量的，因此，质量不作为一个决策变量出现，但对于医疗服务则不然，质量是医疗服务的一个关键变量，而且是医疗服务市场信息不对称的主要来源。

　　一个具体的患者对于医疗服务的需求是 0—1 型的，即医疗服务的价格在其支付能力之内接受医疗服务，在支付能力之外，放弃医疗服务。当患者无法识别自己所接受的医疗服务的质量时（假设 8-1），对于一个接受医疗服务的患者来说，医疗服务的需求与医院为患者提供的医疗服务的投入数量 x 或质量 v 无关。医院的决策问题转变为一般商品和服务的决策问题：

$$\max_{c,p} \pi = [p - c(v)] q(p) \tag{8.1}$$

$$\text{s. t. } c(v) \geqslant 0$$

　　式中，π 代表医院的利润；p 代表医疗服务的价格；c 代表服务一个代表性患者的成本，它是医疗服务投入数量 x 或医疗服务质量 v 的函数；$q(p)$ 代表就医的患者数量，依据假设 8-1，它只是医疗服务价格的函数。

　　由式（8.1）得到 $\partial \pi / \partial c < 0$，表明医疗服务的质量越低，医院的利润越高。我们可以推断出服务一个患者的成本 c（也是边际成本）的最优决策条件，即 $c(v) = 0$。上面的分析表明，在质量信息不对称的情况下，医疗服务市场提供了过低质量的医疗服务。实际上为一个患者提供医疗服务的成本不可能为 0，不过，如果市场是竞争性的，（边际）成本低的医院可以给出低的价格，把定价高的医院淘汰，也可以看作是"劣币驱逐良币"的逆向选择现象。不难看出，即便市场是竞争性的，满足市场新古典效率条件，即价格等于边际成本，从整个社会的角度来说，医疗服务的

质量提供也可以是无效率的。我们得出以下结论:

命题 8 – 1 (医疗服务质量提供与新古典效率无关命题) 在患者无法知道医疗服务质量的情况下 (假设 8 – 1),无论市场结构如何,医院都将提供最低质量水平的医疗服务,由此导致从社会角度来说的医疗服务质量效率损失。

二 医疗服务质量的量度

如何评价医疗服务的质量是一件甚至比量度医疗服务的数量更为困难的事情。在一般情况下,医疗服务质量的评价标准是一个多维的指标体系 (李曙光等,2004;沈蕾,2006)。实践表明,不同维度的指标之间通常是不可比较的,如何将一个多维度指标综合为一个一维的质量是困难的,不同的人会有不同的见解。例如汽车的质量,需要考虑动力、外观、易驾驶、舒适、少维修等若干指标,不同的人对于不同指标的重视程度可以是非常不同的。因此,用指标体系来评价一种商品和服务的质量并不容易,所以,简单化的指标有时更为有效,在理论分析上,通常用一个一维的实数来代表质量。

对于医疗服务来说,质量指标的选择似乎要容易一点。到医院就医,患者最关心的莫过于不出或少出医疗差错过失。我们不妨用医疗服务的无差错过失概率来衡量患者得到的医疗服务的质量,即医疗服务的质量越高,发生医疗差错过失的概率就越低。当然,就医的方便性、医务人员的服务态度、环境的舒适性等因素都是影响医疗服务质量的指标,但对于患者来说,放在第一位的永远是不出和少出医疗差错过失。

医疗差错过失往往表现为对疾病诊断和治疗出现偏差,或是该治好的病没有治好,或是病虽然治好了但由于没有使用恰当方法而产生一些不良后果,或是在疾病医治过程中出现技术上的过失等。对于那些可以治愈的疾病,疾病痊愈了效果都一样;而对于那些不能治愈的疾病,只要医院没有出医疗差错过失,就可以认为医院已经尽力了。我们假定因为不可完全预知的患者个体差异和各种偶然性因素的影响,即使医院为患者提供的医疗服务是符合技术和操作规范的,也难免会出医疗差错过失。简化分析,我们假定医疗服务的质量可以用没有出医疗差错过失概率的大小来衡量,简称医疗无差错概率。

依据经验,对于一个具体的患者来说,医院投入的医疗服务的数量越多,出医疗差错的可能性就会越小。实际的情形可能有所不同,过度医疗现象和大处方现象就是医疗服务投入数量多而质量未必提高的例子。提高医疗服务市场效率的关键之一，就是如何在给定投入数量的基础上获得尽可能高的医疗服务质量，或者是为获得给定医疗服务质量时投入尽可能少的投入数量。本书的目的就是要提出提高医疗服务市场效率的方法，即医疗服务市场能够达到理性的投入产出关系。为了方便理论分析，我们做以下假定：

假设 8 - 6　医疗服务的质量可以通过医疗差错过失概率来衡量，投入的医疗服务的数量越多，发生医疗服务差错过失的概率就越低。

依据以上假设，医疗服务的质量是医疗服务投入数量的函数。医疗服务数量的概念只可用于理论分析，在实际中，医疗服务的数量通常是与医疗服务的成本联系在一起的。在一般情况下，投入的成本越多，医疗服务的质量也越高。如前所述，这一点不是必然的，供方诱导需求增加的成本不一定能够增加医疗服务的质量。我们需要进一步分析医疗服务的投入数量、质量、成本之间的关系。

三　医疗服务的最优投入数量

当发生医疗差错过失引起医患纠纷时，患者会有意夸大疾病的损害，医院会刻意淡化自己的责任，这时，站在谁的立场上都会引起规范性标准的没完没了的争论。同时，即便是站在患者的立场上，由于社会是由不同人组成的，一个能让所有的人都认可的社会评价准则也是不存在的。我们不妨设想存在一个独立于患者和医院的第三方医疗责任纠纷的司法仲裁程序和机构，它可以保证按照社会的平均标准来计算相应的赔付，依据假设 8 - 1，这个医疗责任赔付水平体现了社会对于医疗服务质量的平均价值观。

我们考察医治一个代表性患者的社会效率问题。在图 8 - 1 中，描述了一个代表性患者接受的医疗服务的社会价值和成本之间的关系。将医疗服务的边际成本与社会边际价值的交点对应的医疗服务的数量，看作从社会角度衡量的最优的医疗服务投入数量。这里的问题是，医疗服务的成本是不是社会的成本。经济学对此的看法是，医疗服务的成本虽然是通过具体医院的成本表现出来的，但它应该看作是社会的成本，除非该医院不负责任地胡乱选择和使用医疗服务手段。当为一个患者提供的医疗服务的数量达到社会最优的数量时，从社会的角度来说，效率是最高的。否则，提供的医疗服务的数量不足或过度都会导致医疗资源的社会效率损失。

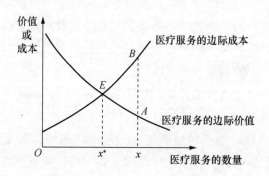

图8-1 医疗服务社会效率由医疗服务的边际价值和边际成本交点确定

我们用符号来描述医疗服务的社会效率。依据假设8-5,我们用 x 表示患者接受的医疗服务的数量,满足 $x \geq 0$。医疗服务的社会价值用 $s(x)$ 表示,成本用 $c(x)$ 表示,依据假设8-3和假设8-4,$s(x)$ 和 $c(x)$ 满足以下关系:

$$s(0) = 0, \frac{ds}{dx} > 0, \frac{d^2 s}{dx^2} < 0; \ c(0) = 0, \frac{dc}{dx} > 0, \frac{d^2 c}{dx^2} > 0 \qquad (8.2)$$

上式的含义是,医疗服务的社会价值是随着投入的增加而增大的,同时,医疗服务的边际价值是递减的;医疗服务的成本是随着投入的增加而增大的,同时,医疗服务的边际成本是递增的。

设想一个完全以公益为目的的医院,当为一个患者提供 x 数量的医疗服务时,社会的净利益为 $s(x) - c(x)$,最优投入的一阶条件要求医疗服务的最优投入数量 x^* 满足:

$$\frac{ds}{dx} = \frac{dc}{dx} \qquad (8.3)$$

不难验证,$s(x^*) - c(x^*)$ 最大化的二阶条件也满足。式(8.3)就是医疗服务没有社会效率损失的必要条件,即医疗服务的边际价值与其边际成本相等。当 $x > x^*$ 时,我们就认为,从社会角度来说,医院为患者提供了过度的医疗服务;反之,当 $x < x^*$ 时,就认为提供了过少的医疗服务。例如,图8-1中的曲边三边形 ABE 的面积可以用来量度医疗服务数量为 x 时,过度医疗服务导致的社会福利损失。这里不讨论患者的效用和支付能力有差异时,接受同一数量的医疗服务带来的市场效率评价问题,不同质量需要的患者的医疗服务选择和效率的情形会在第九章"医疗服

务的质量差异化效率"中讨论。

第三节 医疗服务社会效率的内部化

所谓内部化，是指将企业在生产和经营活动中给他人或社会带来的收益和成本转化为企业内部的收益和成本，内部化尤其特指将给他人或社会带来的成本转化为企业的成本，以便在企业决策的时候能够顾及他人或社会的成本因素。

一 医院提供医疗服务的直接成本

假定医院运营的直接成本可以分解为固定成本和变动成本两部分，变动成本由服务一个（代表性）患者的成本构成，固定成本是指不随诊治患者数量而改变的成本。假定在没有超过医院服务能力的范围内，服务一个患者的变动成本对所有同一疾病的患者都是一样的，那么服务一个患者的变动成本也是医院的边际成本。注意，这里的"服务一个患者的变动成本"的大小是可以改变的，它取决于医院愿意为每一个同类患者提供的医疗服务数量（或质量）。简化分析，假定医院只有一种疾病的患者，医院运营的直接成本为：

$$C(x, q) = F + c(x)q(p) \tag{8.4}$$

式中，F 代表医院的固定成本；q 代表患者的数量，它是医疗服务价格 p 的函数；$c(x)$ 代表服务一个患者的变动成本。依据假设 8-1，在患者不能获知医院提供的医疗服务质量信息情况下，对于一个具体的患者来说，只要医疗服务的价格在该患者的支付能力范围内，需求 q 就与为该患者提供的医疗服务的数量 x 无关。

二 医疗服务的投入水平决策

（一）有医疗责任赔付成本的医院决策

实际中的医院成本不仅仅是式（8.4）的直接成本，还要包括发生医院服务差错过失的赔付成本。利用医疗责任赔付制度可以将医疗服务的社会效率因素引入医院决策的目标函数，基本的机制是：一方面，当医院提供的医疗服务数量较少时，出医疗差错和过失的可能性会较大，从而增加了医疗责任赔付的数额，由此看来，应该增加对每一个患者的医疗服务投入；另一方面，较高的医疗服务投入数量提高了医院直接成本，由此看来，应该减少对每一个患者的医疗服务投入。两者之间的权衡，就存在一个决策优化的问题。依据假设 8 - 6，假定医治一个代表性患者的医疗差错的概率用下式来描述：

$$prob(x) = 1 - \int_0^x f(t)\,dt \tag{8.5}$$

式中，$f(t)$ 为没有发生医疗差错的概率密度，满足 $f(t) \geqslant 0$。上式表明，医疗服务的投入越多，发生医疗服务差错的概率就越低。

假定发生医疗责任赔付，一个患者的期望赔付数额为 A。再假定医院是风险中性的，引入医疗责任赔付成本后，医院运营的期望成本为：

$$C(x, A, q) = F + [A \times prob(x) + c(x)] \times q(p) \tag{8.6}$$

式中，$A \times prob(x)$ 表示为患者提供的医疗服务数量为 x 时的每个患者的期望赔付额。理论上，医疗服务的投入数量变化在影响医疗服务质量的同时还会影响医疗服务的价格，进而影响医疗服务的需求 q，实际上，在患者无法得知医疗服务的质量的情况下（假设 8 - 1），医疗服务的价格不受医疗服务投入数量的影响，利用式 (8.5)，医院的决策问题为：

$$\max_{p, x} \pi = pq(p) - F - \left[A \times \left(1 - \int_0^x f(t)\,dt \right) + c(x) \right] \times q(p) \tag{8.7}$$

医院为单个患者的医疗服务投入数量的最优决策条件为：

$$\frac{\partial \pi}{\partial x} = 0 \Rightarrow A \times f(x) = \frac{dc}{dx} \tag{8.8}$$

上式在医疗服务最优投入 x 与医疗服务差错过失发生时的赔付额 A 之间建立了对应关系，但不一定是一一对应关系。如果没有发生医疗差错的概率密度 $f(x)$ 是 x 的减函数，意味着医疗服务投入增加而减少的医疗差错效率递减，那么满足式 (8.8) 的最优解是唯一的和稳定的。

(二) 社会最优的医疗服务差错赔付水平

比较社会最优医疗服务投入必要条件的式 (8.3)，由式 (8.8) 可以得到社会最优的医疗差错过失赔付的条件为：

$$A^* f(x^*) = \frac{ds}{dx^*} \tag{8.9}$$

上式为以下定积分等式对于积分上限的微分：

$$A^* \int_0^{x^*} f(x)\,dx = \int_0^{x^*} s'(x)\,dx \tag{8.10}$$

利用式 (8.5)，得到：

$$A^* = \frac{s(x^*)}{1 - prob(x^*)} \tag{8.11}$$

上式含义是，医疗服务差错过失的赔付水平应该等于社会认可的最佳投入水平时，对应的医疗服务的价值除以其出现的概率。也可以这样来理解上式，如果没有发生差错的概率与医疗服务的社会价值是线性关系，那么医疗服务差错过失的赔付水平应该等于没有差错过失的医疗服务的社会价值。

我们一般无法得知医疗服务的社会价值与投入之间的函数关系，因此，式（8.11）在实践中难以具体使用。我们还可以有一种近似的处理方法，简化分析，假定医疗差错过失的概率可以用下式来近似描述：

$$prob(x) = 1 - \frac{s(x)}{s(\hat{x})} \tag{8.12}$$

式中，医疗服务的价值 $s(x)$ 由式（8.2）定义；$\hat{x}$代表医院为患者可以提供的医疗服务数量的最大合理数值，$s(\hat{x})$ 代表医院为患者提供最充分治疗时的价值。上式的含义是，如果医院为患者提供的医疗服务数量为0，那么肯定会出医疗差错和过失；如果医院为患者提供最充分的医疗服务，那么在该患者身上基本不会出医疗差错过失或医院没有相关责任。

医院的最优决策问题为：

$$\max_{p,x} \pi = pq(p) - F - \left[A \times \left(1 - \frac{s(x)}{s(\hat{x})}\right) + c(x)\right] \times q(p) \tag{8.13}$$

医疗服务投入数量的最优决策的一阶条件要求：

$$\frac{\partial \pi}{\partial x} = 0 \Rightarrow \frac{A}{s(\hat{x})} \frac{\mathrm{d}s}{\mathrm{d}x} = \frac{\mathrm{d}c}{\mathrm{d}x} \tag{8.14}$$

由式（8.2）关于医疗服务投入效率的假定，边际社会价值 $\mathrm{d}s/\mathrm{d}x$ 是 x 的减函数，满足上式的最优条件是稳定的。如果社会希望医院对每个患者投入的医疗服务数量达到式（8.3）社会效率要求的水平，那么由式（8.14），社会效率最优的平均赔付额为：

$$A^* = s(\ddot{x}) \tag{8.15}$$

上式可以理解为，社会最优赔付额等于为一个患者被施以最充分治疗后的价值。这个近似的结论与式（8.11）的含义是一致的。

注意，式（8.15）的结论是由我们简化处理式（8.12）得来的，在一般情况下，式（8.15）的特殊结论是不成立的，应该由式（8.11）来确定社会最优赔付额。不过，社会效率最优的平均赔付额是存在的，这里不去做更精细的表述。

三 医疗服务社会价值的内部化

引入医疗责任赔付制度后,利用式 (8.12) 和式 (8.15),每个患者的期望赔付成本为:

$$A^* \times prob(x) = A^* \left(1 - \frac{s(x)}{s(\hat{x})} \right) = A^* - s(x) \tag{8.16}$$

实际中的医疗服务差错过失的期望赔付额与社会最优的期望赔付额是不一样的,假定实际的期望赔付额满足:

$$A = aA^* \tag{8.17}$$

式中, a 称之为赔付系数,满足 $a \geqslant 0$,以表示实际情形与社会理想状态 $a = 1$ 之间的差别。医院的决策问题为:

$$\max_{p,x} \pi = pq - F - \left[aA^* - as(x) + c(x) \right] \times q \tag{8.18}$$

这时,式 (8.14) 的医疗服务最优投入数量的一阶条件改写为:

$$\frac{\partial \pi}{\partial x} = 0 \Rightarrow a \frac{\mathrm{d}s}{\mathrm{d}x} = \frac{\mathrm{d}c}{\mathrm{d}x} \tag{8.19}$$

当医疗服务的边际价值 $\mathrm{d}s/\mathrm{d}x$ 和边际成本 $\mathrm{d}c/\mathrm{d}x$ 满足式 (8.2) 时,不难验证,最优医疗服务投入数量决策的二阶条件也满足。

由式 (8.19) 可知,当实际的医疗责任赔付水平高于社会最优的水平时,即 $a > 1$,从社会效率的角度来说,会导致医疗服务过度;反之,当 $a < 1$ 时,则导致医疗服务不足。我们可以得出以下结论:

命题 8-2 引入医疗责任赔付制度可以将医疗服务社会效率内部化,即以营利为目的的医院也可以达到为每一个患者提供社会最优的医疗服务数量。不过,过高或过低的医疗责任赔付水平都将导致医疗服务的社会效率损失。

不难看出,以上结论的得出与医院关于医疗服务价值的评价标准是否与社会的评价标准一致没有关系。即便在开始的时候,医院关于医疗服务价值的私人评价标准与社会评价标准之间存在很大差别,随着时间的推移,医院也会根据实际的医疗差错过失概率和赔付额不断地调整自己的评价标准,直到医院私人的评价标准与社会的评价标准相同时为止。原因是,式 (8.5) 描述的医疗差错和过失的发生概率与医院关于医疗服务价值的评价标准无关。

医疗差错过失争端引起的成本是计入医疗责任赔付成本的。当没有第三方医疗差错过失仲裁机构时，患者与医院之间的争端成本可以达到很高的水平。患者为了提高赔付水平，甚至利用专门的"医闹"人员。医院为了不影响声誉，往往以高额赔付来私了。这都导致赔付系数 a 远高于理想水平1，表现为医院对患者提供过度医疗服务，在医疗界称之为"保护性医疗"，当然是指对医生和医院的保护而不是患者。建立公正的第三方医疗差错过失仲裁机构，不仅仅是一个法制建设问题，也是一个国家达到医疗服务资源有效配置的必要条件。我们将其归结为以下结论：

命题 8 – 3　建立公正的第三方医疗差错过失仲裁机构，是一个国家达到医疗服务资源有效配置的必要条件。

当认为患者是弱势群体，出了医疗差错过失时应该给患者巨额赔付，这种看似公正的立场其实是以社会医疗资源配置低效率为代价的。因为过大的医疗差错过失赔付迫使医院为每一个患者投入更多医疗资源，直接提高医疗服务的成本和价格。

四　医疗服务社会效率问题小结

(一) 关于医疗服务的效率评价标准

医疗服务的效率评价不能仅仅局限于新古典经济学的福利得失比较的分析框架。在一般的商品和服务市场上，价格越是接近边际成本，资源配置的效率就越高。医疗服务则不然，因为患者不能识别医院实际提供的医疗服务的质量（由投入的数量决定），所以只依据医疗服务的价格与边际成本的比较对资源配置效率做出评价，有可能造成很大的社会效率扭曲（命题 8 – 1）。一个类似的例子是，买房子的人一般不能识别房子的真实质量，所以买到价格便宜的房子未必就是一件好事情。

(二) 关于医疗服务的社会价值或社会效率内部化的方法

当供求双方关于产品和服务的质量信息严重不对称，而且又难以利用市场竞争机制消除它给人们带来的不利影响时，利用第三方惩罚制度有可能将社会价值内部化（命题 8 – 2），尤其当产品质量具有随机分布特征时是如此。例如，我国小煤矿的安全问题突出就是因为业主和矿工双方的市场势力不对称引起的，采用社会强制性的安全事故重罚的方法应该能够达到与本书的医疗责任赔付制度类似的效果。

(三) 关于医疗服务市场化改革的评价

医疗服务的市场化改革是一把"双刃剑"。在没有一个有效的医疗责任赔付制度的情况下，医疗服务的市场化很可能是一个最糟糕的制度（命题8 –3）。如果有一个标准合理的、高效率的医疗责任赔付制度，那么即便是医疗服务完全市场化，或者所有的医院都是营利性的，也有可能达到高的社会效率（命题8 –3）。因此，简单地用市场化来评价我国医疗卫生体制改革的得失是得不出正确的结论的。

第九章　医疗服务的质量差异化效率

在一般商品和服务市场上，质量差异化是一种最为普遍的现象，人们对此熟视无睹。比方说，没有人会坚持收入不一样的人应该到价格一样的餐馆吃饭，或者都穿同样价格水平的衣服。可是，在谈及医疗服务时，人们却会有意无意地要求医院对所有的患者一视同仁。我们不关心是否应该对所有的患者一视同仁，它属于经济学的规范性范畴，我们关心如果对不同需要的患者提供有质量差异的医疗服务对经济效率的影响如何？如果可能提供有差异的医疗服务，应该如何向公众显示医疗服务的质量差异，以及医院质量定位对医疗服务资源配置效率的影响，这是我们关心的问题。

新古典经济学评价资源是否达到有效配置的标准，是商品或服务的价格是否等于其边际成本。要将这个准则运用于医疗服务市场，需要特别加以注意，原因是医疗服务的质量对于资源的有效配置有着重要的影响。举例来说，当治愈一个患者的（边际）成本是10元时，如果医疗服务的价格也定在10元，那么按照新古典经济学的效率标准，医疗服务资源达到了有效配置。不过，这时可能有两个方面的潜在效率损失：其一，当患者不是边际患者，他对疾病治愈的评价高于10元时，该患者或许愿意花费多于10元的钱去看一个水平更高的医生；其二，当患者的收入甚低以至于无法支付10元钱看病时，该患者或许愿意花费少于10元的钱去看一个水平低一点的医生。显然，如果医疗服务市场可以提供不同质量的医疗服务，那么医疗资源可以更有效率地配置，而医疗服务的可及性也随之提高。

第一节　关于产品质量效率的理论

商品和服务质量的衡量通常有多个维度的指标，为了能够用经济分析方法来研究质量差异化的效率，文献中通常假定质量可以用一维实数来度量。由于实际上质量的多维度性，不同的人对于质量的某一方面特性的偏好通常是不同的，这可能导致质量差异表现为横向差异和纵向差异。当产品或服务的某一特征水平变化时，横向差异表现为一些消费者的效用增大而另一些消费者的效用减小，而纵向差异表现为所有消费者的效用都同时增大或减小。简化下面的分析，我们只考虑商品和服务质量的纵向差异。

一 关于质量的斯旺独立性结论

在关于市场机制自身能否达到产品和服务质量的最优配置效率的研究中，斯旺（Swan）的研究有着重要的地位。斯旺证明了垄断势力与产品的耐用性之间没有联系，称之为斯旺独立性结论。我们用教科书上的例子来说明（参见夏伊，2005）。

设想可以生产两种使用寿命不一样的照明灯泡，短寿命灯泡可以使用1年，给消费者的效用是 V；长寿命灯泡可以使用2年，给消费者的效用是 $2V$。生产短寿命灯泡的成本为 c^s，生产长寿命灯泡的成本为 c^L。假定市场是垄断的，短寿命灯泡定价 $p^s = V$，长寿命灯泡定价 $p^L = 2V$。生产何种灯泡？不考虑贴现和更换灯泡的麻烦等因素，显然成本越低，企业盈利越多。若 $2c^s < c^L$，生产短寿命灯泡；若 $2c^s > c^L$，生产长寿命灯泡。再假定市场是完全竞争的，生产者只能在生产成本上定价，短寿命灯泡定价 $p^s = c^s$，长寿命灯泡定价 $p^L = c^L$。生产何种灯泡？显然消费者剩余大的灯泡才能卖出。若 $2V - 2c^s > 2V - c^L$，即 $2c^s < c^L$，生产短寿命灯泡；反之，生产长寿命灯泡。

以上的简单例子表明，无论是垄断市场还是完全竞争市场，从社会的角度来说，都能够保证用最低的生产成本为人们提供照明，也就是说，市场结构不影响产品和服务的质量配置效率。不过，这个结论是用两个极端的市场结构来说明的，正如我们在第二章第二节第二小节关于"协调古典效率与新古典效率难题的例子"中说明的，垄断市场与完全竞争市场一样，都可以达到资源最优配置效率。为了能够说明医疗服务的质量配置效率，我们要对质量配置效率的条件做进一步的分析。

二 市场势力与质量效率

（一）一般商品和服务的两阶段决策

现在来考虑一般市场关于产品和服务的质量决策的情形。假定产品和服务的质量用 v 表示，数量用 q 表示，价格用 p 表示，消费者的效用用

$U(q,v)$ 表示，生产者提供成本用 $C(q,v)$ 表示。一般市场的情形是生产者先决定产品和服务的价格和质量，消费者再决定需要购买的数量，决策问题如下：

$$\max_{p,v} pq - C(q,v)$$

$$\text{s. t. } \max_q U(q,v) - pq \tag{9.1}$$

消费者最优决策的一阶条件为：

$$\frac{\partial U}{\partial q} = p \tag{9.2}$$

上式表示，价格等于消费者的边际效用，就是人们熟悉的市场边际定价原则。

考察生产者关于质量水平的决策。消费者的最优选择行为式（9.2）隐含交易的数量 $q(p,v)$ 是价格和质量的函数，利用式（9.1），生产者的质量最优决策要求：

$$p\frac{\partial q}{\partial v} - \frac{\partial C}{\partial q}\frac{\partial q}{\partial v} - \frac{\partial C}{\partial v} = 0 \Rightarrow \left(p - \frac{\partial C}{\partial q}\right)\frac{\partial q}{\partial v} = \frac{\partial C}{\partial v} \tag{9.3}$$

其含义是，生产者最后提高一单位质量（边际质量）引起的成本增加，等于最后一单位产品的利润增加（边际利润）与提高一单位质量引起的数量增加的乘积。社会最优的质量配置要求 $U(q,v) - C(q,v)$ 最大化，最优条件为：

$$\frac{\partial U}{\partial v} = \frac{\partial C}{\partial v} \tag{9.4}$$

上式的左边与式（9.3）的左边在一般情况下是不相等的。如同在给定产品和服务质量条件下的交易一般达不到社会最优数量配置一样，引入质量变量的两阶段交易决策一般也达不到社会最优质量配置状态。下面来证明这一点。

（二）泰勒尔关于质量配置效率损失的证明

泰勒尔关于生产者的质量选择一般不能够达到社会最优水平的描述很简洁（泰勒尔，1997），我们换一种形式简述如下。消费者的效用可以写为以下形式：

$$U(q,v) = \int_0^q u(z,v)\,dz \tag{9.5}$$

上式可以有两种理解：其一，消费者是不同的，每一个消费者的需求都是0—1型的，效用为 $u(z,v)$，z 代表消费者按质量偏好排序的消费者序号，$u(z, v)$ 代表给定质量 v 条件下的序号为 z 的消费者的最高出价；其二，只有一个消费者，效用 $u(z, v)$ 代表消费数量为 z 时的边际效用。式（9.4）的左边可以写为：

$$\frac{\partial U}{\partial v} = \frac{\partial}{\partial v} \int_0^q u(z,v)\,\mathrm{d}z = \int_0^q \frac{\partial u(z,v)}{\partial v}\,\mathrm{d}z \tag{9.6}$$

若按 0—1 型消费者群体的第一种含义来理解，式（9.6）代表所有购买产品的消费者因提高产品质量而增加的效用的总和；若按单一消费者的第二种含义来理解，式（9.6）代表消费者因提高产品质量而增加的总效用。在一般情况下，社会质量配置最优条件式（9.4）和式（9.6）与生产者质量最优决策式（9.3）是不相同的，斯旺独立性结论不成立。

（三）影响质量配置效率的决策过程

前文关于照明灯泡的例子中，无论是垄断还是完全竞争，决策只有一个阶段，斯旺独立性结论成立。泰勒尔关于斯旺独立性结论不成立的关键在于，质量的决策是一个两阶段的决策链，即企业先选择产品价格和质量，消费者再选择购买数量。在这个两阶段的决策过程中，产品的销售额构成企业的收益，却构成消费者的支付，任何引起销售额变化的因素都将对企业和消费者的利益产生相反的影响。只要是一个决策链，一个决策变量的改变在增加一方收益的同时会降低另一方的收益，这个变量的投入水平一般都达不到社会最优的水平。我们有以下结论：

命题 9 - 1 如果交易是分两阶段进行的，即生产者先决定价格和质量，消费者再选择交易数量，那么产品和服务的质量投入一般达不到社会最优的水平，斯旺关于质量提供水平与市场结构无关的结论不成立。

后面的分析还将表明，当式（9.5）的效用是指消费者群体的效用时，只要消费者的质量需要是不同的，无论给定何种质量水平都将带来质量配置的效率损失，即便是完全竞争和垄断市场也是如此。有关内容会在第九章第三节"医疗服务质量差异与效率"中加以说明，在这里，我们暂且以生产者只能提供单一水平的质量问题来理解。

（四）斯旺独立性结论成立的条件

如果行业垄断，在生产者知道消费者效用函数的情况下，垄断者定价满足 $pq = U$，如果行业完全竞争，生产者只能在成本上定价，满足 $pq = C$，那么质量配置条件与社会最优的质量配置条件等同。如果生产者能够剥夺消费者选择交易数量的决策权，比方说，只能以一个金额 $P = pq$ 进行交易，那么在生产者知道消费者效用函数的情况下，由生产者提出一个交易金额与交易数量和质量配对的表单 $P = P(q, v)$，让消费者"自由"选择 P。无论总剩余 $U - C$ 在生产者与消费者之间如何分割，只要交易表单设计合理，质量选择就可以达到社会最优的质量配置条件。理由是简单的：若没有达到社会最优，生产者总可以选择社会最优的质量水平，由此增加的利益可以在生产者与消费者之间分享，达到帕累托改进。这里的关键是让交易退化成为一次性的。

上述观点也可以从市场议价的角度来说明。假定消费者和生产者拥有对称的市场地位，产品的交易金额和质量由双方讨价还价确定，不过双方的市场势力可以有差异。这时，交易过程不是生产者先确定价格和质量，消费者再选择交易数量的两阶段决策，产品的交易金额和质量是同时决定的，交易退化成一次性的。这个问题可以用纳什议价博弈来说明，纳什议价博弈的结果要求消费者剩余与生产者剩余按市场势力指数加权后的乘积最大化：

$$\max_{P,v} \left[u(q, v) - P \right]^{\beta} \left[P - c(q, v) \right]^{1-\beta}, \ 0 < \beta < 1 \tag{9.7}$$

式中，参数 β 代表议价的市场势力；议价成交价格 P 可以看作一般市场情形下的交易金额 pq。式（9.7）对于 P 的最优决策条件满足：

$$\beta \left[P - c(q, v) \right] = (1 - \beta) \left[u(q, v) - P \right] \tag{9.8}$$

不难验证，在总剩余 $u(q, v) - c(q, v)$ 的分割中，消费者得到的份额为 β，生产者得到的份额为 $1 - \beta$，这也是用 β 代表市场议价势力的原因。

再来考察拥有平等议价地位时的质量水平的决定。由式（9.7）可以得到质量最优决策的条件：

$$\beta \left[P - c(q, v) \right] \frac{\partial u}{\partial v} = (1 - \beta) \left[u(q, v) - P \right] \frac{\partial c}{\partial v} \tag{9.9}$$

利用式（9.8），可以得到质量投入水平达到社会最优配置条件式（9.4）。这里的关键仍然在于，生产者和消费者关于质量的决策是一个讨价还价的一次性决策过程，而不是一个两阶段的决策链。

泰勒尔（1997）给出了一个关于斯旺独立性结论证明指出，质量投入水平与市场势力无关。泰勒尔使用的方法就是将 pq 合起来作为一个变量，让交易退化成一次性的。不过，泰勒尔关于斯旺独立性结论成立的证明，与斯旺独立性结论不成立的说法是不一致的。我们可以得到斯旺关于质量提供水平与市场结构无关的结论成立的条件：

命题 9 - 2 如果质量的投入水平在买卖双方之间是一次性决定的，比方说垄断市场、完全竞争市场和买卖双方讨价还价市场，那么质量的提供都将达到社会最优水平，斯旺关于质量提供水平与市场结构无关的结论成立。

以上分析暗示生产者是在与一个消费者交易，因此可以让交易退化成一次性的。如果生产者是在与若干质量需要上有差异的消费者交易，那么交易无法退化成一次性的，因为与消费者群体的交易相当于与一个消费者的两阶段交易：生产者先确定价格和质量，消费者群体决定有多少消费者愿意参与交易，等同于"一个"消费者决定购买多少数量的产品。每个消费者的决策都是独立的，可是质量的改变会影响所有参与交易消费者的福利，边际消费者关于质量的决策，一般不会与所有参与交易的消费者在质量上的福利总和最优条件一致。除非有一个组织能够代表消费者群体作决策，让交易退化成一次性的，不过，这样的组织一般不存在。由命题 9 - 1，我们可以得到以下结论：

命题 9 - 3 如果消费者是一个各自独立决策的群体，那么生产者与消费者关于质量的交易没法退化成一次性交易，斯旺关于质量提供水平与市场结构无关的结论不成立。

以上命题预示，当面对质量需要有差异的消费者群体时，生产者只提供一种质量产品或服务会带来资源在质量配置上的效率损失。以上结论不难推广到医疗服务市场，如果社会只提供一种质量水平的医疗服务，哪怕对患者来说是免费的医疗服务，也会导致医疗资源在质量上的配置效率损失。

三 供方诱导需求下的质量配置效率

我们关心医疗服务市场的质量提供是否达到社会最优水平的问题。如果交易双方只交易一件产品，即患者的需要是 0—1 型的，那么患者的数量决策变量实际上不存在，生产者只要给予患者的剩余不小于 0，市场交易命题（9 -1）退化为一次性决策问题，即价格和质量都由医院说了算或由双方议价决定，由命题 9 - 2，医疗服务市场的质量投入可以达到社会最优水平。

仅仅从一个患者角度来说，他的需求是 0—1 型的，可以看作是一次性决定医疗服务的价格和质量的问题，原则上可以达到没有质量配置效率损失的社会最优状态，不过，这个结论显然与供方诱导需求的结论不一致。所谓供方诱导需求，是指在医生的诱导下，患者消费了比完全信息条件下更多的医疗服务。一般来说，医疗服务的质量是投入的增函数，换句话说，供方诱导需求似乎让患者消费了更高质量的医疗服务。这里引申出两个问题：其一，给患者提供的医疗服务是不是医生和医院认为最有经济效率的医疗服务，它属于医疗服务的经营性效率；其二，给患者提供的医疗服务是不是最符合患者意愿的医疗服务，它属于医疗服务的质量配置效率。

医疗服务的经营性效率的概念我们是在第八章第一节第三小节"医疗服务供给的特点"中引入的，是指达到同样的医疗服务质量是否使用了尽可能低的成本。比方说，供方诱导的需求是医生从自己利益考虑给患者的治疗，一般来说是不可能达到经营性效率的。再比方说，过度医疗也不符合经营性效率的条件，因为过度医疗甚至会给患者带来损害，即医疗服务投入多了，质量未必提高甚至可能反而降低了。医疗服务的质量配置效率，是指如果有若干不同质量和价格配对的医疗服务可供选择，给患者提供的是不是患者最愿意选择的。这两种效率都与信息因素相关，我们下面对达到质量配置效率的信息条件做进一步说明。

四　达到质量效率的信息条件

关于质量配置效率的结论是在质量信息对称的情况下得到的。如果关于质量信息在买卖双方之间不对称，即消费者不知道产品的质量和生产成本，生产者不知道质量给予消费者的效用，那么即便交易是一次性的，质量投入也一般达不到社会最优水平。我们使用"一般"这个词加以限定，是指如果生产者愿意接受一个固定的收益，然后提供给消费者关于产品的质量与成本之间的关系，由消费者来选择产品的数量和质量，那么消费者选择的最有利决策正好是社会最优的质量水平。这种情形当然不现实。

经济学关于质量信息不对称的文献浩如烟海，关键的概念是道德风险和逆向选择。道德风险的概念与这里的质量配置效率无关，我们只关心逆向选择。逆向选择的概念由阿克劳夫（Akerlof）在1970年提出，它是指买者因无法在不同质量混合的商品群体中识别出个体的质量，由此引起商品群体中的低质量个体排挤和淘汰高质量个体现象。逆向选择现象导致商品和服务在质量定位方面的资源无效率配置，甚至有可能使相应的市场消失。不过，逆向选择的概念难以用于医疗服务市场，原因是逆向选择现象的一个基本条件是消费者在购买产品之前知道产品的价格，只是不知道产品的质量。在医疗服务市场上，患者在看病之前是不知道医疗服务的价格的，更不用说是医疗服务的质量了。

质量信息不对称的另一种情形是生产者不知道质量给消费者带来的效用。不完全信息条件下的理论有众多研究，当然不局限于质量信息问题。这些研究的一个基本条件是消费者知道自己的效用函数，否则将与新古典经济学基本理念不合，新古典经济学是不讨论这样的问题的。不知道患者的需求信息是医疗服务市场的普遍现象，有时甚至都不能用信息不对称这个词汇，因为连患者自己也不能确知自己对于医疗服务的需求，因此，不完全信息的分析方法难以适用于医疗服务市场的分析，这就是为什么"供方诱导需求"会成为医疗服务市场研究的一个重要范式的原因。

患者不确定自己对医疗服务的需求的根本原因，还是在于患者不能得到医疗服务质量的明确信息，以及各种不同质量的医疗服务的价格信息。如果患者在接受医疗服务之前能够明确获得所接受的和可能接受的医疗服务的质量信息，甚至包括相应的价格信息，患者对医疗服务的需求是能够确定的，那么医疗服务的质量配置问题就完全可能克服信息不对称带来的困难。本书试图说明，医疗服务市场关于质量配置效率的问题或许没有想象的那么困难。只要我们能够给患者提供一个简单的医疗服务质量指标，并且让医院如实宣称自己的质量指标，医疗服务的质量配置效率难题就可以解决了。

第二节　医疗服务市场的质量显示

一　显示质量的惩罚方法

（一）信号传递和质量信号显示的区别

医院向患者显示所提供的医疗服务质量信息的关键在于，如何在患者就医前向患者发出质量的信号。经济分析关于信号传递的思想是简单的，就是如何显示"我能做到，别人做不到"，从而向消费者发出自己不同于他人的信号。比方说，低成本的企业制定一个低于利润最大化的价格，向潜在进入者发出成本足够低的信号以阻止高成本的潜在进入者的进入。再比方说，一个人获得名牌大学的学历在向人们暗示自己的学习能力，与所学内容是否有用没有太大的关系。我们这里关心的是另一种信号传递问题，即生产者如何向消费者发出产品和服务质量水平的信号。

传递质量信号与一般信号传递有所不同，一般的信号传递问题是试图将自己与他人分离开来，信号传递的关键在于区分，传递质量信号是向消费者传递产品和服务的质量具体达到什么水平，质量信号传递的关键在于多少。因此，我们更愿意使用"质量水平显示"和"质量显示"一词，而不用信号传递。"质量水平显示"一般对整个医疗服务市场而言，"质量显示"对个别医院而言。质量水平显示对于医疗服务市场来说，就是向患者显示医院提供的医疗服务质量达到什么水平。如果医院能够向患者如实报告所提供的医疗服务的质量水平，再恰当引入医院之间的竞争，使得医疗服务市场形成类似完全竞争的格局，那么依据命题9-2，医疗服务市场将会是一个没有质量配置效率扭曲的市场。

（二）显示质量水平的方法

我们来关注质量水平显示问题。如果行业中只有一家生产者，不存在通过信号传递与其他生产者区分的问题，如何让生产者如实报告自己产品的质量？在经济实践中主要方法有两种：第一种方法是通过产品担保来做到的，产品担保程度越高，表示产品质量也越高。因为低质量产品提供过高的质量担保，会因为维修调换产品的成本过高而使生产者亏损，过低的担保会向消费者暗示较低的质量而卖不出一个好价格。第二种方法是通过品牌来向消费者暗示产品的高质量。品牌的含义是，生产者已经投入了数十年的经营和若干广告费用，如果产品质量真的有问题而且产品低质量的信息传播开来，以往的品牌积累全部报废。第一种暗示质量水平的担保方法在医疗服务市场上几乎是不可能的，医院一般不敢打保票说自己一定能够医治好一种疾患，所以第二种"劣质受罚"思想值得借鉴。比方说，商店卖出商品敢于承诺"假一罚十"，消费者会相信该商店不敢卖假货。原因是，一旦消费者鉴别出是假货，所有已经购买该产品的消费者都将获得十倍赔偿，赔偿数额足以使商店破产。从某种意义上说，第二种方法还可以暗示产品的质量水平。比方说，不吭声的生产者卖出假货的可能性要大于宣称"有假包换"的生产者，而"有假包换"的生产者卖出假货的可能性要大于"假一罚十"的生产者。

多家生产者相互竞争的市场上，质量显示更具有竞争的意义。例如，一家商店敢于宣称"假一罚十"，而其他的商店不敢宣称，等于在暗示其他的商店可能有假货，敢于承诺"假一罚十"的商店的市场份额将会扩大。惩罚方法显示产品质量的效率一般更高，因为它不需要前期的品牌积累作为抵押，也不需要通过艰苦的读书来获得好的学历。举例来说，要是申报国家科研项目基金使用惩罚原则，项目完成后交由第三方盲审，若没有通过，退回科研经费，甚至按一定比例用自己的收入补偿国家，那么科研项目申报者就要三思而行了。若多人申请同一个项目，敢于承诺用自己的收入补偿国家科研经费比例越高的申报者一般越可信，如同古时军队中立下军令状一样。这样的话，没有人愿意在科研项目上作假，因为一旦过不了盲审关，相当于用自己的钱做科研。

惩罚方法在医疗服务市场上可以很好地显示医疗服务的质量水平，一个重要的原因是提供医疗服务具有天然的惩罚机制，就是医疗差错过失赔付的存在。下面的分析将表明，医疗服务市场甚至可以精确地显示医疗服务的质量水平。

二　医疗差错过失赔付与医疗服务质量

（一）医疗服务的差错过失率

如何评价产品和服务的质量从来都是一件困难的事情，因为一般的商品和服务的质量涉及多维度的评价指标体系。如同我们在这一章开始说明的那样，影响质量的不同维度一般具有不同的量纲，而不同量纲的量是不能简单加总的。为了能够分析产品和服务的质量，在文献中，通常简单化为一个一维的指标来描述产品和服务的质量，这就使得理论分析的质量与消费者实际感受的质量之间形成距离，因为不同消费者对于产品和服务不同方面的特质和性能的看重程度是不一样的。

描述医疗服务的质量似乎没有这么多的困难，一个很好的指标就是医疗服务的差错过失率（简称差错率），差错率越小，医疗服务的质量就越高。有时我们使用医疗服务的差错概率一词取代差错率，两者通常是一个意思，差错率强调事后，差错概率强调事前。患者求医只要没有发生医疗差错过失，就完全达到了就医的目的，至于死亡率或治愈率等，因疾患和个人而异，并不能很好地代表医疗服务的质量。显然，医疗服务的质量越高，发生医疗差错过失的概率就越低。这里要说明两点：其一，这里用差错率代表医疗服务的质量，不是说医疗服务的质量只能通过差错率来描述，比方说，更好的就医环境、更少的排队时间等都是患者在就医时看重的服务质量指标；其二，这里的差错率不是指医生和医院要为其负相应的责任，而是指由于医疗服务不可避免地存在不确定性和患者个体的异质性，实际中的医疗服务难以达到完全理想情况下的那样好。

医疗服务的质量是医疗服务投入数量的函数，依据经验，医生和医院投入越多，出医疗差错的概率就会越小。当医疗服务的投入数量为 0 时，则意味着没有看病，必然会出差错，医疗差错的概率等于 1。同时，通过增加投入来降低医疗服务差错率的效率是递减的，医疗服务的差错概率不可能为 0，仅仅是随着投入的增加会无限地接近这个目标。这符合经验，医疗服务总是有风险的，即便用了最好的医生，做了最全面的检查，使用了最有效的药物，也不能保证百分之百不出问题。沿用第八章第二节第一小节"医疗服务的质量效率问题"的处理方法，用 x 代表医疗服务的投入数量，假定医疗服务的差错率或差错概率用 e 表示，即 $e = e(x)$，满足：

$$e(0) = 1, \frac{\mathrm{d}e}{\mathrm{d}x} < 0, \frac{\mathrm{d}^2 e}{\mathrm{d}x^2} > 0 \tag{9.10}$$

上式表明，随着医疗服务投入的增加，差错率会不断下降，但下降的速率会越来越小。我们也可以使用医疗服务的无差错率或无差错概率 v 来直接代表医疗服务的质量，满足：

$$v(x) = 1 - e(x), \frac{\mathrm{d}v}{\mathrm{d}x} > 0, \frac{\mathrm{d}^2 v}{\mathrm{d}x^2} < 0 \tag{9.11}$$

医疗服务的投入数量与差错概率的关系见图 9-1，横坐标表示医疗服务投入水平，100 表示给患者施以最充分治疗的投入水平，纵坐标表示发生医疗差错的概率。如果考察的医院效率最高，那么图 9-1 中的投入数量与差错概率的关系曲线也可以称为医疗服务的可能性边界。

在实际中，医疗服务差错率可以有两个具体的指标：一是每万个患者的治疗中有多少个出了差错，称为数量指标；二是每百万元医疗服务收费中有多少医疗差错赔付额，称为金额指标。

（二）有差错赔付时的经营性效率

我们在第八章第一节第二小节"医疗服务供给的特点"中引入医疗服务的"经营性效率"的概念，即达到同样的治疗效果时医生或医院选择了最低成本的治疗方案。在有医疗服务差错过失赔付的情况下，医疗服务经营性效率的概念需要扩展。

服务一个患者的成本由两部分构成：提供医疗服务的直接成本与期望赔付成本。提供医疗服务的直接成本与医疗服务投入数量成比例，可用

bx 来衡量提供医疗服务的直接成本，b 为成本系数，用于将医疗服务的数量转换为货币金额的成本。医疗服务的期望赔付成本等于发生医疗差错过失的概率 e 与赔付金额 A 的乘积，那么服务一个代表性患者的期望成本为：

$$c(x, A) = bx + e(x)A \qquad\qquad (9.12)$$

上式可以用图 9 – 2 表示。不难看出，直接成本随着投入数量的增加而增加，期望赔付成本随着投入数量的增加而减少。利用式（9.10）不难得到：

$$\frac{d^2 c}{dx^2} = A\frac{d^2 e}{dx^2} > 0 \qquad\qquad (9.13)$$

表明服务一个患者的期望成本有一个最小值。

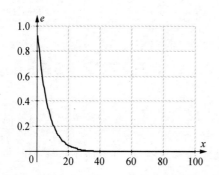

图 9 – 1　医疗服务投入与差错概率的关系

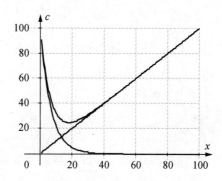

图 9 – 2　服务一个代表性患者成本

我们来扩展医疗服务的经营性效率的概念。医疗服务的经营性效率是指，在给定医疗差错赔付水平 A 的情况下，医院以最低期望成本为患者提供医疗服务。对于营利性的医院来说，当医疗服务的价格给定后，成本越低，盈利就越多，医院显然会以最低期望成本提供医疗服务。对于非营利性的医院来说，以最低期望成本提供医疗服务也是一个合理的行为假定，毕竟节约成本对谁都没有坏处。因此，作以下医生或医院的个人理性行为假定：

假设 9 – 1　作为一个理性的医生或医院，为患者提供医疗服务满足经营性效率，即在给定医疗差错赔付水平的情况下，医生或医院会以最低期望成本为患者提供医疗服务。

显然，发生医疗服务差错过失时的赔付水平高低将直接影响医疗服务的期望成本。图 9 - 3 是三种不同的赔付水平条件下医疗服务的期望成本，显然，赔付水平越高，最低期望成本也越高，对应的医疗服务投入也越多。因此，可以将服务一个患者的期望成本看作是差错率 e 和赔付水平 A 的函数，即 $c(e, A)$。

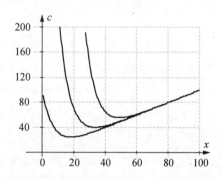

图 9 - 3　不同赔付成本下服务一个患者期望成本

三　医疗服务质量的显示方法

（一）显示医疗服务质量的赔付倍数方法

假定存在一个客观公正的医疗服务差错过失的仲裁机构，赔付水平为 A，A 当然因疾患种类和差错过失的程度而异，我们假定它对医院来说是外生决定的。医院可以通过不同的差错赔付倍数来显示自己的质量水平。例如，一家医院承诺 3 倍的仲裁赔付额，即赔付水平为 $3A$，不妨称为 3 级医院，患者就知道这是一个医疗服务质量较高的医院。要是一家医院只承诺仲裁赔付额的一半，即赔付水平是 $0.5A$，不妨称为 0.5 级医院，患者就知道这是一个医疗服务质量较低的医院。在实践中，当发生医疗服务差错过失时，第三方仲裁机构判赔 100 元，一个宣称 0.5 级质量等级的医院若只赔付 50 元，一般都会引起纠纷。设想有这样的制度规定，法律支持 0 5 级的医院只赔付 50 元，因为这是医院在患者就医前的宣称和承诺，患者有选择医院的权利和自由。在医院承诺差错赔付倍数的情况下，医院服务一个代表性患者的成本式（9.12）改写为：

$$c(x, A) = bx + e(x)aA, \quad a > 0 \tag{9.14}$$

式中，a 代表医院承诺的仲裁赔付额的倍数，对于一个医疗服务质量定位明确的医院来说，a 看作是确定的。

　　这里有一个医院显示的质量是不是其真实质量的问题，或者说，医院有没有激励隐瞒自己的服务质量？由于医疗差错过失赔付构成医院的成本，承诺过高的赔付倍数会导致医院亏损，而承诺过低的赔付倍数意味着较低的质量会失去市场，因此，医院必须在经营成本与市场份额之间做出权衡。我们可以说明，医院有激励通过承诺赔付倍数来如实显示自己提供的医疗服务的质量。

　　（二）医院如实显示质量的激励

　　为什么医院不会隐瞒自己的真实质量？关键在于医院能否通过虚假质量显示而获利。一般来说，显示虚假质量对医院来说是没有利的，我们来证明这一点。医院在医疗服务市场中的实际质量定位，是通过为每一个患者提供医疗服务投入数量 x 决定的，各家医院选择各自投入数量，从而决定了各自不同的质量定位。而患者能够观察到的只是各家医院承诺的医疗差错过失赔付倍数，无法观察到医院的医疗服务实际投入数量以及由此决定的医疗服务差错概率。不过，只要所有的医院承诺的医疗差错过失赔付倍数就是它自己实际最优的赔付倍数，那么患者就可以依据不同医院宣称的赔付倍数来判断医院的医疗服务质量的高低。

　　现在我们来考察一家医院的行为。在各种可能投入水平中，假定所考察医院的最优决策的质量定位（或医疗差错数过失赔付倍数）为 a，与之对应的为每个患者的医疗服务最优投入数量为 $x^*(a)$，医疗服务的价格为 $p(x^*, Z)$，Z 代表所有相互竞争的医院医疗服务质量定位的影响，这种市场竞争的影响可能是非常复杂的。① 不管医疗服务市场的竞争格局有多复杂，所考察医院的最优质量定位是存在的，即在宣称 a 的情况下，所考察医院的其他投入数量对应的质量定位的盈利都不大于 $x^* = x^*(a)$ 对应的情形。

　　要证明的结论是，如果所考察医院虚假宣称医疗服务质量为 $\tilde{a}$，而实际的投入仍然为 x^*，那么医院的收益不会增加。这个结论几乎是一目了

----

　　① 严格地说，Z 是所有相关医院决策行为的函数，即所有医院宣称的医疗差错过失赔付倍数和医疗服务投入的函数，也包括所考察医院宣称的医疗差错过失赔付倍数和医疗服务投入的函数。同时，所有相关医院宣称的医疗差错赔付倍数可以是真实的，也可以是虚假的。当所考察医院的投入或宣称投入变化时，Z 也会随之改变。我们假定医院的数量足够多，以至于医院之间难以形成合谋行为，或者说医院之间不会形成合谋寡头的价格同步变化行为。这样，Z 描述了所考察医院的市场需求背景。

然的，原因是 x^* 对应最优定价和承诺的医疗差错过失赔付倍数，其他的定价和承诺当然不会更好。不过，要证明的问题是医院行为的策略均衡，即所有医院都愿意如实宣称自己的实际赔付倍数。如果有部分医院虚假宣称赔付倍数，所考察医院的"最优"投入 x^* 一般不是所有医院都如实宣称赔付倍数时的最优投入，这时，所考察医院仍然愿意如实宣称自己的医疗差错过失赔付倍数。设与虚假宣称的质量对应的最优投入数量为 $\tilde{x}(\tilde{a})$，对应的最优医疗服务价格为 $p(\tilde{x}, Z)$，我们需要证明以下结论：

$$p^* q^* - C(x^*, q^*) > \tilde{p}\tilde{q} - C(x^*, \tilde{q})$$

式中，上角标星号代表真实的最优投入数量和对应的医疗服务价格和需求量；上标波浪号代表虚假宣称质量对应的量；C 代表总成本函数，我们假定它具有以下形式：

$$C(x, q) = F + c(x, A)q \tag{9.15}$$

式中，F 代表固定成本；$c(x, A)$ 代表服务一个代表性患者的成本，由式（9.14）定义，也是医院的边际成本。

如果医院虚假宣称医疗服务质量为 $\tilde{a}$，并且真的在与 $\tilde{a}$ 对应的投入水平 $\tilde{x}$ 运营，那么得到的利润不会大于最优投入数量为 x^* 对应的利润，成立：

$$p^* q^* - C(x^*, q^*) \geqslant \tilde{p}\tilde{q} - C(\tilde{x}, \tilde{q}) \tag{9.16}$$

式中，$\tilde{p} = p(\tilde{x}, Z)$，代表与虚假宣称的质量 $\tilde{a}$ 对应的最优投入数量 $\tilde{x}$ 时的最优医疗服务价格。在投入数量为 $\tilde{x}$ 的状态下，$C(\tilde{x}, \tilde{q})$ 代表满足经营性效率的成本，即在固定成本 F 给定的情况下，为每一个患者提供医疗服务的成本 $c(\tilde{x})$ 是最小期望成本。如果医疗服务投入数量偏离 $\tilde{x}$，那么将导致实际成本上升。不妨假定在投入数量为 $\tilde{x}$ 的经营状态下，医疗服务投入的实际数量偏离到 x^*，那么成立：

$$C(x^*, \tilde{q}) > C(\tilde{x}, \tilde{q}) \tag{9.17}$$

原因是成本函数 $C(\tilde{x}, \tilde{q})$ 隐含医院满足经营性效率，而实际投入数量却为 x^*，不满足医疗服务的经营性效率条件。上式使用不等号，是利用了条件式（9.13）。

所考察医院的市场需求仅仅与所有医院宣称的赔付倍数相关，与医院的实际投入的医疗服务数量没有关系。这时，虽然实际的投入数量为 x^*，但销售额 $\tilde{p}\tilde{q}$ 仍然没有变化。由式（9.17）得知：

$$\tilde{p}\tilde{q} - C(\tilde{x}, \tilde{q}) > \tilde{p}\tilde{q} - C(x^*, \tilde{q}) \tag{9.18}$$

上式结合式（9.16），成立：

$$p^* q^* - C(x^*, q^*) > \widetilde{p}\,\widetilde{q} - C(x^*, \widetilde{q}) \tag{9.19}$$

上式表明，无论过高还是过低虚假显示医疗服务质量都会使医院利润减少。在证明这个结论的时候，假定其他的医院可能虚假宣称自己的质量，即便如此，所考察医院也愿意如实宣称自己的质量。显然，所有的医院都如实宣称自己的质量是一种纳什均衡状态，因为任何一家医院都不能够通过单方面虚假宣称医疗服务质量而获利。我们有以下命题：

命题9-4 医院有激励按照自己最优质量定位时对应的医疗服务差错过失赔付倍数，宣称自己的赔付倍数。

能够利用医疗服务差错率和承诺赔付水平显示医疗服务的质量，前提条件是医疗差错的数量和赔付金额都是客观的，根本的方法就是建立第三方独立的医疗服务差错过失仲裁机构。或许有一个问题，就是患者与医院通过私了方式来处理医疗纠纷。一般来说，私了成本会更高，因为患者发现医院不敢将差错过失交由第三方仲裁，反而可以以此要挟医院，医院的经营成本会更高。患者也可能用第三方仲裁来要挟医院，这就增加了医院的医疗服务差错过失的数量，这个不难处理，只要患者败诉要承担所有仲裁和鉴定费用就可以了。

四 医疗服务的技术性效率与质量显示

即便医院有激励如实宣称自己的医疗差错过失赔付倍数，患者真的能够由此来判别医疗服务的质量吗？具体地说，当两个医院承诺的医疗差错过失赔付倍数相同时，它们提供的医疗服务质量会一样吗？基本的结论是，在一个充分竞争的市场上，相同的承诺赔付倍数的医院的质量都是一样的，然而在一个不充分竞争的市场上，相同的承诺赔付倍数的医院的质量一般是不一样的。下面，我们来说明这一点。

（一）充分竞争市场的医疗服务质量显示

当医院的运营达到经营性效率时，医疗服务的成本与不同的承诺赔付水平之间形成一一对应关系，承诺的赔付水平与相应的差错率对应，从而影响医院的成本。服务一个患者的成本 c 与差错率 e 的关系见图9-4，图中的医疗服务的"成本—差错率"可能性边界由效率最高的医院使用的医疗服务技术构成。在图9-4的可能性边界右边的点，比方说 T 点，对应于效率较低的医疗服务技术，即在同等差错率时其成本更高，或是在同等成本时其差错率更高。

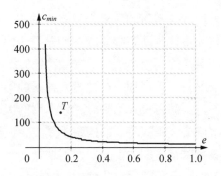

图 9 – 4　医疗服务供给的"成本—差错率"可能性边界

引入医疗服务的技术性效率的概念。对于整个市场来说，如果在医疗服务市场上只有可能性边界上的医疗服务技术存在，我们就说这个医疗服务市场满足生产的技术性效率。对于一个医院来说，如果医院提供的医疗服务处于可能性的边界上，我们就说医院的经营满足技术性效率。显然，在成本—差错率可能性边界右边的医疗服务技术也预示着资源配置没有达到其潜在的最高效率，或称为没有达到技术性效率，也可以看作是一种资源配置效率的损失。

在竞争性市场条件下，医疗服务价格只能定在成本上，达不到技术性效率的医院会被淘汰，所有的医院都处于图 9 – 4 的成本—差错率可能性边界上。只要人们能够获得关于医疗服务的成本—差错率可能性边界的信息，就可以依据医院承诺的医疗差错过失赔付倍数得知所接受医疗服务的差错概率。依据命题 9 – 4，我们有以下命题：

命题 9 – 5　在竞争性市场条件下，当医院提供医疗服务都达到技术性效率时，医院可以通过承诺医疗服务差错过失赔付水平向患者显示其医疗服务的实际差错概率。

（二）不同医院效率差异的表现

医院未必都达到技术性效率，尤其在竞争程度不充分市场中，没有达到技术性效率的医院往往也可以存在。这时，在同一医疗服务差错概率下，没有达到技术性效率的医院比达到技术性效率的医院具有更高的成本，医疗服务的差错率与成本之间不是一一对应的关系。患者虽然可以通过医院承诺的赔付水平知道所接受的医疗服务的名义质量，但不一定知道医疗服务的实际质量。我们来分析医疗服务市场没有达到技术性效率时，医院宣称的医疗服务质量与实际的质量之间的关系。

如何在微观层次上描述不同医院的效率差异是一件困难的事情,我们将问题简化。考虑两种可能的简单情形:其一,医院效率差异表现为在达到同样投入水平的情况下,再增加一单位投入导致的医疗差错率降低的幅度不同,具体地说,达到同样投入水平时,效率高的医院边际投入带来的医疗差错率降低的幅度要大于效率低的医院;其二,医院效率差异表现为在达到同样的医疗服务差错概率的情况下,再增加一单位投入导致的医疗差错率降低的幅度不同,具体地说,达到同样差错概率水平时,效率高的医院边际投入带来的医疗差错率降低的幅度要大于效率低的医院。第一种情形称之为同等投入时的边际投入效率差异,第二种情形称之为同等质量时的边际投入效率差异。

我们以两个效率不一样的医院为例,比方说医院 1 的效率高于医院 2,效率差异表现为对于所有的投入水平 x,医疗服务过失差错概率满足:

$$e_1(x) < e_2(x) \tag{9.20}$$

对于同等投入时的边际投入效率不同的情形,下式成立:

$$\frac{de_1}{dx} < \frac{de_2}{dx}, \ 或者 \left|\frac{de_1}{dx}\right| > \left|\frac{de_2}{dx}\right| \tag{9.21}$$

由上式,可以得到:

$$\int_0^x \frac{de_1}{dt}dt < \int_0^x \frac{de_2}{dt}dt^{①} \tag{9.22}$$

由于 $e_1(0) = e_2(0) = 1$,所以对于所有投入水平满足效率差异条件式 (9.20)。[②] 对于同等质量时的边际投入效率不同的情形,当 $e_1(x_1) = e_2(x_2)$ 时,下式成立:

$$\frac{de_1}{dx_1} < \frac{de_2}{dx_2}, \ 或者 \left|\frac{de_1}{dx_1}\right| > \left|\frac{de_2}{dx_2}\right|, \ 满足 \ e_1(x_1) = e_2(x_2) \tag{9.23}$$

不难得出,上式成立时必须满足 $x_2 > x_1$,否则:

$$\int_0^{x_1} \frac{de_1}{dt}dt = \int_0^{x_2} \frac{de_2}{dt}dt > \int_0^{x_1} \frac{de_2}{dt}dt \Rightarrow e_1(x_1) > e_2(x_1) \tag{9.24}$$

---

① 严格而言,$e(x) = 1 + \int_0^x \frac{de}{dt}dt$,省略常数项 1 不影响所有的结论。

② 医疗服务差错过失概率先微分再定积分,会遗漏一个常数项,这里的常数项为 1。由于定积分等式两边的常数项大小一样,所以不影响结论。

导致效率差异条件式 (9.20) 不成立。

（三）不充分竞争市场的医疗服务质量显示

当分析医院 1 和医院 2 效率不同时，在医院承诺的医疗服务差错过失的赔付倍数相同的情况下，医院提供的医疗服务的实际质量是否会有所不同。在服务一个代表性患者的成本式 (9.14) 中，医疗服务的投入数量与成本之间的转换系数 b 对于所有的医院应该是一样的，由效率差异的式 (9.20) 得知，若两个医院的投入数量相同，效率低的医院服务一个患者的成本更高，即效率低的医院提供医疗服务的边际成本更高。医院达到经营性效率的条件是服务一个患者的成本最小化，由成本式 (9.14)，得到医院达到经营性效率的条件为：

$$\frac{de_i}{dx_i} = -\frac{b}{aA}; \quad i = 1, \ 2 \tag{9.25}$$

可分两种效率差异表现形式情形来说明。第一种情形是同等投入时的边际投入效率不同。在这种情形下，如果医院 1 的投入 x_1 满足经营性效率条件，那么医院 2 的投入水平为 x_1 时将达不到经营性效率。由医院效率条件式 (9.21)，可以得到：

$$\left.\frac{de_2}{dx}\right|_{x=x_1} > -\frac{b}{aA} \tag{9.26}$$

由式 (9.10) 可以看出，医院 2 要达到经营性效率只有减少医疗服务的投入才有可能达到经营性效率。这样一来，对效率低的医院的医疗服务差错概率的影响有两个：其一，同等投入水平下效率低的医院的差错概率较高；其二，为达到经营性效率而减少投入将导致差错概率进一步提高。

第二种情形是达到同等质量时边际投入效率不同。在这种情形下，如果两个医院都达到经营性效率，那么满足：

$$\frac{de_1}{dx_1} = \frac{de_2}{dx_2} = -\frac{b}{aA}$$

两个医院的差错概率一定不相等，即 $e_1(x_1) \neq e_2(x_2)$，因为我们假定效率差异表现为差错概率相等时的边际投入效率不同。由于医院的边际投入效率满足递减条件式 (9.10)，因此要满足经营性效率条件 $de_1/dx_1 = de_2/dx_2$，只能成立：

$$e_1(x_1) < e_2(x_2) \tag{9.27}$$

综合以上分析有以下命题：

命题 9 - 6 在不充分竞争市场条件下，当医院的效率满足式 (9.10)，为代表性患者提供医疗服务的成本满足式 (9.14) 时，若满足达到同样的投入水平时，效率高的医院边际投入带来的医疗差错率降低的幅度要大于效率低的医院，或者达到同样差错概率水平时，效率高的医院边际投入带来的医疗差错率降低的幅度要大于效率低的医院，即便医院承诺的医疗差错过失赔付水平一样，效率越低的医院提供的医疗服务的实际差错概率会更高。

（四）不充分竞争市场的医疗服务的质量和价格

在此分析不充分竞争市场对于医疗服务质量和价格关系的影响。医疗服务的价格是市场竞争的函数，在一个给定其他竞争对手行为的市场环境中，医院效率的高低将会影响医院的实际质量，并通过价格变化表现出来。我们的基本结论是，在给定的市场需求环境下，当医院承诺的医疗差错过失赔付倍数相同时，效率较低的医院的医疗服务的价格会较高。其原因在于，效率低的医院服务一个代表性患者的成本较高，因此总成本也高，医疗服务的定价也高。在此证明这一点。

价格是成本的非递减函数，我们这里引用泰勒尔的证明方法如下：[①]假定对于所有的投入水平 x 成立：

$$C_1(x) \leqslant C_2(x)$$

在给定市场需求的情况下，当成本函数为 C_1 时，医院 1 不愿意以成本函数 C_2 对应的最优价格和数量提供医疗服务，成立：

$$p_1^* q_1^* - C_1(q_1^*) \geqslant p_2^* q_2^* - C_1(q_2^*)$$

式中，上角标星号代表最优的价格和数量。同样，当成本函数为 C_2 时，医院 2 不愿意以成本函数 C_1 对应的最优价格和数量提供医疗服务，成立：

$$p_2^* q_2^* - C_2(q_2^*) \geqslant p_1^* q_1^* - C_2(q_1^*)$$

以上两式相加，成立：

$$[C_2(q_1^*) - C_1(q_1^*)] - [C_2(q_2^*) - C_1(q_2^*)] \geqslant 0$$

上式为：

---

① 泰勒尔：《产业组织理论》，张维迎等译，中国人民大学出版社 1997 年版，第 83 页。

$$\int_{q_2^*}^{q_1^*} \left[C_2(x) - C_1(x) \right] \mathrm{d}x \geqslant 0$$

上式表明 $q_1^* \geqslant q_2^*$，即 $p_2^* \geqslant p_1^*$。也就是说，在固定成本相同的情况下，对于一个医院来说，效率低的医院的医疗服务定价不会低于效率高的医院。

如果所有医院都处于相同的不充分竞争的环境中，并且医院提供的医疗服务的价格可以观察，那么我们可以通过比较价格来判断医院的效率。再由命题 9 - 6 可以判别医院宣称的医疗服务质量与实际质量是否有差异。我们可以得到以下结论：

命题 9 - 7　在市场需求环境相同的条件下，若医院承诺的医疗差错过失赔付倍数相同，效率低的医院的医疗服务定价比效率高的定价更高。

以上命题表明，如果能够观察到医院提供的医疗服务价格和承诺的医疗差错过失赔付倍数，那么可以通过医院的价格和质量的比较，间接获得医疗服务质量的信息。我们会在第十章第四节关于"提高医疗服务市场效率的办法"中提出让患者在就医前获得相关医疗服务价格方面信息的方法。

第三节　医疗服务质量差异与效率

一　医疗服务质量差异化的意义

生产者利用人们对质量偏好的差异为人们提供不同质量的商品和服务。因此，在人们的消费中，不同质量的商品和服务同时存在是一种普遍的现象，尤其是那些在数量上不可分割的整体性消费更是如此。比方说，电视机的消费就是一个在数量上不可分割的例子。为了能够看电视，有的人愿意买上万元的电视机，有的人只愿意买几百元的电视机。从获得信息和娱乐的功能角度来说，高档电视机和低档电视机都可以达到目的。要是电视机都是一样的质量和价格，有些人会嫌电视机质量不够好，有些人会嫌电视机太贵，从社会角度来说，只提供一种没有质量差异的产品会导致资源配置的效率损失。

人在本质上都是一样的，之所以对商品和服务的质量偏好不同，最重要的影响因素是人们的收入差异。收入高的人愿意花费较多的钱看病，收入低的人则只愿意花费较少的钱看病。社会是否应该提供免费医疗，以致所有的人都享受同样质量的医疗服务，这是一个属于社会公平观的规范性范畴的问题。从效率的角度来说，提供有差异的医疗服务不仅可以提高医疗服务的质量配置效率，还可以促进医疗服务技术的进步。差异化的质量意味着差异化的医疗服务手段，既然有人愿意尝试那些昂贵的新医疗服务技术，何乐而不为？同时，在一个医疗服务保障制度尚不甚完善的社会，提供质量相对低一点的医疗服务还可以提高医疗服务的可及性，甚至可以通过政府对较低质量的医疗服务予以补贴，更好地实现社会公平。

对于我国来说，医疗服务差异化更有其特殊的意义。我国的医院在医疗服务质量方面实际上是有差异的，医院分三级十等明确地告诉患者医疗服务的质量是不一样的。面对基本上一样的医疗差错过失赔付成本，低等级的医院因成本高而难以降低价格，高等级的医院也不能光明正大地提高价格。患者有病反正都是一看，为什么不涌进大医院。若高等级医院能够通过高的医疗服务差错过失赔付而提高价格，从而降低患者的数量，低等级医院通过低的赔付成本而降低价格，从而吸引更多的患者，分流高等级医院的部分患者。一个高低价格层次分明的医疗服务体系，不但可以提高医疗服务的可及性，还不会形成大小医院忙闲不均的局面，这本身就提高了医疗服务资源的利用效率。

仍然回到理论问题上。假定一个社会可以提供不同质量的医疗服务，并假定患者可以通过医院承诺的医疗差错赔付倍数观察医疗服务的质量，医疗服务的质量就一定能够达到最有效的配置吗？

二 非竞争性医疗服务市场的情形

（一）单一患者的情形

先来分析非竞争性医疗服务市场服务一个患者的质量配置效率问题，然后再考虑患者群体的情形。分析一个代表性患者的医疗服务决策需要知道该患者对医疗服务的需求，依据命题9-5，在患者知道医疗服务质量的情况下，如果患者知道自己对于医疗服务的需求（曲线），那么决策问题与式（9.1）描述的一样，医院先选择医疗服务的质量和价格，患者再选择需要的数量，这是一个两阶段的决策链，依据命题9-1，医疗服务的质量配置一般达不到社会最优的水平。

实际的情况往往是患者不知道自己的需求（曲线），也就是说，患者无法描述需要的医疗服务数量与价格之间的函数关系。不过，患者对于医治自己疾患的最高出价是知道的。这样，患者的需求可以这样处理，医院的要价在患者的最高出价以内，患者接受医疗服务，在最高出价之上，患者不接受医疗服务。患者和医院的决策问题如下：

$$\max_{p,x} pq - c(x,\ e)$$

$$s.\ t.\ q = \begin{cases} 1 & if\ p \leqslant \overline{p} \\ 0 & if\ p > \overline{p} \end{cases} \tag{9.28}$$

式中，e 代表医疗差错率，指医疗服务的显示质量；x 代表医疗服务的实际投入数量，它影响实际上的医疗差错率；$\overline{p}(e)$ 代表患者的最高出价，它是医疗服务质量的函数，当实际价格 p 高于最高出价，或患者拒绝医治，或给患者带来痛苦。

在患者接受医疗服务情形下，若医院知道患者的最高出价，那么医院要价 $p = \overline{p}$，医院的决策问题转化为最小化投入成本 $c(x,\ e)$，在满足经营性效率的情况下，投入 x 与价格没有关系，医疗服务的质量配置没有扭曲。同样，若医院不知道患者的最高出价，但只要医院的要价满足 $p \leqslant \overline{p}$，医院的决策问题仍然是最小化投入成本 $c(x,\ e)$，质量配置同样没有扭曲。无论医院是否知道患者的最高出价，只要成交，医疗服务的决策问题都退化为一次性交易决策，医疗服务的质量配置没有扭曲。

决策问题式（9.28）的结论可以推广到供方诱导需求情形。如果医生和医院可以任意要价，医生和医院诱导患者仅仅改变医疗服务的实际价格 p，无论诱导需求是否需要付出努力成本，这个诱导成本与用于治疗的投入数量 x 没有关系，投入成本 $c(x,\ e)$ 不受影响，医生和医院诱导行为不影响医疗服务质量的配置。如果医生和医院不能随意要价，价格需要与治疗手段相联系，比方说，若干检查和治疗项目的收费要受有关部门的控制，那么供方诱导需求将改变质量配置状态，一般达不到经营性效率。从一定的意义上说，干预市场总是会导致医院资源配置扭曲这个结论是正确的。于是有以下命题：

命题 9 - 8　在满足医疗服务投入经营性效率情况下，面对 0—1 型需求的患者，只要医院可以任意确定医疗服务的价格，无论是否有供方诱导需求行为，医疗服务的质量配置都不会扭曲。如果第三方限制医疗服务的单项收费价格，将导致医疗服务质量配置扭曲。

以上命题的结论，我们会在第十章第二节第二小节"限定医疗服务项目收费对效率的影响"的内容中，从理论上加以证明。

（二）若干患者的情形

将以上分析扩大到所有患者的情形。如果患者知道自己的最高出价，群体需求曲线可以确定，分析与一般的商品和服务没有区别。医疗服务的决策问题为：

$$\max_{p,e} pq - [F + qc(x,\ e)]$$

$$\text{s. t. } \max_q U(q,\ e) - pq \tag{9.29}$$

式中，q 代表患者数量；F 代表医院的固定成本；$c(x,\ e)$ 代表服务一个患者的期望成本。上式描述的决策问题是一个两阶段决策链，由于医疗服务质量影响患者的最高支付，从而影响医疗服务的需求，因此，会对质量配置造成扭曲。我们有以下结论：

命题 9 - 9 在满足医疗服务投入经营性效率的情况下，面对 0—1 型需求的患者群体，只要医院不能对每一个患者实行差别定价，就将导致医疗服务质量配置扭曲。

命题 9 - 8 和命题 9 - 9 看似矛盾，其实不然。命题 9 - 8 是指从每一个单个患者角度来看没有医疗服务质量配置效率扭曲，命题 9 - 9 是指从患者群体的角度来看有医疗服务质量配置效率扭曲，两者并不矛盾。因为对于患者群体来说，医疗服务的价格将影响看病就医的人数，从而改变医院的盈利水平。

三 竞争性医疗服务市场情形

（一）单一患者情形

竞争性市场的典型特征是患者在就医前就知道医疗服务的价格。在前面的分析中，我们一再强调医疗服务市场的非竞争性，预示患者在就医前是不知道医疗服务价格信息的。实际上是有办法让患者在就医前就知道医疗服务的（预期）价格的，这部分内容在第十章第四节"提高医疗服务市场效率的办法"中加以说明。如果患者能够在就医前就知道医疗服务的价格，达不到技术性效率的医院将无法生存，市场竞争的结果是所有的医院都达到技术性效率，只能按成本定价。

医疗服务质量决策问题转化成患者选择医院的成本 $c(x,\ e)$ 的问题。医院达到技术性效率意味着给患者提供一个医疗服务价格（等于成本）与医疗服务质量（差错率）之间配对关系的一个表单，一个代表性患者的选择原则是最大化其净效用，即最大化 $u(e) - c(x,\ e)$，这是一个一次性决策问题，医疗服务的质量配置不会扭曲。

（二）若干患者情形

本章开始用灯泡照明质量的决定问题来说明斯旺独立性结论。不管穷人还是富人，力图用尽可能低的成本获得尽可能长的照明时间是共同的，也就是说，所有的消费者有共同的质量需求。不过，对于一般的商品和服务，如果消费者对于质量的要求是不一样的，那么灯泡照明例子的结论不适用。对于医疗服务来说，患者对于医疗服务的质量需求是不一样的，我们需要作进一步的分析。

假定在一个完全竞争的市场上，生产者可以提供不同质量的产品，生产的成本 C 是产品质量 v 的函数。由于是完全竞争，产品只能在边际成本上定价，生产的决策问题转化为消费者的质量决策：

$$\max_{v} U(q, v) - C(q, v) \tag{9.30}$$

式中，$U(q, v)$ 代表消费者群体的需求，其中的需求量 $q(v)$ 是质量的函数。消费者质量最优决策的一阶条件为：

$$\frac{\partial U}{\partial q}\frac{dq}{dv} + \frac{\partial U}{\partial v} - \frac{\partial C}{\partial q}\frac{dq}{dv} - \frac{\partial C}{\partial v} = 0 \tag{9.31}$$

利用完全竞争市场条件 $\frac{\partial U}{\partial q} = \frac{\partial C}{\partial q}$，由式（9.31），得到产品质量的社会最优配置条件为：

$$\frac{\partial U}{\partial v} = \frac{\partial C}{\partial v} \tag{9.32}$$

上式正是这一章开始提到的式（9.4），表明生产在质量配置上没有效率损失。

完全竞争市场能够保证产品质量的社会最优配置条件式（9.32），有两个隐含前提：其一，生产者只提供单一质量产品，虽然生产者能够提供各种不同质量的产品，但最终只能实际生产一种质量的产品；其二，有一个社会决策者为所有的消费者作决策，选择一个对社会最有利的产量和质量水平，这显然不是实际情形。如果市场是竞争性的，那消费者可以选择不同质量的产品，社会只提供一种质量的产品本身就是一种资源配置的效率损失。关于医疗服务市场的患者群体的质量效率的分析，以及如何实现患者群体的质量最优配置问题，我们在第十一章第二节"部分保险与医疗服务效率"中加以说明。

（三）医院的长期运行

医院的长期运营是要补偿固定成本的，因此，服务一个患者的长期成本要大于短期服务单个患者的成本 $c(x, e)$。固定成本是指不随产量而变的成本，或者说，是指与不可改变投入数量的生产要素对应的成本。这是一个不严格的概念。考察的时间越短，不可改变投入数量的生产要素就越多，与之对应的固定成本也就越大；反之亦然。当医院进行短期决策时，它依据的短期是多长的时间，依赖医院的决策理念。

在考虑固定成本需要得到补偿的情况下，当达到技术性效率的条件时，医院能够提供的医疗服务价格（等于平均成本）与医疗服务质量（差错率）之间配对关系的表单与短期不同。即便所有的患者都是一样的，医院服务一个代表性患者的决策选择问题为：

$$\max u(e) - \varphi c(x, e), \quad \varphi > 1 \tag{9.33}$$

参数 φ 大于 1，是表明长期医院的固定成本要补偿。这时，新古典意义上的质量配置效率与古典意义上的质量配置将会有所不同。不难看出，当 $\varphi > 1$ 时，相当于医院的（短期决策时的）边际成本提高，满足"达到同样差错概率水平时，效率高的医院边际投入带来的医疗差错率降低的幅度要大于效率低的医院"。由命题 9 - 6 可知，对于每一个患者医院会减少投入水平，与新古典的短期质量投入水平相比，古典的长期质量投入水平要低一点。谁合理？难说！我们仍然能够看到协调古典效率与新古典效率的难题。

第十章　提高医疗服务市场效率的方法

　　提高医疗服务市场效率的关键在于降低医疗服务价格水平。用什么方法控制医疗服务价格水平，涉及经济治理的基本理念。从某种意义上说，经济治理的理念属于信仰问题，各人有各人不同的见解。因此，要提出一个让所有人都认可的控制医疗服务价格水平的方法几乎是不可能的。不过，医疗服务作为一种社会的基本服务产品，也有与其他产品和服务共同属性的一面，价格水平的控制有其共性。无论是哪个国家和地区，控制医疗服务价格水平的一个重要方法是对医疗服务的单个项目的收费加以管控。单个项目的收费管控对于医疗服务市场效率的影响是我们关心的内容。

　　除了对医疗服务单个项目收费管控外，医疗服务市场的治理模式也是影响医疗服务市场整体效率的重要因素。当今世界有两种主要的医疗服务市场治理模式，美国的市场制衡模式和英国的政府监控模式。这两种模式虽然有很大的不同，但基本的特点都是利用医患之外的第三方来控制医生和医院的行为，以克服医疗服务市场的信息不对称性。无论是美国的市场制衡模式还是英国的政府监控模式，在提高医疗服务市场整体效率方面都有优点和缺点。

　　有没有办法直接利用患者行为来制约和制衡医生和医院的行为，以提高医疗服务市场的效率，发挥市场"看不见的手"的作用，这是一个有意义的话题。我们认为，这样的方法是有的，那就是利用互联网技术将医院提供的医疗服务的质量和价格信息直接传递给患者，让患者在就医之前就能获知价格和质量信息。只要患者在就医之前能够获知所接受的医疗服务价格和质量信息，医疗服务市场就将成为一个竞争性极高的市场，如何提高医疗服务市场效率的难题也将迎刃而解。

第一节　市场经济的制衡思想

用什么方法解决医疗服务市场的难题，建立高效率的医疗服务体制，涉及经济治理的理念。

一　以利己行为制约利己行为

本书第二章第一节第一小节"市场的动力和供求法则"中提到，市场经济是靠价格信号引导资源配置的，而价格信号能够起作用的条件是市场上的企业和个人都是为了自己的利益的。或者说，市场机制是建立在人们利己行为基础上的。如果人人都是利他的，那么市场机制将不会有效运行。比方说，一个顾客问卖青菜的摊主："青菜多少钱一斤？"，摊主回答："2元一斤。"轮到顾客决定买不买或是讨价还价了，哪知这个顾客一心利他，说道："老板，你这个青菜卖得太便宜了，应该卖3元一斤！"哪知摊主也是一个一心利他的人，答道："不，不，我想1元一斤卖给你！"两个人都在利他，以至于青菜的买价往上走，卖价往下走，何以成交！现实中当然不会有这样的卖青菜的情形出现，但是这个例子告诉我们，市场经济起作用的基本动力是人们的利己行为，只要一个国家坚持市场经济，就没有理由批评人们的利己行为。

而你为自己的利益，我也为自己的利益，谁来考虑我们大家的利益呢？这个问题问得好！市场经济有两大问题：人人都为自己何来社会整体利益，人人都为眼前何来社会长远利益？不过，亚当·斯密回答了这个问题。按照亚当·斯密的看法，消费者的钱是辛苦赚来的，买东西百挑不厌，生产者要想赚到钱，就必须迎合消费者的需要，否则就难以生存。消费者的需要在满足的同时还会不断地升级，今天这个需要满足了，明天会产生新的需要。生产者要想生存，就要不断地开发出新的产品和技术以迎合消费者的需要。在这个你追我赶的过程中，社会生产力得以进步。正是在价格信号这只"看不见的手"指引下，将人们的利己行为转化为给整个社会带来利益和进步的力量。用书面的语言来说，市场经济是用消费者的利己行为制约生产者的利己行为，用通俗的话来说，这是以"毒"攻"毒"可以治病。

市场经济能够带来技术进步的根源在于，将人们个体的利己行为转化成对社会整体有利的力量。20 世纪打了两次世界大战，人们至今念念不忘，20 世纪有一件大事，人们现在几乎只字不提，这就是两种经济模式的较量，而后者的历史意义远大于前者。撇开俄国革命不看，两次世界大战之后世界上形成了两种截然不同的经济治理模式，一个是计划经济治理模式，另一个是原来的市场经济治理模式。两种经济模式较量的结果大家都清楚，计划经济从诞生那天开始就问题不断。首先是 20 世纪 50 年代南斯拉夫的工人自治改革，原因是企业没有积极性；接着是 60 年代苏联的权力下放改革，原因是地方没有积极性；其次是 70 年代东欧引进市场的市场化改革，原因还是没有积极性；直到 20 世纪 80 年代开始才有中国的改革开放；最后是 90 年代的苏联解体和东欧全盘私有化。为什么计划经济不停地改革，主要原因是自 20 世纪 40 年代开始，世界进入一个新的科学技术革命高潮，称为第三次工业革命，在这个科学技术革命高潮中几乎没有什么重要的技术是计划经济条件下的人原创出来的。相信人类社会再过一千年，人们大概会忘掉 20 世纪的两次世界大战，但不会忘掉两大经济模式的较量。

如果没有科学技术革命，那么计划经济或许是最有优势的经济制度，因为它可以集中所有的资源做一件事情。问题在于计划经济总是伴随着产品单调、技术陈旧、产品一成不变的痼疾，它最怕科学技术进步，一旦产品多样化和更新更替速度加快，计划经济无法适应产品体系的变化。是科学技术革命让计划经济在两大经济治理模式的较量中败下阵来，当人们谈论一种经济治理模式优越性时，不要忘记历史条件。现代社会的产品多样化程度和更新更替速度都远远超过以往历史的任何一个时期，再回到计划经济时代根本就是一件不可能的事情。

二　经济学与管理学的思想差异

什么是一种经济体制的优势，那就是在这种经济体制下能否将人们的利己行为转化为推动科学技术和社会进步的力量。我们赞扬利他精神，甚至鼓励人们学习和拥有利他精神，但是建立经济体制却不能仅仅依靠利他精神。如果一种经济体制只有当人们利他时才能有效运行，那么这样的经济体制迟早会出问题，原因是万一有人利己怎么办呢？反过来想一下，如果一种经济体制连利己的人都能为社会做贡献，更何况利他的人呢！

治理经济与治理企业的基本理念是不同的！治理企业关键在于用好"能干的人"，治理经济关键在于用好"利己的人"。作为企业家，可以在人们之间挑选，好用的留下，不好用的叫他走开。作为治国者，当然不能在国民之间挑选，不可能好用的留下，不好用的叫他到外国去。如果一个利己的人在你的心目中都是一个人才，那么你能用天下之人，是一个好的治国者。为什么一个利己的人都会在一个好的治国者心中是一个人才？因为你能够靠市场"看不见的手"将他的利己行为转化为推动社会进步的力量。什么是治国的关键？关键在于你能否做到"人皆可用，人皆为才"！

治理企业，要点在于对下级的监管控制，治理经济，要点在于人们利益的相互制衡。用管理企业的方法治理经济是行不通的。举一个假想的例子：面对一群羊，如何控制？如果每一只羊都用一个人去控制，那么哪个人都不能松手，因为一松手羊就跑了。这时总是感觉羊不听话和管羊的人手不够。要是所有的人都松手，羊会自然而然聚成一群，甚至会产生一只头羊，控制羊群的走向就容易得多了。多年以来，我国的国有企业改革之所以难以成功，就是试图用"稽查特派员"、"纪律检查小组"等监管每一个国有企业！所以我们总是感觉有些国有企业管理人员违法违纪不听话，管理人员腐败和国有资产流失，监管国有企业的人手不够。对于私营企业的管理就简单多了，只要管住企业照章纳税不要违法经营就可以了，不需要担心管理人员腐败、企业资产流失等问题。

三　经济制衡与思想觉悟

当我们坚持市场经济，利用消费者的利己行为制约生产者的利己行为时，岂不是在发扬光大人们的利己精神，人们的道德水准岂不是要下降？如果这样理解市场经济，还是没有真正把握市场机制"看不见的手"思想精髓。当利用利己行为制约利己行为的时候，怎么知道人们的思想道德水准会降低呢？我们来讲一个真实的例子。

刚改革开放的时候，与一位公交公司的经理聊天。那时的公交车是人工卖票的，每一辆车上都有一个甚至两个售票员。公交系统又不发达，经常发生拥挤现象。

经理："我们公交公司有两大损失！"

"什么两大损失？说来听听，还没有解决不了的问题。"

经理："第一大损失是有人乘车不买票，尤其是在上下班的高峰期，乘车的人拥挤，售票员走都走不动，许多人趁机不买票。我们公交公司的办法是，专门在上下班的高峰期派一些眼尖手勤的售票员顶上去，盯准了谁买了票谁没有买。虽然售票员眼尖手勤，人实在太挤，还是有一些乘客没买票。第二个损失是有人认识售票员，上了车跟售票员打了一个招呼就不用买票了。我们公交公司的办法是，在车内贴了一圈举报电话，谁要是发现售票员没有卖票给他的熟人，举报后我们给予奖励！"

"'文革'刚结束，你还搞这种群众揭发群众的事情，这样做是不对的！"

经理："那你说怎么办？"

"我给你一个方法，一分钱成本都不要，而且人人都买票。印一些罚款单向社会推销，任何人拿着罚款单就可以到各个公交车站查看，若有人没有当天车票，撕一张罚款单罚款5元。5元钱不要上交政府，要归个人！这样一来，每个车站都有人围追堵截，谁敢不买票？！"

你需要眼尖手勤的售票员吗？不需要。你需要举报电话吗？也不需要。你在干什么呢？你在利用一些人想捞外快的利己行为制约另一些人想逃票的利己行为，其结果人人都乘车买票，这就是以毒攻毒可以治病！

在此不厌其烦地举这个例子，不是要说明如何用"利己行为制约利己行为"，而是要说明一种机制对于人们思想觉悟的影响。例如，现在科学技术进步了，不需要人工卖票了，刷卡乘车，只要一个司机就够了，靠科技进步也能防范人们的利己行为。我们想进一步说明思想觉悟问题。对于早年的公交，虽然用眼尖手勤的售票员和举报电话，但总有一些人乘车不买票，你说那些买了车票乘车的人心中有多不平衡。社会主义的国家，都是国家的公民，凭什么你乘车不花钱而我乘车却花钱？心中愤愤不平，跟着学样，人们练就逃票的本事，思想道德水准会降低。要是采用罚款的方法，谁也不敢不买票，久了以后习惯成自然，认为乘车就应该买票，思想道德水准反而会提高。

利用眼尖手勤的售票员和设立举报电话是管理学的方法，试图盯住每一个人，因此，总是认为人手不够用；采用罚款手段是经济学的方法，建立了人们的利益制衡机制之后就不用管它了。经济学的治理方法就是我国古人倡导的无为而治思想，我们现在缺少的就是这种治国理念。

我们下面先分析当下经常使用的通过管控单项收费来降低医疗服务价格水平的方法对于医疗服务市场效率的影响，然后再提出如何在医疗服务市场上建立用患者的利己行为制约医生和医院的利己行为的机制，以达到既可以减少对医疗服务市场的直接管控，又能够提高效率的目的。

第二节　控制医疗服务单项收费的效率

　　控制医疗服务价格最常用的方法是对各个单项医疗服务项目的收费加以限制，比方说，做一个 CT 只能收多少费用。我国目前的医疗服务价格控制采用的就是这样的方法，不过，这是一种管理学的方法。我们关心这种单项收费限定的控制方法对于医疗服务市场效率的影响。

一　医疗服务项目收费形式

　　在实际中，医院的医疗服务价格制定通常会受有关部门的监管。在我国，价格控制一般是以各项医疗服务项目的收费标准被限定的形式表现出来的。这样一来，医院就不能像市场中一般企业那样自由制定价格，医疗服务的价格与成本之间形成一定程度的对应关系。在对医疗服务价格监管的情况下，实际中的医疗服务价格与成本的对应关系可能是多种多样的，简化分析，我们假定医疗服务的价格可以用下式描述：

$$p = f + (1 + r) \times c(x) \tag{10.1}$$

　　式中，f 代表服务一个患者的固定收费部分；r 代表服务一个患者的实际成本之上的以成本为基数的加成率，满足 $r > 0$；c 代表服务一个患者的直接成本，它不包括医疗差错过失赔付成本，是医疗服务投入数量 x 的函数。式（10.1）的医疗服务项目收费形式在实际中经常见到，比方说，若干检查项目的收费和药品定价受医疗监管部门的限定，它们属于成本加成项，而挂号费和诊断费则属于固定收费项。

二　限定医疗服务项目收费对效率的影响

（一）只限定单个项目收费而不限定固定收费的情形

　　假定医疗服务项目的成本加成率 r 被有关部门限定，我们先考虑固定收费 f 和医疗服务投入数量 x 均属于营利性医院的自主决策变量的情形。医院的决策问题为：

$$\max_{f,x} \pi = pq(p) - F - [e(x)A + c(x)] \times q(p) \tag{10.2}$$

　　式中，F 代表医院运营的固定成本；A 代表发生医疗差错过失的期望赔付额；e 代表发生医疗服务差错概率，是投入 x 的函数。上式中的 p 由式（10.1）定义。利用式（10.1），对固定收费 f 的最优决策的一阶条件为：

$$\frac{\partial \pi}{\partial f} = q + p\frac{dq}{dp} - (eA + c)\frac{dq}{dp} = 0 \tag{10.3}$$

对医疗服务投入数量 x 的最优决策的一阶条件为：

$$\frac{\partial \pi}{\partial x} = (1+r)\frac{dc}{dx} \times \left[q + p\frac{dq}{dp} - (eA+c)\frac{dq}{dp} \right] - \left(\frac{de}{dx}A + \frac{dc}{dx} \right) \times q = 0 \tag{10.4}$$

将式（10.3）代入上式，得到：

$$\frac{de}{dx}A + \frac{dc}{dx}\bigg|_{\partial \pi / \partial f = 0} = 0 \tag{10.5}$$

上式是医院经营性效率的条件，即引入医疗差错赔付成本后服务一个患者的期望成本达到最小值的条件。如果 A 代表社会最优的赔付水平，那么式（10.5）表明，医疗服务的限定单个项目收费的方法没有导致社会效率损失。

上述结论是在医疗服务项目的成本加成率 r 给定条件下得到的，也就是说，在一定的数值范围内，医疗服务项目的成本加成率 r 的取值不影响社会效率。其理由是直观的：因为医院可以自由选择决定价格的参数 x 和 f，其价格决策问题在实际上等同于价格不受限制的情形。当然，r 的取值范围是有条件的，需要保证 $f \geq 0$ 和 $(1+r) \times c \leq p^*$（p^* 为无限制条件下的最优定价）的条件得到满足。我们有以下结论：

命题 10－1　只要医疗服务对于每一个患者的固定收费部分和医疗服务投入数量由医院自主决定，医疗服务项目的成本加成率在一定的数值范围内由医疗监管部门限定，不会影响医疗服务市场的社会效率和医院自身经济利益。

上述命题的结论与一般经济学教科书上的效率命题相去甚远。教科书关于效率的标准是价格是否等于边际成本，在这里，社会（质量）效率可以在价格大于边际成本时达到。原因是我们这里分析的是一个代表性患者的情形，相当于交易的数量为1，而一般商品交易的情形是交易数量由消费者决定。对于一个患者来说，只要医疗服务的价格在患者的最大支付能力之内，价格的变化仅仅影响医患之间的利益分割，因此，能够达到新古典效率。这个结论不能扩展到整个患者群体，因为对于患者群体来说，医疗服务价格影响患者就医数量，新古典效率问题随之而来。至于医疗服务的社会效率，它仅仅与医院提供的医疗服务是否达到了社会要求的质量水平有关，与新古典效率没有关系。

（二）同时限定固定收费与单项收费的情形

我们来分析在医院的固定收费 f 和成本加成率 r 均被医疗监管部门限定的情况下，对医院的决策与医疗服务社会效率的影响。我们只考虑限定的固定收费 f 小于医院自由定价时最优决策要求的 f^* 的情形，理由是当 f 大于 f^* 时，营利性的医院会在实际执行中暗中降低固定收费，这时，限定固定收费 f 没有实际意义。

我们以满足条件式（10.3）和式（10.4）的最优定价状态，即 $f^* + (1+r) \times c(x^*)$ 作为比较的基准。一般来说，不给出需求函数具体形式难以判定医院最优决策的二阶条件是否成立。不过，依据医院的利润存在最大值的实际情况，我们不妨假定二阶条件 $\mathrm{d}^2\pi/\mathrm{d}p^2 < 0$ 成立。这时，在给定成本加成率 r 和保持医疗服务投入数量 x 不变的条件下，f 变化等同于价格变化，即成立：

$$\frac{\partial^2\pi}{\partial f^2} = \frac{\mathrm{d}^2\pi}{\mathrm{d}p^2}\bigg|_{x=x^*} < 0 \tag{10.6}$$

上式表明，$\partial\pi/\partial f$ 是 f 的减函数。所以，当限定的固定收费 $\overline{f} < f^*$ 时，参见式（10.3），可以得到：

$$q + p\frac{\mathrm{d}q}{\mathrm{d}p} - (eA+c)\frac{\mathrm{d}q}{\mathrm{d}p} > 0 \tag{10.7}$$

将上式代入式（10.4）可知，$p = \overline{f} + (1+r) \times c(x^*)$ 已经不是医院的最优定价了，最优决策要求调整后的 x 满足：

$$\frac{\mathrm{d}e}{\mathrm{d}x}A + \frac{\mathrm{d}c}{\mathrm{d}x} > 0 \tag{10.8}$$

上述条件与医院的经营性效率条件式（10.5）不一致。由于医疗服务差错率 e 是投入 x 的减函数，上式成立的条件是增大对每一个患者的医疗服务数量 x。我们有以下结论：

命题 10 - 2　当医疗服务项目的成本加成率给定，并将医疗服务的固定收费限定在医院自主定价的最优水平之下时，医院会通过增加对每一个患者的医疗服务数量对较低的定价进行补偿，由此导致过度医疗形式的社会效率损失。

另外，当限定的固定收费 $\overline{f}$ 的数值小于不受限制时的最优固定收费 f^* 时，如果 $\partial\pi/\partial f$ 是 f 的严格减函数，那么限定的固定收费 $\overline{f}$ 的数值越小，式（10.8）左边的值越大，医院通过增加医疗服务数量 x 对价格进行补

偿的幅度就越大。我们可以得出以下结论:

命题 10-3 当医疗服务项目的成本加成率给定时,管理部门限制的医院的固定收费越低,医院通过增加每一个患者的医疗服务数量对较低的定价进行补偿的幅度就越大,由此导致的过度医疗形式的社会效率损失也越大。

由于医院的固定收费对患者来说通常是公开信息,因此,为了不给患者以高价格的信号,医院倾向于制定较低的固定收费价格。在我国,医院收取极低的医疗服务固定费用几乎是一种普遍做法。如果医院的医疗责任赔付水平低于社会最优的要求,那么低的固定收费引起的社会效率损失反而有可能减小。可是,我国目前的医疗责任赔付由于缺乏权威性的仲裁机构和执行标准,导致医院为此付出较大的交易费用,更增加了医疗差错过失赔付的成本。在这样的情况下,刻意压低医疗服务的固定收费水平反而会进一步增大以过度医疗形式表现的社会效率损失。

三 限定项目收费的医院经营性效率

患者接受的医疗服务的质量一般是用医疗服务差错率来表示的,这个做法有一个条件,就是医院可以自主决定医疗服务的价格,这时,达到经营效率是医院自身利益所在,也就是说,对于给定的医疗服务质量,医院会选择最小成本的投入。当医疗管理部门用单项收费限定方法控制医疗服务的价格水平时,用医疗服务差错率来衡量医疗服务的质量就有疑问了。

例如,我国以往通行的方法是医院对于开出的药品,只能按照在药品购进价格的基础上加上一个固定的加成比例卖给患者。显然,同是一种疾患,医院开出一个高价格的药比开出一个低价格的药的收益更高,有可能低价格的药更适合患者的病情,却开了高价格的药。对于患者来说,个人的医疗服务质量是否更好是不确定的。以抗生素为例,对于一个得了一般炎症的患者来说,用最好的抗生素虽然更容易治愈疾患,但可能导致抗药性,当该患者以后得了严重的炎症时,最好的抗生素也将起不了多大的作用了。这时,用医疗服务差错率来反映医疗服务的质量就要令人质疑了。

本书第八章第一节第三小节"医疗服务供给的特点"中假定,医院为患者提供医疗服务总是从性价比最高的治疗手段依次向性价比低的使用。在限定医疗服务项目收费的情况下,医院将按照对自己最有经济利益的治疗手段开始。第八章第一节第三小节中的这些假定的成立并不是显然的,而是有条件的。在我们这里医疗服务项目的成本加成率给定的情形下，这些假定就可能不成立。这就是为什么我们的医院总是乐于开出大的处方，总是滥用价格贵的药品的原因。除非医院是一心利他的，那么这些问题都不存在。我们不愿意做这样的假设，它不符合市场经济的治理思想。我们也可以得出以下结论：

命题10－4　当医疗服务项目的成本加成率给定，并将医疗服务的固定收费限定在医院自主定价的最优水平之下时，对于给定的医疗服务质量，医院的提供成本不一定是最低的，也就是说，医院的经营可能达不到经营性效率。

在此小结上面阐述的观点：用限定医疗服务单项收费的方式控制医疗服务的价格，一般都会带来社会的效率损失和新古典意义上的效率损失。这与政府干预经济一般会带来效率损失的经济学结论是一致的。

第三节　两种主要的医疗服务价格控制模式

对医疗服务价格水平的控制不仅涉及微观上单项收费限定方法，还有一个宏观上的价格控制模式选择问题。医疗服务市场天然就是一个分离竞争结构的市场，要是没有制衡的力量，医疗服务的价格将高到损害社会发展的程度。发达国家控制医疗服务的价格通常利用"市场制衡模式"和"政府监控模式"。

一　市场制衡模式

医疗保险是提高一个国家医疗服务可及性的重要制度。与一般风险能够确定损失额不同，医疗服务还有一个支付额不确定风险，建立健全的医疗保险制度在降低人们因患病而导致的超预算支付风险之外，还提高了人们患病时的支付能力。甚至有的医疗保险更是全额支付，患者根本不考虑医疗服务的价格。在建立医疗保险制度的情况下，如果没有对医疗服务价格的控制机制，那么医疗服务价格将会飞天。

美国是一个利用营利性的医疗保险公司制衡医疗服务价格的典型。买了保险以后，患者只需支付一部分医疗服务费用，甚至在一定的金额之上，患者不用增加支付，因此，患者一般不会关心医疗服务的价格。为了控制医疗服务的价格，医疗保险公司对医生和医院提供的医疗服务价格加以控制。保险公司有专业人员可以克服医疗服务市场的信息不对称性。不过，医疗保险公司控制医疗服务价格的基本方法，不外乎通过限制单项收费的方法来具体实行，由命题 10 - 2 和命题 10 - 3 得知，即便有拥有专业知识的医疗保险公司控制，也仍然会有效率损失。

利用营利性的保险公司控制医疗服务价格水平更有自己的难题。医疗保险公司若是对医院有过多的收费限制，患者将不愿意参加这样的医疗保险，医疗保险公司之间的竞争将导致对医院的价格控制能力下降。再说，医疗服务价格水平的提高对医疗保险公司整体来说通常是有利的。看病很便宜，人们不会买医疗保险，因为看病不构成支付上的负担；看病太贵，人们也不买保险，因为买保险本身的负担太重。当医疗服务整体价格水平提高后，医疗保险的费用随之提高，影响人们对保险的需求有两个：其一，原来买保险的靠近低收入一端的人放弃购买；其二，原来没有买保险的高收入的人担心医疗服务支付风险而买保险。很难说医疗服务价格水平和保险费用的提高是不是对保险公司更有利。这就是美国一方面许多人买医疗保险，另一方面有几千万人买不起保险的原因。

美国的医疗支出费用占 GDP 比例过高的一个重要原因是医疗差错过失赔付水平过高。美国是一个事事都指望打官司解决的国家，如果没有专门的第三方医疗差错过失仲裁机构，一般的法院处理医疗纠纷的成本是非常高的，律师费用、时间耗费再加上高额的赔付，这些都增加了医院的经营成本，最终表现为医疗服务整体价格水平的提高。

二　政府监控模式

利用政府部门来为医疗服务提供保险并对医疗服务的价格加以监控，在理论上是有可能做到最有效率的，英国的医疗体制是这种模式的代表。实践上的效率如何，依赖于政府具体的监管方法。政府不对医疗服务价格加以限制是不可能的，价格限制的方法最常用的不外乎两种：其一，通过限制单项收费的方法来实行，同样由命题 10 - 2 和命题 10 - 3 得知，仍然会有效率损失；其二，通过对服务每个患者的平均费用额度实行限制，这个做法的好处是医院会为每个实际费用低于平均费用额度的患者采用最有效率的治疗手段，即达到经营性效率，而对实际费用超过平均费用额度的患者将可能是一个非常不幸的结果。

一个可能的解决办法是医生的收入由政府支出，这样做可以解决患者的利益与医生利益不一致的矛盾，不过，紧跟着就是医生积极性和管理的官僚成本问题。与计划经济一样，在理论上，计划经济有可能成为一个最有效率的体制；在实践上，没有一个计划经济体制能够解决个人的积极性问题。因为只要是统一管理，政府部门就不可能去识别每一个医生的努力程度并给予相应的收入，只能是实行某种意义上的平均分配，医生的积极性不高就会是一个无法克服的难题，更谈不上医疗体制整体的高效率。

政府监控的另一个问题是为患者提供的医疗服务的无差异性，因为政府提供医疗服务只能遵循"国民平等"原则。为国民提供无差异医疗服务主要有两个问题：其一，过高质量的医疗服务将让政府不堪重负，过低质量的医疗服务将抑制医疗技术的发展；其二，不能满足人们差异化的医疗服务需求，其结果是一些收入高的患者选择其他途径来获得医疗服务，如果这些人选择的是国外的医疗服务将导致 GDP 减少和资金外流。

三　价格间接控制的宏观效率

如何控制过高的医疗服务价格水平是一个世界性难题。在各国的实践中，主要的做法是通过引入第三方力量来制约具有信息优势和市场势力的医生或医院的行为（顾昕，2005；葛恒云，2006；刘晓莺，2005）。最典型的间接控制医疗服务价格的模式是前文中提到的两种：利用市场制衡机制和利用政府监管机制。不过，凡是引入第三方力量间接控制医疗服务价格，都有一个第三方介入成本问题，这时，评价医疗服务体制的效率仅仅只依据医疗服务的价格水平是不够的。

利用市场制衡机制需要由患者最终支付所有医疗保险公司的运营成本和利润，而且医疗保险公司的运营性质使得低收入的人群买不起医疗保险，仍然需要由政府为这些人提供必要的医疗服务。这或许就是美国的医疗卫生支出在国民收入中占有很大比例的原因。利用政府监管机制需要由社会最终承担政府有关部门的管理成本和政府失灵的成本，而且政府监管机构对于医疗服务的公平性要求总是伴随或多或少的医疗服务的无差别性，使一方面一些高收入患者的需要得不到满足，另一方面往往伴随着看病拥挤现象。从整个社会的角度来看，引入第三方力量来制约医生或医院一般不能有效地降低医疗卫生的总费用水平和提高整个医疗体制的效率。

第四节 提高医疗服务市场效率的办法

提高医疗服务市场效率是一个宽泛的概念，涉及价格水平、医疗服务质量、医疗服务可及性、患者满意度等。这里把问题集中在医疗服务的价格水平上，对于给定的医疗服务质量要求，价格或成本越低，效率就越高。

一 遏制过高医疗服务价格的有效办法

（一）克服医疗服务市场信息不对称的具体办法

有没有办法既能够克服医疗服务市场的信息不对称性和医患地位不对等性，又能够避开第三方力量介入的高额成本？这是我国目前医疗体制改革关心的问题。笔者认为，这个两全其美的办法是有的。改革的思路就是设法提高医疗服务市场的竞争性，即提高医院的市场份额对于其价格变化的敏感性。改革的关键在于能否找到一种办法让医院的价格甚至质量信息快速扩散。我们在第六章第二节第一小节"分离竞争结构的表述形式"中提到，让医疗服务价格信息扩散速度加快就是要设法提高式（6.2）中的价格信息扩散因子 $D(t)$ 的数值。

最有效的办法是由政府有关部门出面建立专门的提供医疗服务信息的公共平台，每一家医院，每一天，每一个患者的疾患和收费信息都由医院信息系统输入公共信息平台，利用互联网技术和数据统计技术收集并处理各家医院的医疗服务的价格和质量信息，并向社会公众免费提供。这种做法的作用有两点：其一，改变了患者只能通过面对面交流来获得价格信息的方式，大幅度降低了患者搜寻价格信息的成本，能够有效地提高患者搜寻价格信息的比例；其二，解决了患者由于价格信息采样数据太少，无法进行统计推断的困难，利用政府收集的数据就能够知道在不同医院看病的预期费用和预期质量，直接显示医院之间的价格和质量差异。这样一来，其效果相当于我们在第六章第二节第四小节"价格信息扩散对医疗服务市场竞争性的影响"中提到的价格信息扩散因子 $D(t)$ 的时间 t 趋于无穷大的情形，我们将相关式（6.7）抄写如下：

$$D(\infty) = \frac{s_0\beta}{1 - E\beta + s_0\beta}$$

由于从医疗服务信息平台获得信息的成本极低，搜寻价格信息的患者比例 β 可以达到或接近 1，新患者平均搜寻次数 E 可以用 1 代替，对应 $D=1$ 的情形。这时，价格信息扩散因素对于医疗服务市场的影响可以忽略不计，医疗服务市场的竞争行为将与完全信息条件下的市场没有区别。

（二）医疗服务市场的特殊性

如果政府管理部门真的能够做到为患者免费提供各家医院的医疗服务的价格和质量信息，那么有理由相信，现在看起来是最缺乏竞争性的医疗服务行业将来会成为竞争最激烈的行业之一，不仅能够从根本上解决医疗服务价格水平过高的难题，还可以避免其他国家现行医疗体制的若干弊端。原因是向消费者显示一般商品和服务的质量信息是不容易的，即便是原来不存在质量信息传递问题的"搜寻品"，在当代都成了问题，例如，蔬菜可能有农药残留，养殖业可能使用激素，食品可能加入非法添加物等。可是医疗服务的质量显示却简单和明确，那就是医疗服务差错率，它可以通过统计数据向患者明确显示，更不用说医疗差错赔付机制本身就将医疗服务的质量内部化为医院的成本。

简单地将医疗服务过高的价格水平与市场化联系在一起是不恰当的。一个患者难以获得价格和质量信息的自由的医疗服务市场，可以是一个最糟糕的市场，还不如一个引入市场制衡机制或政府监管机制的市场。同样，如果能够建立一个有效地提供医疗服务价格和质量信息的公共平台，即便是一个没有政府干预的完全自由的医疗服务市场，也可以成为一个具有高度竞争性的市场。

解决医疗服务市场效率不高难题的关键在于，利用患者的利己行为直接制约医生和医院的利己行为，也就是说，让市场机制正常发挥作用。医疗服务体系的发展是一个历史的过程，发达国家控制医疗服务价格的制衡机制也是历史的产物，不是说改就能改的。我们现在正好进入了信息时代，低成本有效地处理大量信息已经具备物质技术基础，建立具有高度竞争性的医疗服务市场已经成为可能！

这里有两个具体问题需要说明：第一，复合病问题。有一些患者不是单一疾患，当多种疾患在一个患者身上出现会导致医疗服务的价格提高。不过，这个没有困难，在一个患者身上有多少种疾患医院只管都写上。患者就医前会观察各家医院的复合病所占的比例，比例过高，说明这家医院看病看不准，对医院的声望反而产生不利的影响，医院自己会权衡其中的得失。第二，医院是否会如实申报每个患者的收费。这个问题不难解决，只要在每一个患者的费用上标明挂号号码，患者可以回家在信息平台上查询，若实际费用高于医院的申报费用或是没有自己的费用记录，索赔就可以了。

二　信息对称的医疗服务市场效率

只要是分工经济，就一定存在买卖双方关于产品信息的不对称性。以电视机为例，消费者是不可能知道影响电视机质量的每一个生产环节的信息的，不过不要紧，消费者只要知道电视机的视觉效果和生产厂家担保的使用年限，就可以依据价格来选择电视机了。同样，医疗服务只要知道价格和质量（差错概率），就可以与一般商品和服务一样，借助市场机制达到高的效率。从一定的意义上说，要评价电视机的质量还真有点不容易，衡量电视机质量的维度有点多，而利用医疗差错概率来评价医疗服务的质量反而要相对简单一点。可以想象，若患者在就医前能够获知医疗服务的价格和质量信息，医疗服务市场将是一个竞争性非常高的市场，因信息不对称而来的市场失灵会比一般的市场还要小。

若患者在就医前能够迅速、方便地获得医疗服务的价格和质量信息，利用患者的利己行为直接制约医院的利己行为，医院将同时达到经营性效率和技术性效率。供方诱导需求和过度医疗都表现为医疗服务价格的提高，凡是存在供方诱导需求和过度医疗行为的医院都将在市场竞争中处于劣势，因此，医院自己就会想方设法克服这些行为，选择性价比最高的医疗服务手段。同时，患者就医前的选择将增强医疗服务市场的优胜劣汰机制，效率低的医院迟早会被淘汰，达到医疗服务市场的技术性效率。

能够利用患者直接制约医院，许多我们看似难以解决的难题都能够解决。以药品回扣为例。多年来，治理药品回扣历来是一个医疗服务行业难以解决的痼疾，原因是我们总是试图通过思想觉悟的提高来解决药品回扣问题。为什么不担心衣服会因为扣子有回扣而导致衣服价格过高，是因为在买衣服之前就能够知道衣服的价格。如果扣子真的有回扣，将表现在衣服的价格上，过高价格的衣服会被市场淘汰，随之葬送的是扣子的回扣行为。当建立了利用患者的利己行为制约医院的利己行为的机制后，任何药品回扣行为都将最终抬高医疗服务的价格，有药品回扣的医院迟早会被淘汰，医院自己就会想办法治理药品回扣问题，根本用不着政府部门去操这份心。

三　我国医疗体制改革的有效途径

利用以上关于市场竞争结构的思路和分析方法，我们可以对我国医疗体制改革中的一些问题做出解释和提出看法。

医疗体制改革的关键在于转变医疗服务市场的竞争结构，从而提高医疗服务市场的竞争性。提高医疗服务市场竞争性的思路是简单的，那就是设法让医疗服务的价格和质量信息在患者之间迅速扩散，如同本书第四章"市场的竞争性分析"所说的，让医疗服务市场由天然的"分离竞争结构"转变为"伯川德竞争结构"或者是"充分竞争结构"。而转变医疗服务市场竞争结构的关键，在于政府部门能否有效地为公众提供相互竞争的医院的医疗服务价格和质量信息。只要患者能够方便地利用这些以往的医疗服务价格信息来形成各家医院看病费用的预期，从而形成医院之间的高度竞争性。借助于当代的互联网技术和历史数据统计处理技术，我们完全可以做到医疗服务的价格信息在患者之间以最快的速度扩散，它足以形成医院之间真正意义上的竞争。除了一些专科性医院之外，（同等级的）综合性医院可以看作是提供相同产品的生产者，因此，在我们现在看起来最不容易引入竞争的医疗服务行业，有理由相信在将来成为竞争最激烈的行业之一。当然，医疗服务市场的竞争不能简单地用价格和质量作为单一指标，还包含服务态度、就医环境等若干影响因素，实际中的做法远没有这里想象的那么简单，但是抓住医疗体制改革的关键也没有想象的那么复杂。

如何控制医疗服务的价格水平，现行的美国模式和英国模式最具代表性。美国模式主要是利用市场制衡机制，英国模式主要是利用政府监控机制，两种模式都没有有效地转换医疗服务市场的竞争结构，因此伴随有若干弊端和效率损失。我国现行的医疗体制或许更糟糕，甚至还不如美国模式和英国模式。不过，我国现在的医疗体制还没有背上因发展的路径依赖性而形成的高福利制度包袱。从一定的意义上说，这反而是一个机遇，只要能有一个明确的改革思路，完全能够达到比美国模式和英国模式更好的结果。

第十一章 医疗保险对医疗服务市场效率的影响

医疗保险增加了患者的支付能力，也改变了患者的行为。医疗保险分为全额医疗保险和部分支付医疗保险。在全额医疗保险下，投保患者完全不关心医疗服务的价格，若没有对医疗服务价格的制衡力量，价格将扶摇直上，因此，保险公司成为制衡医疗服务价格的唯一力量。在部分支付医疗保险下，患者会关心医疗服务的价格，其自利行为能够在一定的程度上抑制医疗服务的价格。我们关心这两种医疗保险制度下，医院和患者的行为及其对医疗服务市场效率的影响。

尤其在医院可以向患者显示医疗服务质量的情况下，患者对于医疗服务质量的选择和医院的医疗服务质量定位的特点是什么。为了能够较为直观地说明，我们使用具体的函数形式来描述患者在医疗保险条件下消费医疗服务的效用。分析表明，在医疗服务市场上，医院愿意通过质量差异化来避免同质化竞争，由此导致医院质量等级过多。如果能够限制医疗服务质量的等级级数，可以增强医疗服务市场的竞争性。不过，过少的质量分级直接带来患者效用的损失。两者的权衡是政策制定者需要注意的。

医疗服务质量分级有利于医疗保险公司的差异化经营，还能够提高医疗服务的可及性，甚至能够为政府提供一种为低收入的患者提供医疗保障的有效途径。所谓有效，是指无须政府监督，尤其是无须政府去识别人们的收入，依靠市场机制本身就能够让政府给予低收入人群的医疗救助和补贴不会流入较高收入的人群。

第一节 全额医疗保险与医疗服务效率

全额医疗保险的直接结果是投保的患者完全不用考虑医疗服务的价

格，控制医疗服务价格的任务全部转交给了医疗保险公司。全额医疗保险对医院的质量要求通常只能是同一个标准，尤其是政府为全民提供的全额医疗保险更是如此，医疗服务的质量取决于社会的医疗差错过失赔付水平。

一　保险机构限定价格的影响

在全额医疗保险情况下，无论营利性的保险公司还是政府部门管理的非营利性保险公司，制约医疗服务的价格不外乎两个途径：其一，限定医疗服务各个单项的收费；其二，对各种疾患的医疗服务人均费用加以控制。我们先来分析单项收费限定的情形，在本章第一节第三小节"全额医疗保险下的效率实现"中，会说明人均费用控制方法的难题。

对医疗服务各个单项收费加以限制，直接将医疗服务的价格与其成本挂钩。从医院的角度来看，第 i 项收费为：

$$p_i = (1 + r_i) \times c_i(x_i), \; i = 1, \cdots, n \tag{11.1}$$

式中，r_i 代表第 i 项医疗服务项目的成本之上的加成率；c_i 代表第 i 项医疗服务项目的成本函数，它是投入 x_i 的函数。可以得到医治一个代表性患者的医疗服务收费：

$$p = \sum_{i=1}^{n} w_i(1 + r_i) \times c_i(x_i), w_i = 0, 1 \tag{11.2}$$

式中，w_i 为 0—1 型选择变量。我们将上式中的成本函数简记为：

$$c(x, v) = \sum_{i=1}^{n} w_i c_i(x_i), \text{其中} \; x = \sum_{i=1}^{n} w_i x_i \tag{11.3}$$

式中的医疗服务质量 v 与医治患者使用的医疗服务项目有关，因此将成本 c 看作是投入数量 x 与质量 v 的函数。一般情况下是不能由各个医疗服务项目的成本函数 $c_i(x_i)$ 得到总的成本函数 $c(x, v)$ 表达式的，为了方便表述，不妨采用上式来表述成本。

考虑面对患者群体的医院的决策问题。假定医院以追求利润为目标，如果医院不以营利为唯一目标，可以按照第五章第一节第一小节"企业的决策目标与价格"中的"表现成本"的处理方法，将非营利性医院的行为归为以"利润"为目标的行为，那么新古典经济学的生产者追求最大利润的分析方法都可以照用不误。利用式 (11.3)，医院的决策问题为：

$$\max_{w} \pi = (p - c)q - F - A(v) = \sum_{i=1}^{n} w_i r_i \times q - F - A(v) \tag{11.4}$$

式中，w 代表医院的 0—1 型决策变量；F 代表固定成本；A 代表医院的医疗差错过失赔付成本，是质量 v 的函数。在全额医疗保险的情况下，患者不关心医疗服务价格，可以认为医疗服务的需求量 q 不受价格 p 的影响。式（11.4）中的任何医疗项目选择变量 w_i 由 0 转变为 1，预示投入 x 增大，同时利润增加，因此，满足 $\mathrm{d}\pi/\mathrm{d}x>0$。显然，医院有无限过度医疗的冲动，这也是供方诱导需求研究范式的基础。

随着医疗服务投入数量不断增加，边际成本也不断上升，即便是完全竞争的市场，达到价格等于边际成本的投入量，医疗服务的资源配置效率也可能是非常低的。医疗服务市场不同于一般商品和服务市场，不能简单地套用新古典经济学的资源配置效率标准，原因在于患者缺乏相关专业知识来评价各个医疗项目对于自己疾患的治疗效果。在全额医疗保险的情况下，医疗服务市场不能有效地控制价格水平，将导致社会资源配置效率的扭曲。我们的问题是，全额医疗保险将患者对于医疗服务价格的制约转交给医疗保险公司，为什么不能有效制约医疗服务的价格呢？

二　全额医疗保险价格制约难题

全额医疗保险的难题在于，无法建立一个用患者的利己行为制约医院的利己行为的价格制衡机制。表面上看起来，全额医疗保险的作用是由患者向医院购买医疗服务转变为由保险公司向医院购买，而且保险公司拥有相关的专业化知识，可以避免医疗服务市场的信息不对称难题，在实际上，问题没有这么简单。全额医疗保险后，医疗服务市场看似是一个多家医疗保险公司构成买家，多家医院构成卖家的多对多的类似垄断竞争的市场结构，其实不然。在通常情况下，多对多的垄断竞争市场结构具有较高的竞争性，因为卖家一般不能通过提高产品价格增加自己的收益，如同本书第五章第四节第一小节"需求变化对价格的影响"中描述的那样，提高价格的企业面临的是市场份额丢失。而全额保险的医疗服务市场却不具备这一特点。当某家医院提高医疗服务的价格后，在短时间内，其市场份额不会受到任何影响，因为患者不用支付医疗服务费用，不会因为价格提高而转换医院，从长时间来看，保险公司或许可以通过拒绝购买高价格医院的医疗服务来对高价格进行遏制。在理论上，保险公司用减少对医疗服务的购买来制约医院的提价行为似乎行得通，在实践上，这样的做法往往比较困难。保险公司拒绝购买高价格医院的医疗服务的直接后果是自己的市场份额丢失，因为投保人会选择其他的保险公司。保险公司之间的竞争越激烈，因拒绝购买高价格医院的医疗服务的做法丢失的市场份额就越大，保险公司对于医院的价格制约力就越弱。

如果一定要实行全额医疗保险制度，人们或许会认为由一家垄断性的保险公司经营的效果可能会更好，这个观点不一定正确。虽然垄断性保险公司可以通过抑制医院的高价格而降低运营成本，因此有抑制医院高价格行为的积极性，但是，垄断性保险公司还有一个好的获利方式，那就是纵容医院提高价格，从而可以迫使那些原本没有购买医疗保险的收入较高的人群因面临医疗支出风险而投保，从而扩大医疗保险公司的收入。我们很难说垄断性的医疗保险公司更倾向于用何种方式来营利。当然，垄断本身就会导致医疗服务数量配置的低效率，借助于垄断的方法是不可能提高效率的。这大概就是美国的医疗保险体制面临的难题：增加医疗保险公司的竞争性，保险公司就无力制约医院的高价格行为；减少医疗保险公司的竞争性，保险公司就无心制约医院的高价格行为。

全额医疗保险难以制约医疗服务价格的直接后果，是医疗服务资源配置效率的损失。本书第八章第一节第三小节"医疗服务供给的特点"中假定，医院为患者提供医疗服务总是从性价比最高的治疗手段依次向性价比低的使用。在限定医疗服务项目收费的情况下，医院将从对自己最有经济利益的治疗手段开始依次使用。例如，我国现在常用的限制药品价格的一种方法是，医院只能按照在药品购进价格的基础上加上一个加成比例卖给患者。同是一种疾患，医院开出一个高价格的药比开出一个低价格的药的收益更高。即便规定医院只能以购进成本卖药，也会因为药品回扣而开出高价格的药。

在全额医疗保险条件下，医院一般达不到经营性效率，即用最低成本为患者提供给定质量的医疗服务。达不到经营性效率，当然也达不到医疗服务市场的技术性效率。有没有办法在全额医疗保险的条件下实现医疗服务市场的资源配置效率，这是我们关心的问题。

三　全额医疗保险下的效率实现

有没有办法解决全额医疗保险下医疗体系效率的难题？办法当然是有的，关键在于增强医院之间的竞争性，尤其是古典经济学意义上的竞争性，即强化医院之间的优胜劣汰机制。一个可能的办法是，保险公司制定一个动态的购买医疗服务的价格机制，比方说，对于某一类疾病，保险公司给医院的支付为：

$$p_I = \begin{cases} p & if\ p \leq (1+\delta)\overline{p} \\ \beta p & if\ p > (1+\delta)\overline{p} \end{cases} \qquad (11.5)$$

式中，p_1 代表保险公司给医院的实际支付；p 代表医院的医疗服务价格；$\bar{p}$ 代表医疗服务市场的平均价格；δ 代表保险公司给医院的宽容度参数，满足 $\delta \geq 0$；$\beta < 1$，相当于惩罚因子。式（11.5）的方法不妨称为动态均值方法，其含义是明确的，当医院提供的医疗服务的价格高于市场平均水平的容许限度时，价格越高，医院自己负担得就越多，而在这个容许限度内，保险公司全额支付。宽容度参数 δ 可以看作是市场竞争性参数，数值越小，医院之间竞争越激烈，若 δ 无穷大，等同于不受控制的全额保险。

医疗服务的价格 p 既可以是一个具体的患者治疗费用，也可以是一段时间内的所有同类患者的治疗费用的平均值。如何选择，各有利弊。若选择具体的患者的治疗费用，宽容度参数 δ 的数值要大一点。即便如此，当个别患者的费用超出保险公司全额支付的范围时，医院有可能尽量压低治疗费用，形成道德风险。若选择患者的平均治疗费用，宽容度参数 δ 的数值要小一点。这时，市场的竞争性要强一点，医院倾向于低成本的甚至是最简单的治疗手段，以期降低平均治疗费用，形成对患者简单处理的道德风险。

在实践中，与动态均值方法相似的是一种按人均额度支付来控制医疗服务价格的方法，即实际价格在人均额度之下的差额部分归医院，人均额度之上的差额部分由医院自己负担。人均额度的方法与式（11.5）的动态均值方法有所不同，根本的不同在于治理思想的差异。人均额度方法的治理思想是管理学的思想，立足于人均额度的合理确定；动态均值方法的治理思想是经济学的思想，立足于市场竞争机制的完善。另一个差别在于，人均额度方法对于超出额度的部分是由医院自己全额支付的，一旦费用超出额度，继续增加的费用直接构成医院利益的减少，因此，对于治疗费用超出额度的患者来说，可能会是一件非常糟糕的事情。动态均值方法对于超出均值额度的部分是由医院部分支付的，医院道德风险的影响会相对小一些。

人们更关心动态均值方法的效率问题。首先，动态均值方法能够保证医疗服务的经营性效率，因为无论在何种实际的医疗服务价格情况下，对于给定的医疗服务质量，降低成本对医院都是有利的，医院有激励达到经营性效率。其次，动态均值方法能够保证医疗服务市场的技术性效率，因为所有医院面对同样的医疗差错赔付水平，医院之间的竞争在于成本竞争。成本低的医院定出的医疗服务的价格也低，医疗保险公司对其提供的医疗服务全额支付，保证了医院的盈利和生存，成本高的医院提供的医疗服务的价格高，其较高的成本得不到充分的补偿，迟早会被市场淘汰。随着时间推移，市场留下的企业都是效率高的医院。最后，动态均值方法能够保证医疗服务的新古典效率，因为医院满足经营性效率和技术性效率之后，医疗服务的价格处于同一水平，行业自由进入和退出保证医院的（经济）利润为0，医疗服务市场相当于完全竞争市场达到长期均衡状态，新古典效率也得以实现。

有一点需要说明，医疗保险市场的竞争程度影响动态均值方法的有效实行。医疗保险公司越多，大家都采取一致性的动态均值$\bar{p}$和δ的可能性就越小，动态均值方法越难以有效实施。如果医疗保险公司由一家垄断，那么虽然更容易实现动态均值方法，但提高效率的好处都转变成保险公司的利润，对患者没有好处。如果由政府提供保险，那么社会的效率会更容易实现。在不考虑政府失灵的情况下，政府提供医疗保险的体制或许更具有效率。

第二节　部分保险与医疗服务效率

部分支付的医疗保险制度的最大好处，是可以利用患者的利己行为制约医院的利己行为，通过市场"看不见的手"机制来提高医疗服务市场的效率。

全额医疗保险一般都是由政府提供的，面对公众"同命同价"观念的压力，一般只能对所有患者提供同一种质量的医疗服务。在部分支付的医疗保险体制下可以不受这个限制，尤其在有商业医疗保险的情况下更是如此。另外，提供质量差异化的医疗服务是提高医疗服务市场效率的基础，我们下面的分析将说明，从一定意义上说，甚至能够更好地实施社会公平。我们关注医疗服务质量差异化的理论意义，下面的分析都是在医院可以提供有质量差异的医疗服务的情况下进行的。

一　医疗服务质量的供给与需求

（一）医疗服务质量的供给与成本

本章用医疗服务的无差错概率来衡量医疗服务的质量，简称无差错率或（医疗服务）质量，用 v 表示，满足 $v \in [0, 1]$。当 $v = 0$ 时，表示肯定出医疗服务差错过失，相当于没有对患者采取任何治疗措施，等同于患者没有看病。当 $v = 1$ 时，肯定不出医疗服务差错过失，相当于对患者实施了最充分的治疗措施。在实际中几乎不可能达到 $v = 1$ 的情形，我们假定它在理论分析上存在。

对于一个代表性患者的治疗，假设医疗服务的成本 $c(v)$ 是无差错率 v 的增函数，满足 $dc/dv > 0$。通过增加成本来降低医疗服务无差错概率的效率是递减的，假定满足 $d^2c/dv^2 > 0$。医疗服务的成本 c 与质量 v 的关系见图 11-1。$v = 1$ 是医疗服务投入趋于无穷大时的成本 c 的渐近线。

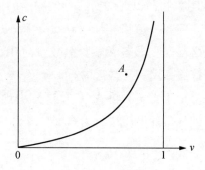

图 11-1　医疗服务供给的"无差错率—成本"可能性边界

如图 11-1 所示的是医疗服务的"成本—无差错率"可能性边界。在图 11-1 的可能性边界左边的点，比方说 A 点，对应于效率较低的医疗服务技术，即在同等无差错概率下其成本更高，或是在同等成本下其无差错概率更低。如果在医疗服务市场只有可能性边界上的医疗服务技术存在，那就说这个医疗服务市场满足生产的技术性效率，这个概念在本书第九章第二节第三小节关于"医疗服务质量的显示方法"中出现。显然，不在成本—无差错率可能性边界上的医疗服务技术也预示着资源配置的低效率。为了简化表述，我们只考虑医院的成本落在"成本—无差错率"可能性边界上的情形。

（二）医疗服务的需求与收入

人们对医疗服务的需求是不一样的，导致需求不同的一个重要的原因是人们的收入差异。用一般性的效用函数描述质量和收入对医疗服务需求的影响有时过于抽象，我们使用特殊形式的效用函数来说明一些观点。借用迪克希特和斯蒂格利茨（Dixit and Stiglitz, 1977）关于效用函数划分为考察物品和非考察物品两类的方法，考察对医疗服务的需求。消费者效用最大化要求：

$$\max_{Q,Q_0} U(Q, Q_0) = BQ^\alpha Q_0^\beta$$

$$\text{s. t. } PQ + P_0 Q_0 \leqslant I \tag{11.6}$$

式中，U 代表消费者在给定收入 I 条件下的消费考察物品和非考察物品的总效用，用货币价值来衡量；Q（v）代表所考察物品的数量当量；P 代表所考察物品的价格指数；Q_0 代表除考察物品以外的所有其他物品的数量指数；P_0 代表除考察物品以外的所有其他物品的价格指数；B、α 和 β 均为大于 0 的参数。柯布—道格拉斯（Cobb – Douglas）形式的效用函数表明，考察物品是必需品，即若考察物品数量为 0，则效用为 0，这个特点对于要考察的医疗服务消费是必需的。

我们假定收入全部用于支出，将式（11.11）中预算约束的不等号替换为等号。利用拉格朗日条件极值法，由式（11.11）可以得到：

$$\frac{1}{P}\frac{\partial U}{\partial Q} = \lambda, \ \frac{1}{P_0}\frac{\partial U}{\partial Q_0} = \lambda, \ PQ + P_0 Q_0 = I \tag{11.7}$$

式中的 λ 为拉格朗日乘子。由上式得到：

$$\frac{\alpha}{PQ} = \frac{\beta}{P_0 Q_0} \tag{11.8}$$

由收入约束得知，所考察物品的支出为：

$$PQ = \frac{\alpha}{\alpha + \beta} I \tag{11.9}$$

上式表明，所考察物品的支出在总收入中占的比例不变，这个结论是由柯布—道格拉斯效用函数的性质决定的。迪克希特和斯蒂格利茨正是利用这个性质，使得考察物品的总支出固定，从而可以孤立地分析考察物品，而将非考察物品给全部撇开了。对于医疗服务来说，PQ 正好是患者的最大可能支付。

显然，对于医疗服务来说，支出比例不变性质是与实际情形不符合的。在部分保险的情况下，没有发生疾患，人们支付一个固定的医疗保险费用；发生疾患，人们还要支付部分医疗费用。同时，在发生疾患的情况下，患者的需求是 0—1 型的，不能使用最优化的方法确定应该消费的医疗服务的数量。因此，上述医疗服务需求处理方法不能直接使用，需要对患者的效用函数做一点改变。不过，迪克希特和斯蒂格利茨使用的效用函数表明，人们的收入越高，用于所考察物品的支出也越多，这一点与人们的经验符合，更改效用函数不应该改变收入越高的患者愿意用于医疗服务支出的钱越多这一常识。

（三）对医疗服务质量的需求

医疗服务质量的需求实际是不确定性的，只有当疾患发生时，才产生对医疗服务的实际需求，因此，迪克希特和斯蒂格利茨关于考察物品和非考察物品的方法不能直接用于医疗服务的需求分析。设想当疾患发生时，在部分支付医疗保险的情况下，人们必须从收入中分出一部分用于医疗服务的购买。假定患者扣除医疗保险支付之后的可用于医疗服务的最大支付为 y，患者将 y 中的多少用于实际医疗服务支出是可以变化的，而不是占总收入的固定比例。显然，患者的总收入 I 越高，可用于医疗服务的最大支付 y 也越大。[①]

假定影响患者购买医疗服务的净效用的因素有两个：一是医疗服务的质量，质量越高，患者的净效用越大；二是医疗服务的费用，费用越低，患者的净效用越大。假设患者获得医疗服务的净效用可以用柯布—道格拉斯形式的函数来描述。患者的净效用为：

$$s(v, \ y) = v^{\alpha}(y - \gamma p)^{\beta} \tag{11.10}$$

式中，s 代表患者在给定最大支付 y 条件下的消费 v 质量的医疗服务的净效用，用货币价值来衡量；$p(v)$ 代表医疗服务的价格，是医疗服务质量 v 的函数；γ 代表患者的实际支付比例，满足 $0 < \gamma < 1$；α 和 β 为大于 0 的参数，一般情况下，满足 $0 < \alpha, \ \beta \leqslant 1$。上式含义是明确的：质量为 0 的医疗服务给予患者的净效用为 0，医疗服务的实际支付达到患者最大支付时效用为 0。

患者净效用最大化要求：

$$\max_{v} s(v, \ y) = v^{\alpha}(y - \gamma p)^{\beta}$$
$$\text{s. t. } y \geqslant \gamma p \tag{11.11}$$

---

① 患者的医疗服务最大支付 y 仍然可以沿用迪克希特和斯蒂格利茨关于效用函数划分为考察物品和非考察物品两类的方法，这里的考察物品是医疗服务消费，最大支付 y 在患者的总收入 I 中也可以保持不变的比例。

可以得到患者对于医疗服务质量选择的最优条件：

$$\frac{\partial s}{\partial v} = \frac{\alpha}{v^{1-\alpha}}(y - \gamma p)^{\beta} - \frac{\beta \gamma v^{\alpha}}{(y - \gamma p)^{1-\beta}}\frac{\mathrm{d}p}{\mathrm{d}v} = 0 \qquad (11.12)$$

利用隐函数求导法，由上式可以得到：

$$\frac{\mathrm{d}v}{\mathrm{d}y} = \frac{\alpha}{\gamma}\left(\alpha\frac{\mathrm{d}p}{\mathrm{d}v} + \beta\frac{\mathrm{d}p}{\mathrm{d}v} + \beta v\frac{\mathrm{d}^2 p}{\mathrm{d}v^2}\right)^{-1} \qquad (11.13)$$

价格 p 是质量 v 的增函数，满足 $\mathrm{d}p/\mathrm{d}v > 0$，由于提高无医疗差错概率的效率是递减的，成立 $\mathrm{d}^2 c/\mathrm{d}v^2 > 0$，无论市场竞争格局如何，价格与成本总是同方向变化，利用成本与质量的关系，成立 $\mathrm{d}^2 p/\mathrm{d}v^2 > 0$。由此得到式 (11.13) 大于 0，表明收入越高的患者对于医疗服务的质量需求越大。同时，式 (11.13) 还表明，患者自己付费比例 γ 越低，对医疗服务质量的需求越大。

二 社会最优医疗服务质量

(一) 收入与医疗服务质量配置

在有风险的情况下，假定患者的效用函数可以用冯·诺伊曼－莫根施特恩（Von Nenmann－Morgenstern）效用函数来描述。若发生医疗服务差错过失的赔付额为 A，患者的净效用函数可以写为：

$$s(v, y) = (1 - v)A + vs(1, y) = (1 - v)A + v(y - \gamma p)^{\beta} \qquad (11.14)$$

式中的 $s(1, y) = (y - \gamma p)^{\beta}$，代表患者消费一个无医疗差错过失的医疗服务的净效用。当参数 $\beta = 1$ 时，净效用函数转变为患者消费者剩余。从社会的角度来看，医疗服务质量的最优决策是患者的净效用与医院的利润之和最大化，即

$$\max_{v} s(v, y) + p(v) - c(v) - (1 - v)A \qquad (11.15)$$

式中，$c(v) + (1 - v)A$ 为医院服务一个代表性患者的成本。利用式 (11.14)，由上式可以得到医疗服务质量达到社会最优的必要条件为：

$$(y - \gamma p)^{\beta} - \frac{\beta \gamma v}{(y - \gamma p)^{1-\beta}}\frac{dp}{dv} + \frac{dp}{dv} = \frac{dc}{dv} \qquad (11.16)$$

可以验证，社会最优的二阶条件满足。注意，医疗服务质量达到社会最优的条件与医疗差错过失赔付无关，因为医疗差错过失赔付水平只影响医院和患者之间的利益变化。

由式 (11.16) 不难看出，较高的收入对应较大的最大支付 y，社会最优的质量 v 也相应增大。以完全竞争市场为例，满足 $p = c$，社会最优的

必要条件式 （11.16） 为：

$$y - \gamma c = \beta \gamma v \frac{dc}{dv} \tag{11.17}$$

容易看出，当最大支付 y 增加时，社会最优的医疗服务质量 v 也随之提高。也就是说，即使在一个完全竞争的市场上，从社会的角度来说，对于收入较高的患者的社会最优的医疗服务质量也较高。我们可以得出以下命题：

命题 11-1 当人们的收入存在差异时，社会只提供一种质量的医疗服务将导致医疗服务质量方面的资源配置效率损失。

（二）医疗保险与医疗服务质量配置

部分支付医疗保险的最大优点，是能够利用患者的利己行为制约医院的利己行为，或者说，在医院之间引入了由患者主导的竞争机制。部分支付医疗保险使得医院的需求成为价格的函数，过高的价格将失去市场份额，由此引入医院之间的竞争。只要能够利用第九章第二节第三小节"医疗服务质量的显示方法"和第十章第四节第一小节"遏制过高医疗服务价格的有效办法"中提出的，向患者显示医院的医疗服务的质量和价格的信息，医疗服务市场就将近似于一个完全竞争的市场，效率的提高将是一件自然而然的事情。

部分支付保险相当于改变了人们的收入，提高了医疗服务的支付能力，但没有改变不同收入的患者对医疗服务质量的差异化需求。因此，社会对所有的患者只提供一种质量的医疗服务，由命题 11-1，本身就是会导致资源配置的扭曲。当医院能够明确显示其医疗服务质量时，不同质量定位的医院之间的竞争会减弱，但对于每一种质量水平，只要有多家医院同时存在，医院之间的竞争将会是充分的，能够近似于完全竞争的市场，整个医疗服务市场的效率仍然能够实现。

保险支付比例影响患者对于医疗服务质量的需求，有没有"公平"的保险支付比例能够让患者对于医疗服务质量的需求差异减小甚至一致？在理论上，这样的保险支付比例是存在的。由患者对于医疗服务质量选择的最优条件式 （11.12），除收入很高的患者外，对于低收入较低的患者要求的自付比例较低，就可以让患者对于医疗服务的质量需求的差异减小。这一点利用营利性的医疗保险公司是不可能做到的，因为营利性保险公司通常是缴费越高的患者自付比例越低，这个做法反而加大了医疗服务质量的差异化需求。

实现社会公平是一个规范性问题。当政府的力量介入后，可以通过对低收入的患者予以补贴，提高低收入患者对于医疗服务质量的需求。一般不应该免费医疗，免费医疗等同于患者自付比例为 0，由式（11.12）得知，患者对于医疗服务质量的需求为无穷大。一个解决的办法是由政府用公共财政为所有的患者垫付一定比例的医疗服务费用，其余的部分由患者自愿购买营利性的医疗保险，相当于政府为全民购买了一份基本医疗保险。政府垫付的比例不能太高，否则将出现免费医疗的所有弊端；政府垫付的比例不能太低，因为低收入的患者不愿意购买营利性的医疗保险，实际支付的比例还是太高。如何解决既要保证一定程度的社会公平，又要充分利用市场竞争机制的难题，一个有效方法就是由市场提供质量差异化的医疗服务。

三　医疗保险与质量差异化效率

（一）个人选择与社会最优质量配置

在此考察在患者和医院的自利决策行为下，选择的医疗服务质量是不是社会最优的问题。利用式（11.14），患者的医疗服务质量最优决策式（11.12）写为：

$$\frac{\partial s}{\partial v} = -A + (y - \gamma p)^{\beta} - \frac{\beta \gamma v}{(y - \gamma p)^{1-\beta}} \frac{\mathrm{d}p}{\mathrm{d}v} = 0 \tag{11.18}$$

医院的质量最优决策问题为：

$$\max_{v} p(v) - c(v) - (1 - v)A \tag{11.19}$$

可以得到医院的质量最优决策的一阶条件为：

$$\frac{\mathrm{d}p}{\mathrm{d}v} - \frac{\mathrm{d}c}{\mathrm{d}v} + A = 0 \tag{11.20}$$

我们将上式与患者个人的医疗服务质量最优选择条件式（11.18）和社会最优的质量配置条件式（11.16）分别写在下面：

医院选择：$\dfrac{\mathrm{d}p}{\mathrm{d}v} - \dfrac{\mathrm{d}c}{\mathrm{d}v} + A = 0$

患者选择：$\dfrac{\partial s}{\partial v} = -A + (y - \gamma p)^{\beta} - \dfrac{\beta \gamma v}{(y - \gamma p)^{1-\beta}} \dfrac{\mathrm{d}p}{\mathrm{d}v} = 0$ 　　（11.21）

社会要求：$(y - \gamma p)^{\beta} - \dfrac{\beta \gamma v}{(y - \gamma p)^{1-\beta}} \dfrac{\mathrm{d}p}{\mathrm{d}v} + \dfrac{\mathrm{d}p}{\mathrm{d}v} - \dfrac{\mathrm{d}c}{\mathrm{d}v} = 0$

可以看出，患者个人和医院的医疗服务质量的决策结果正是社会最优的状态。这个结论与我们在第九章第一节第一小节"市场势力与质量效率"中的结论是一致的。不过这里的条件要更宽一点,我们有以下结论:

命题 11 -2 如果患者的效用可以用式(11.14)描述,那么患者个人和医院质量决策是与社会最优状态一致的,这个结果与医院的市场势力无关,与是否有医疗保险无关,与医疗保险的患者自己支付的比例无关,与医疗差错过失赔付水平无关。

以上命题可以这样来理解:医院和患者对医疗服务的质量同时做出选择,无论双方的市场势力如何,医患双方关于质量的选择相当于一次性的交易,质量配置不会扭曲。这正是命题 9 - 2 的结论。

(二)医疗服务市场技术性效率实现的条件

设想有若干质量定位不同的医院,这些医院具有相同的市场势力,医院通过宣称医疗差错过失赔付倍数向患者显示其质量,患者可以通过公共信息平台获得医疗服务的价格信息或医院向患者显示质量信息,那么所有医院的质量和价格构成一个可供患者自由选择的表单,见图 11 - 2。图中的虚线代表医疗服务的"质量—成本"关系,实线代表医疗服务的"质量—价格"关系。"质量—价格"曲线在"质量—成本"曲线的上方,表明医院拥有市场势力,能够将价格定在成本之上。

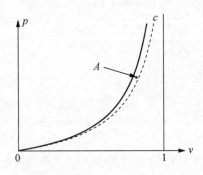

图 11 - 2 医院拥有市场势力时给患者提供的"无差错率—价格"选择

当医院拥有市场势力时,一个没有采用最有效生产技术的医院有可能生存。例如,一个"质量—成本"关系位于图 11 - 2 中 A 点的医院有可能生存,因为它可以将价格定在"质量—价格"曲线上,仍然可能保持它提供的医疗服务的价格在其成本之上。这时,医疗服务市场没有达到技术性效率，即实际成本大于由最低成本构成的"质量—成本"曲线的医院可以获利。如果市场是充分竞争的，那么医疗服务的价格只能定在医院的成本上，达不到技术性效率的医院将被淘汰。我们有以下结论：

命题 11 - 3　当医院拥有市场势力时，提供医疗服务的成本高于最低成本的医院可能生存，即医疗服务市场将达不到技术性效率。

（三）医疗服务质量差异化效率的实现

医院的决策如同在"质量—价格"曲线自由选择质量定位，当不同质量定位的医院足够多时，一个患者的选择如同与一家可以提供不同质量的虚拟医院是一样的。对于医院来说，不同之处在于，一家医院不是面对所有的患者，医院的需求是由选择该医院的患者构成的。对于每一家医院，由命题 11 - 2 可知，患者和医院的质量选择构成社会最优的选择，整个医疗服务市场的质量差异化效率得以实现。

不过，质量差异化效率的实现不一定预示医疗服务市场的技术性效率能够实现。如果医疗服务市场是完全竞争的，医院只能在其成本上定价，凡是达不到技术性效率的医院迟早会被淘汰，医疗服务市场将达到技术性效率。这时，医疗服务市场达到古典经济学意义上的效率。同时，对于给定质量的局部市场，可以看作是完全竞争的市场，新古典效率得以实现。

还有一个问题，对于整个社会来说，是不是所有的患者都能够买得起医疗保险？或者说，医疗服务市场的可及性达到何种水平？这是医疗服务市场的宏观效率问题，我们需要进一步分析。

第三节　医院质量定位与医疗保险

完全自由的医疗服务市场一般是不可能达到所有患者都能够就医的可及性目标的，因为总有一些患者的收入过低，以至于即便实行质量差异化的医疗服务体制也不能为最低收入的患者提供医疗服务。这时，政府的干预以保证社会公平是有必要的。我们来说明，政府应该通过怎样的医疗救助和补助的方法，既能够保证社会公平，又能够尽可能少地影响医疗服务市场的竞争机制。我们分小病和大病两种情形来分析医院在市场中的质量定位，小病定义为人们一般都能够支付得起的疾患，大病定义为至少有一些低收入的人支付不起的疾患。

一 小病情形的医院质量定位

假定所有患者都能够支付得起医疗费用，一般门诊性质的小毛小病属于这一情形。考虑两家医院的质量定位竞争，我们关心医院的质量定位会趋同还是趋异。之所以只考虑两家医院，是因为我们试图用具体的效用函数来描述，医院多了徒增演算上的繁杂。

（一）医院的质量定位博弈

医院在医疗服务市场上的质量定位，可以看作是一个两阶段博弈的问题：医院先决定各自的质量定位，然后在给定的质量条件下医院之间进行价格竞争。在实践中，在没有进行价格竞争之前，医院一般没有办法设想价格竞争的后果，实际的情况可能是价格竞争与质量定位相互影响。作为理论分析，两阶段博弈是标准的分析方法。

考察一种简单的情形，设患者人群中最低的患者最大支付为 $y_{\min}$，患者人群中最高的患者最大支付为 $y_{\max}$，患者的最大支付各不相同，假定患者的数量在 $y_{\min}$ 到 $y_{\max}$ 的范围内均匀分布，分布密度为 1。沿用前文中的效用函数，设患者的净效用为：

$$u(v,\ y) = v^{\alpha}(y - \gamma p)^{\beta},\ \alpha,\ \beta > 0 \tag{11.22}$$

式中，v 代表医疗服务的质量；y 代表患者的最大支付，即患者愿意用于医疗服务的最大支出能力；p 代表医疗服务的价格；α 和 β 为参数；γ 代表患者的医疗费用自付比例。只有两家医院在竞争，两家医院分别选择医疗服务的质量 v_1 和 v_2，满足 $v_2 > v_1$，见图 11–3。

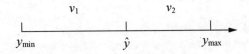

图 11–3　小病情形下两家医院之间的质量定位竞争

先来确定市场份额在两家医院之间的分割。设对于医疗服务质量 v_1 和 v_2 无差异的患者的最大支付为 $\hat{y}$，那么成立：

$$v_1^{\alpha}(\hat{y} - \gamma_1 p_1)^{\beta} = v_2^{\alpha}(\hat{y} - \gamma_2 p_2)^{\beta} \tag{11.23}$$

得到无差异患者的最大支付为：

$$\hat{y} = \frac{\gamma_2 v_2^{\frac{\alpha}{\beta}} p_2 - \gamma_1 v_1^{\frac{\alpha}{\beta}} p_1}{v_2^{\frac{\alpha}{\beta}} - v_1^{\frac{\alpha}{\beta}}} \tag{11.24}$$

两家医院的市场份额得以确定，利润分别为：

$$\pi_1 = (\hat{y} - y_{\min}) \times [p_1 - c_1(v_1)], \quad \pi_2 = (y_{\max} - \hat{y}) \times [p_2 - c_2(v_2)]$$

(11.25)

式中的 c 代表医院服务一个患者的成本，是医疗服务质量的函数。

（二）医院之间的价格竞争

利用倒推法，先分析医院的价格决策。给定医疗服务的质量后，医院价格最优决策的一阶条件为：

$$\frac{\partial \pi_1}{\partial p_1} = \frac{-\gamma_1 v_1^{\frac{\alpha}{\beta}}}{v_2^{\frac{\alpha}{\beta}} - v_1^{\frac{\alpha}{\beta}}} \times [p_1 - c_1(v_1)] + \left(\frac{v_2^{\frac{\alpha}{\beta}} \gamma_2 p_2 - v_1^{\frac{\alpha}{\beta}} \gamma_1 p_1}{v_2^{\frac{\alpha}{\beta}} - v_1^{\frac{\alpha}{\beta}}} - y_{\min} \right) = 0$$

(11.26)

$$\frac{\partial \pi_2}{\partial p_2} = \frac{-\gamma_2 v_2^{\frac{\alpha}{\beta}}}{v_2^{\frac{\alpha}{\beta}} - v_1^{\frac{\alpha}{\beta}}} \times [p_2 - c_2(v_2)] + \left(y_{\max} - \frac{v_2^{\frac{\alpha}{\beta}} \gamma_2 p_2 - v_1^{\frac{\alpha}{\beta}} \gamma_1 p_1}{v_2^{\frac{\alpha}{\beta}} - v_1^{\frac{\alpha}{\beta}}} \right) = 0$$

联立求解，得到：

$$p_1 = \frac{v_2^{\frac{\alpha}{\beta}} - v_1^{\frac{\alpha}{\beta}}}{3\gamma_1 v_1^{\frac{\alpha}{\beta}}}(y_{\max} - 2y_{\min}) + \frac{\gamma_2 v_2^{\frac{\alpha}{\beta}} c_2(v_2) + 2\gamma_1 v_1^{\frac{\alpha}{\beta}} c_1(v_1)}{3\gamma_1 v_1^{\frac{\alpha}{\beta}}}$$

(11.27)

$$p_2 = \frac{v_2^{\frac{\alpha}{\beta}} - v_1^{\frac{\alpha}{\beta}}}{3\gamma_2 v_2^{\frac{\alpha}{\beta}}}(2y_{\max} - y_{\min}) + \frac{2\gamma_2 v_2^{\frac{\alpha}{\beta}} c_2(v_2) + \gamma_1 v_1^{\frac{\alpha}{\beta}} c_1(v_1)}{3\gamma_2 v_2^{\frac{\alpha}{\beta}}}$$

同时得到市场分界点：

$$\hat{y} = \frac{1}{3}(y_{\max} + y_{\min}) + \frac{1}{3} \frac{\gamma_2 v_2^{\frac{\alpha}{\beta}} c_2(v_2) - \gamma_1 v_1^{\frac{\alpha}{\beta}} c_1(v_1)}{v_2^{\frac{\alpha}{\beta}} - v_1^{\frac{\alpha}{\beta}}}$$

(11.28)

（三）质量差异化趋势

再来分析博弈第一阶段的质量定位。两家医院的利润分别为：

$$\pi_1 = \frac{v_2^{\frac{\alpha}{\beta}} - v_1^{\frac{\alpha}{\beta}}}{9\gamma_1 v_1^{\frac{\alpha}{\beta}}} \left[y_{\max} - 2y_{\min} + \frac{\gamma_2 v_2^{\frac{\alpha}{\beta}} c_2(v_2) - \gamma_1 v_1^{\frac{\alpha}{\beta}} c_1(v_1)}{v_2^{\frac{\alpha}{\beta}} - v_1^{\frac{\alpha}{\beta}}} \right]^2$$

(11.29)

$$\pi_2 = \frac{v_2^{\frac{\alpha}{\beta}} - v_1^{\frac{\alpha}{\beta}}}{9\gamma_2 v_2^{\frac{\alpha}{\beta}}} \left[2y_{\max} - y_{\min} - \frac{\gamma_2 v_2^{\frac{\alpha}{\beta}} c_2(v_2) - \gamma_1 v_1^{\frac{\alpha}{\beta}} c_1(v_1)}{v_2^{\frac{\alpha}{\beta}} - v_1^{\frac{\alpha}{\beta}}} \right]^2$$

原则上可以通过利润对质量的一阶导数来分析质量变化对于医院利润的影响，这样处理太复杂，我们用极端的情形来做定性说明。假定患者支付比例是医疗服务质量的函数，如果 $v_1 = v_2$，那么 $\gamma_1 = \gamma_2$，代入式

（11.29），得知 $\pi_1 = \pi_2 = 0$。不难看出，当 $v_2 > v_1$ 时，两家医院的利润都大于 0。因此，医院愿意质量差异化定位。

二　大病情形的医院质量定位

假定不是所有的患者都支付得起医疗费用，一般住院性质的大病属于这一情形。仍然考虑两家医院的质量定位竞争，其中有一家医院质量定位位于患者最低的最大支付一端。

（一）医院的质量定位博弈

仍然是两家医院先质量定位决策，然后再价格竞争的两阶段博弈问题。设患者的净效用仍然用前面分析中的效用函数描述：

$$u(v, y) = v^{\alpha}(y - \gamma p)^{\beta}, \ \alpha, \beta > 0 \tag{11.30}$$

考察一种简单的情形，设患者人群中最低的患者最大支付为 0，最高的患者最大支付为 y_{max}，患者的最大支付各不相同，假定在 0—y_{max} 的范围内均匀分，分布密度为 1，见图 11 - 4。

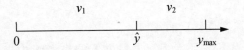

图 11 - 4　大病情形下两家医院之间的质量定位竞争

市场分割由对质量 v_1 和 v_2 无差异的患者最大支付确定，成立：

$$v_1^{\alpha}(\hat{y} - \gamma_1 p_1)^{\beta} = v_2^{\alpha}(\hat{y} - \gamma_2 p_2)^{\beta} \tag{11.31}$$

得到无差异患者的最大支付为：

$$\hat{y} = \frac{\gamma_2 v_2^{\frac{\alpha}{\beta}} p_2 - \gamma_1 v_1^{\frac{\alpha}{\beta}} p_1}{v_2^{\frac{\alpha}{\beta}} - v_1^{\frac{\alpha}{\beta}}} \tag{11.32}$$

只有患者最大支付不小于 $\gamma_1 p_1$ 的患者能够购买得起医疗服务。两家医院的利润分别为：

$$\pi_1 = (\hat{y} - \gamma_1 p_1) \times [p_1 - c_1], \ \pi_2 = (y_{max} - \hat{y}) \times [p_2 - c_2] \tag{11.33}$$

（二）医院之间价格竞争和质量定位

利用倒推法，先分析医院的价格决策。给定医疗服务的质量后，两家医院价格最优决策的一阶条件为：

$$\frac{\partial \pi_1}{\partial p_1} = \left(\frac{-\gamma_1 v_1^{\frac{\alpha}{\beta}}}{v_2^{\frac{\alpha}{\beta}} - v_1^{\frac{\alpha}{\beta}}} - \gamma_1 \right) \times (p_1 - c_1) + \left(\frac{\gamma_2 v_2^{\frac{\alpha}{\beta}} p_2 - \gamma_1 v_1^{\frac{\alpha}{\beta}} p_1}{v_2^{\frac{\alpha}{\beta}} - v_1^{\frac{\alpha}{\beta}}} - \gamma_1 p_1 \right) = 0$$

$$\frac{\partial \pi_2}{\partial p_2} = \frac{-\gamma_2 v_2^{\frac{\alpha}{\beta}}}{v_2^{\frac{\alpha}{\beta}} - v_1^{\frac{\alpha}{\beta}}} \times (p_2 - c_2) + \left(y_{max} - \frac{\gamma_2 v_2^{\frac{\alpha}{\beta}} p_2 - \gamma_1 v_1^{\frac{\alpha}{\beta}} p_1}{v_2^{\frac{\alpha}{\beta}} - v_1^{\frac{\alpha}{\beta}}} \right) = 0$$

$$(11.34)$$

联立求解，得到：

$$p_1 = \frac{(v_2^{\frac{\alpha}{\beta}} - v_1^{\frac{\alpha}{\beta}}) y_{max} + \gamma_2 v_2^{\frac{\alpha}{\beta}} c_2 + 2\gamma_1 v_2^{\frac{\alpha}{\beta}} c_1}{4\gamma_1 v_2^{\frac{\alpha}{\beta}} - \gamma_1 v_1^{\frac{\alpha}{\beta}}}$$

$$p_2 = \frac{2(v_2^{\frac{\alpha}{\beta}} - v_1^{\frac{\alpha}{\beta}}) y_{max} + 2\gamma_2 v_2^{\frac{\alpha}{\beta}} c_2 + \gamma_1 v_1^{\frac{\alpha}{\beta}} c_1}{4\gamma_2 v_2^{\frac{\alpha}{\beta}} - \gamma_2 v_1^{\frac{\alpha}{\beta}}}$$

$$(11.35)$$

不难验证，当 $v_1 = v_2$ 时，两家医院都只能在成本上定价，利润为 0，而当 $v_1 < v_2$ 时，医疗服务的价格大于成本，利润也大于 0。因此，医院愿意质量差异化定位。

（三）低收入患者就医问题

由于医疗服务价格不为 0，收入过低的患者无力支付医疗服务的费用。由式（11 - 35）可以得知，最大支付 $y < \gamma_1 p_1$ 的患者不能得到医疗服务，即：

$$y < \frac{(v_2^{\frac{\alpha}{\beta}} - v_1^{\frac{\alpha}{\beta}}) y_{max} + \gamma_2 v_2^{\frac{\alpha}{\beta}} c_2 + 2\gamma_1 v_2^{\frac{\alpha}{\beta}} c_1}{4 v_2^{\frac{\alpha}{\beta}} - v_1^{\frac{\alpha}{\beta}}}$$

$$(11.36)$$

为了保障低收入患者的就医，政府应该为低收入患者提供免费医疗救助。政府的医疗救助一定会影响原来市场的均衡，因为原来市场上 $y = \gamma_1 p_1$ 的患者的净效用为 0，除非政府提供的免费医疗救助的质量为 0，否则 $y = \gamma_1 p_1$ 的患者会选择政府的免费医疗服务。显然，政府提供质量为 0 的医疗服务是不可能也不合理的。因此，政府为最低收入人群提供免费医疗救助，一定会影响原来没有政府干预的医疗服务市场的均衡状态。

政府对最低收入患者提供什么质量水平的免费医疗救助？其原则是容易确定的，比方说，在没有政府干预的医疗服务市场上，市场提供医疗服务的最低收入患者的最大支付为 $y = \gamma_1 p_1$，患者的净效用为 0。政府需要给予这个边际患者的医疗服务净效用如果为 g，那么政府提供的医疗服务的质量应该满足以下条件：

$$v_0^{\alpha}(\gamma_1 p_1 - 0)^{\beta} = g \qquad\qquad (11.37)$$

式中，政府提供的免费医疗救助的质量为 v_0。这样，既救助了低收入的患者，解决了医疗服务的全民可及性问题，又能够让高收入的患者不去挤占政府提供的免费医疗救助资源。

政府还可以通过为多个不同质量级别提供不同水平的医疗补贴来保证社会公平。政府对最低收入人群除提供免费医疗救助之外，还可以对次低收入人群实行一定比例医疗补助。做到这一点的关键还是医疗服务的质量差异化。例如，免费医疗救助的医疗服务差错过失的赔付为 0.1 倍的第三方仲裁赔付额，对于质量为 0.2 倍赔付额的医院政府支付一个大于 0 比例的医疗费用，依次往质量高的医院实行递减的政府支付比例，直到对一定质量以上的医院不实行补助，交给营利性的医疗保险市场去运营。

如果把给低收入人群的医疗救助和补助看作是一种社会公平的话，那么这种社会公平只有在医疗服务市场可以提供有质量差异的医疗服务的基础上才能有效实现。"同命同价"可以在法律上提倡，对于医疗服务市场未必适合，如同我们认为所有的人都应该吃的穿的没有区别一样，一味地反对医疗服务质量差异化是不恰当的。

（四）社会道德问题缓解

为最低收入人群提供免费医疗，还有利于一些社会道德问题的缓解。比方说，路上老人摔倒没人敢扶的一个重要原因是高额的医疗费用。如果能够明确规定，凡是公共场合受伤的人都可以送到政府指定的提供基本质量的免费医疗医院救治，除非伤者本人声明到质量较高的医院，由此导致的医疗费用由伤者本人承担，那么热心助人的人就不用担心高额的医疗费用了。这样一来，没有人愿意在街上假装摔跤，有人真的摔了跤也不用担心没有人上前帮助，社会道德水平反而会提高。提高人们的道德水平应该建立在经济利益保证的基础上，而不能仅仅靠思想觉悟。

三　质量差异化与医疗保险体系的效率

（一）对于保险业效率的影响

市场提供质量差异化医疗服务对医疗保险体系的运行产生影响。首先，扩大了医疗保险对象的范围。当市场只提供一种质量的医疗服务时，收入低到一定水平和高过一定水平的人群是不会参加保险的。因为支付医疗保险费用本身就是一笔不小的开支，收入太低的人群没有能力也不愿意支付医疗保险费用，收入高的人群能够支付得起医疗费用，不用参加医疗保险。当医疗服务的质量不同时，医疗保险公司可以按不同质量定位的医院收取不同的医疗保险费用。较低质量的医疗服务的保险费用较低，使一些低收入人群有能力参加医疗保险；较高质量的医疗服务的保险费用较高，使得一些高收入的人群有意愿参加医疗保险。

其次，增加了医疗保险公司的专业化程度。对于一种疾患的治疗往往可以采取不同治疗手段，比方说，由门诊医生诊断还是住院观察，一个医生说了算还是专家会诊。什么样的治疗手段更合理，依赖患者对于医疗服务质量的要求。当医院按质量分级后，每一个质量等级的医院追求各自的效率，即用最小的投入成本来达到向患者显示的质量水平，治疗方法也会按照医疗服务质量的不同而有所不同。这样一来，更有利于医疗保险公司判断治疗方法的合理性。甚至医疗保险公司也可能按照医疗服务质量不同，分化成分别为不同质量提供保险的运营模式，更增加了医疗保险的专业化程度，提高运营效率。

最后，为避免医疗保险行业的垄断提供了可能。保险的一个特点是规模越大保险公司的经营效率越高。但是，过大的规模，尤其是垄断将导致新古典效率的损失。要是医疗服务能按质量分级，专业于一种医疗服务质量等级的保险公司会具有更高的效率，有利于阻止行业垄断的形成。要是管理部门规定医疗保险公司只能对某一质量等级的医疗服务提供保险，医疗保险行业的垄断将难以形成。是不是会担心医疗保险按医疗服务质量等级分级后，不同质量等级的保险公司之间没有竞争？不用担心，因为患者会比较权衡保险费用和赔付水平，并做出投保的选择，形成处于不同医疗服务质量等级的医疗保险公司之间的竞争。再说，处于同一医疗服务质量等级的保险公司往往不止一家，保险公司之间的竞争会比只有一种医疗服务质量的情形更强，因为按医疗服务质量分级医疗保险后，提高了患者对于医疗保险公司提供的服务的识别和选择能力。

（二）医疗服务质量分级数目选择

医院之间可以通过医疗服务质量差异化来避开同质化竞争。医院通过宣示其医疗差错过失赔付水平向患者显示医疗服务的质量，它对患者的影响是正反两方面的。一方面，医疗服务质量的差异分得越细，患者的选择性就越强，因找不到合适质量水平的医院带来的质量配置效率的损失就越小，这是对患者有利的一面。另一方面，如果每一家医院的质量定位都有所不同，那么由前面两节关于医院质量定位的分析可以看出，医院可以将医疗服务的价格定在医疗服务的成本之上，造成医疗服务市场的效率损失，这是对患者不利的一面。

如果允许的医疗服务差错过失赔付倍数是有限制的，比方说，只能是0.5倍为最小单位（除了最低质量等级的医院之外），同一个医疗服务质量等级的医院就会多于一家，处于同一质量等级的医院之间的竞争类似伯川德竞争，实现古典效率甚至是新古典效率。从市场竞争的角度来看，政府有关部门应该限制医疗服务质量分级的数目，从而提高市场的竞争效率。当然，由于医疗服务质量分级是跳跃的，会导致一部分患者没有能够选择对自己最有利的医疗服务质量，由此导致质量配置效率损失。我们不得不权衡取舍，过多的医疗服务质量分级会减少医院之间的竞争，导致竞争性效率损失，过少的质量分级会导致患者在医疗服务质量选择上的效率损失。

（三）政府与市场的有机结合

医疗服务质量以等级差异的方式分开，为社会公平实施提供了更有效的途径。如式（11.37）所示，政府可以通过对最低收入人群提供最低规定医疗服务质量等级的免费医疗救助，对其他较高医疗服务质量等级的医院给予不同程度的医疗补助，医疗服务质量等级越低的医院政府补助比例越高，从而降低了医疗保险公司的支付和患者投保的费用，有利于次低收入人群通过参加营利性的医疗保险来承担部分医疗费用支出风险。

医疗服务质量以等级差异的方式分开，能更有效地实施社会公平，原因在于政府的医疗救助和补助不会错补给高收入人群，大幅度节约政府的相关开支。因为较高收入的患者接受低质量等级的医疗服务会带来效用损失，除非高收入的患者愿意选择较低质量的医疗服务。这是一个利用患者的利己行为自动区分患者，它不需要政府对人们的收入进行识别，就能够对不同收入的患者给予不同的医疗救助和补助的机制。这是经济学的治理思想，它是建立在医疗服务能够按质量分级，并向患者显示质量基础上的。

第十二章　我国医疗服务市场的
　　　　　几个问题

　　我国医疗服务市场有其特殊性，有以下主要特点：其一，政府办医院与民营医院共存。由于政府办医院的经营目标与民营医院可能有差异，因此，整个行业的价格水平与行业需求之间的变化关系与全部都是营利性医院的情形可能会不同。其二，政府对医疗服务价格实行一定程度管控，例如，对一些药品、某些化验和检查项目的价格实行限制。由于大多数医院都是政府办医院，政府的管控对医疗服务行业的价格变化模式产生较大的影响。其三，许多医院的需求具有地域性限制。这里的地域性限制不仅指患者就近就医，还有许多患者被指定只能在给定的范围内选择医院，这也会对医疗服务行业的价格变化模式产生影响。其四，医疗服务行业属于非自由进入但可进入行业。医疗体制改革以来，总的趋势是民营医院的数量在不断地增加，这一特征预示对于我国的医疗服务行业的研究一般不能使用长期均衡模型。

　　本章讨论三个问题：第一个问题是在我国医疗服务市场上引入民营竞争能否降低医疗服务价格水平？第二个问题是政府办医院的经营目标是什么？第三个问题是评价医疗机构的服务质量应该选择什么样的指标？我们分别建立相应的计量模型，用经验数据来加以检验。

第一节　我国医疗服务市场竞争性检验

一　问题的提出

　　市场化能否降低医疗服务的价格水平，是一个在理论上和实践上都有争议的问题。按照经济学常识，一个行业取消进入限制，一般会降低行业的价格水平，除非该行业存在技术积累、自然垄断性等壁垒。我国的医疗服务行业显然没有这些进入壁垒，可是为什么市场化不能带来明显的降价效果？我们从引入民营医院进入医疗服务市场的角度，考察民营资本的引入对医疗服务价格的影响。

大量国外研究结果表明，降低市场集中度、提高市场竞争性能有效降低医疗服务市场的价格水平。例如，巴罗等（2006）研究了美国营利性专科医院的进入对医疗市场的影响，发现营利性心脏病医院进入医疗市场后，降低了心脏病的诊疗费用，却没有显著降低医疗服务质量。此外，大多数国内研究者也持相同意见，如朱恒鹏（2011）认为，降低患者医疗负担的根本措施是消除公立医院在医疗服务和药品零售市场上的垄断地位。李林、刘国恩（2008）利用固定效应模型、基于省级面板数据的实证分析发现，营利性医院加入医疗市场参与竞争能有效降低卫生部门综合医院的人均诊疗费用和住院费用。

然而，学术界对此也存在质疑，这是因为医疗服务市场有其特殊性，引入社会资本、发展民营医疗机构未必就能降低医疗服务市场价格水平。阿罗于1963年就提出，在医疗市场中患者对医疗机构提供的医疗服务何时需求、需求多少及治疗效果等信息极度缺乏，这都增加了患者消费医疗服务时的风险和不确定性。萨洛普和斯蒂格利茨（1977）把阿罗的观点延续下来，并认为信息高度不对称是医疗市场的基本特征，后来的研究者也多把这种信息不对称性作为利益激励机制作用下医药费用高居不下的根源，在信息严重不对称的医疗市场上强调引入竞争、强化市场机制的改革思路未必适合中国（卢洪友等，2011）。具体而言，信息不对称使得患者无法获知价格信息及其分布（Schwartz and Wilde，1982），导致医疗服务市场具有局部垄断性（孙洛平，2007），医疗机构在其市场份额范围内面临非常有限的竞争，医疗机构近似于"孤岛"般提供接近垄断价格水平的医疗服务。

另外，从理论上说，命题5-1指出，在成本相同的情况下，以利润为目标的企业定出的价格会更高。民营医院一般以利润为目标，如果民营医院没有成本竞争优势，那么引入民营医院还有可能抬高医疗服务的价格水平。引入民营医院的竞争可能降低医疗服务价格水平的机制就是改变医疗服务市场的竞争结构。我们前面的分析就是试图说明，医疗服务市场是一种分离竞争的格局，增加医院的数量未必能够导致价格水平降低。

总而言之，民营医疗机构发展是否有利于控制医疗服务价格水平、降

低居民医疗服务费用的作用仍有争议。显然，到底是什么因素决定了医疗
服务市场竞争性的强弱成为考察这一问题关键。为了回答引入民营资本的
竞争如何影响医疗服务价格这个问题，我们通过建立市场竞争性与医疗服
务价格之间关系的理论分析模型，然后将分析模型转化为计量模型，并利
用经验数据进行实证检验，再对比分析模型的预言与计量模型的实证结果
是否一致，以检验分析模型的合理性。

二　医院价格竞争的空间模型

（一）霍特林线性空间模型

本节的模型以霍特林（Hotelling）线性空间模型为基础。霍特林线性
空间模型假设消费者均匀地分布在一条长度为 $L > 0$ 的直街上，消费者的
总量为 L（即假定消费者分布密度为1）。每个消费者用 $y \in [0, L]$ 加以区
分，用单位长度的运费率表示消费者对位置偏离的效用损失。两个企业的
固定位置价格博弈见图 12 – 1。

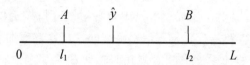

图 12 – 1　有两个企业的霍特林线性模型

设交通费率为 τ。假定运费（距离成本）是距离的一次函数，那么位
于 y 处的消费者若在位于 l_1 处的企业 A 购买，支付价格为 p_A，支付交通
成本 $\tau|y - l_1|$，若在位于 l_2 处的企业 B 购买，支付价格为 p_B，支付交通成
本 $\tau|l_2 - y|$。两个企业的市场份额由位于 $\hat{y}$ 的无差异消费者确定，它满足：

$$-p_A - \tau(\hat{y} - l_1) = -p_B - \tau(l_2 - \hat{y}) \tag{12.1}$$

在霍特林模型设定中，运费可以是距离的 γ 次函数，一般 $\gamma \in [1, 2]$。γ 的数值影响企业的定价和差异化定位行为。若企业可以选择产品差
异化定位，即选择 l_1 和 l_2，当运费是距离的一次函数时，即 $\gamma = 1$，两个
企业倾向于靠近，称之为最小差异化原理；当运费是距离的二次函数时，
即 $\gamma = 2$，两个企业倾向于分开，称之为最大差异化原理。随着 γ 变大，
消费者需要支付的距离成本增大，企业各自提高定价，市场价格水平随之
提高，故 γ 将作为重要参数进入模型推导及实证研究。

（二）修正的霍特林线性空间模型

医院之间的竞争可以看作是一种各自地理位置固定条件下的争夺患者的竞争。两家医院之间的患者根据就医效用和成本的比较确定就医选择。由这一事实出发，我们放弃传统的线性实证分析框架，利用霍特林线性空间模型对医院之间的竞争行为进行描述并导出实证检验模型，以此避免单纯线性相关分析的诸多局限性。

然而，尽管霍特林线性空间模型可以给出医院之间竞争定价的基本框架，它在医疗服务市场上并不能直接应用。原因在于霍特林模型隐含的假定所有消费者都搜寻价格并且都能获得价格信息，而医疗服务市场的特殊性不能满足这一假定。Alger 和 Salanie（2006）证明，在医疗服务市场充分信息完全竞争假设下，患者可以以低成本获取最低治疗价格的信息。而实际的情形是，医院的医疗服务价格和相应的服务质量信息在患者之间扩散得相当缓慢。这样，医疗服务市场上患者搜寻价格的成本很高，可以认为，有一部分患者搜寻并获得价格信息，其他患者则遵循简单的就近就医原则。

医疗服务市场上信息搜寻的作用是巨大的。Dranove 和 Satterthwaite（1992）认为，对于医疗服务市场而言，消费者在垄断竞争的医院之间很难准确观测到价格和质量信息，消费者必须根据先验经验、旁人的意见和有偏的观测来推测产品的价格和质量信息。这时，若提高了价格信息的准确度，消费者的需求便变得更有弹性，均衡的价格和质量水平随之发生改变。Rochaix（1989）也认为，即使只是很少量的患者会咨询其他医生的意见也足以达到迫使医生更加努力的结果，信息的搜寻是提高医疗服务市场竞争性的关键因素。进一步地，Sadan 和 Wilde（1982）对于医疗市场上不完全搜寻价格现象的讨论指出，在这样的市场上，搜寻价格的患者比例和患者搜寻价格的努力程度是市场运作是否有效的核心因素，而且完全竞争性的定价并不需要完全的价格搜寻。有鉴于此，我们对霍特林模型中"所有消费者都搜寻并获知价格"的隐含假定进行修正，提出"仅部分消费者搜寻并获得价格信息"的霍特林线性空间模型，以考察在此条件下民营医院的进入对医疗服务市场的竞争与定价行为的影响。

（三）两种所有制医院的平面地理空间模型

本节的理论分析模型要点是，假定市场上的两种医院——政府办医院与民营医院在地理上相互错开，医院之间进行价格竞争以确定各自的市场范围。在追求各自目标的假设下，所有医院达到竞争的均衡状态，由此得出政府办医院的医疗服务价格与民营医院市场比重的关系。接着，由分析模型推导出可用于实证分析的计量模型，利用广东省的面板数据进行计量检验。

将霍特林线性空间模型扩展到平面地理空间模型，这样的处理更符合医院竞争的实际。假定医院之间的竞争是通过价格竞争的方式进行的，假定所有的政府办医院都是一样的，所有的民营医院也都是一样的。达到竞争均衡时，政府办医院的医疗服务价格分别相等，设为 p_G，民营医院的医疗服务价格也分别相等，设为 p_N。p_G 与 p_N 可以不相等。用 $p(x, z)$ 代表医疗服务的价格水平，x 代表民营资本的市场份额变量，满足 $0 \leqslant x \leqslant 1$，$z$ 代表其他可能对 p 产生影响的控制变量。在不会引起误解情况下，将 $p(x, z)$ 简称为医疗服务价格并将其简写为 p。

患者选择到什么医院就医，受到价格和路程远近两个因素的影响。假定距离成本是距离的 γ 次函数，其中 $\gamma \in [0, 2]$。γ 的数值影响医院的定价和医院差异化定位行为，患者需要支付的距离成本随着 γ 变大而增加。设两个相邻医院之间的直线距离等于 L，在这里的地理平面模型中，L 理解为所考察医院与相邻医院的平均距离，所考察医院的市场范围由无差异患者的位置确定。

假设所有医院之间都是相互竞争的，政府办医院和民营医院在地理上均匀分布。所考察医院将其周边的医院合起来看作是一个"黑箱"医院，其医疗服务价格用 $\bar{p}$ 表示，满足：

$$\bar{p} = (1 - x)p_G + xp_N \tag{12.2}$$

在所考察医院与"黑箱"医院的连线上，无差异的患者满足：

$$p + \tau\hat{y}^{\gamma} = \bar{p} + \tau(L - \hat{y})^{\gamma} \tag{12.3}$$

式中，p 代表所考察医院的医疗服务价格；$\hat{y}$ 代表无差异患者的位置，也可以称为所考察医院的市场"半径"，用于衡量所考察医院的市场范围；参数 $\gamma > 0$，代表患者对路程远近的敏感性参数；τ 为运费率，将距离量纲转换为价格量纲。

假定无差异患者所处的位置距 L 的中点不远，见图 12 - 2，所考察医院位于图 12 - 2 中的 0 点，$\hat{y}$ 为无差异患者的位置。不失一般性，假设所考察医院的市场范围近似等于以该医院为中心、以 $\hat{y}$ 为半径的圆的面积。

设单位面积上的患者人数为 ρ，圆形市场的面积为 $\pi\hat{y}^2$，那么到所考察医院就医的患者人数近似为 $\pi\rho\,\hat{y}^2$。

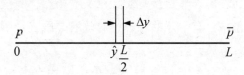

图 12－2　无差异患者的位置示意

我们来做简化处理。式（12.3）可以写为：

$$p + \tau\left(\frac{L}{2} - \Delta y\right)^{\gamma} = \overline{p} + \tau\left(\frac{L}{2} + \Delta y\right)^{\gamma} \tag{12.4}$$

根据本书讨论，假定在患者中只有一部分人在就医前力图搜寻并能够获得医疗服务价格信息，且依据价格信息做出就医选择。设这一部分人在患者中的比例为 a，其中 $a \in$（0，1]。那么 $1 - a$ 比例的患者不对医疗服务的价格做出反应。为了便于求解，我们用下式来估计所考察医院的市场"半径"：

$$R_p = (1 - a)\frac{L}{2} + a\left(\frac{L}{2} - \Delta y\right) = \frac{L}{2} - a\Delta y \tag{12.5}$$

可以得到所考察医院的市场份额近似为 $\pi\rho R_p^2$。

三　医疗服务的均衡价格

（一）政府办医院经营目标的处理

医疗服务行业的价格水平受到医院行为目标的影响，尤其是在存在非营利性医院的情形下更是如此。设想政府办医院可能追求最大利润[1]，也可能追求最大规模，即销售总额最大，再或者两者兼而有之。按照第五章第一节第一小节"企业的决策目标与价格"中的处理方法，我们不妨假定政府办医院是按照某个"表现成本"[2] 做出"目标利益"最大化决定的。当表现成本等于实际的成本时，目标利益最大等同于实际利润最大；当表现成本等于零时，目标利益最大等同于销售总额最大；而当表现成本

---

　① 豪斯曼（Hansmann，1980）认为，绝大多数非营利性医院实质上是"商品性"的非营利性组织。这些医院组织生产质量很难观测的私人品，并且从销售这些商品和服务中盈利而不是义务地向社会提供。

　② Gaynor 和 Vogt（2003）发现非营利性医院定价更低但定价的成本加成更高，这是因为它们"表现出来的成本"更低。

介于零与实际成本之间时，目标利益最大相当于兼顾利润与规模两个目标。不考虑表现成本大于实际成本的情形，因为这将导致政府办医院的定价高于利润最大的定价，显然没有实际意义。当然，我国的政府办医院以什么为经营目标是一个有争议的问题，对政府办医院经营目标的探讨将在本章第十二章第二节展开。

假定医院的成本具有"固定成本 + 单位患者成本 × 患者数量"的形式，并设所考察医院服务一位患者的成本为 c，假定 c 不随患者数量而变，那么 c 也是边际成本。对于政府办医院，$c = \lambda c_G$，c_G 代表政府办医院的实际边际成本，λc_G 为政府办医院的"表现边际成本"，满足 $0 \leqslant \lambda \leqslant 1$。$\lambda = 0$，表示政府办医院追求最大销售额；$\lambda = 1$，表示政府办医院追求最大利润；$0 < \lambda < 1$，表示政府办医院兼顾规模与利润目标。对于民营医院，假定以利润最大为目标，即成立 $c = c_N$。实际的 c_G 与 c_N 的大小关系无法得知，因此本书不对此作出假定。[①]

（二）不同所有制医院的均衡价格

假定所有其他医院的医疗服务价格都达到均衡，只有所考察医院的价格偏离均衡值，令其为 p。这样，所考察医院的利润为：

$$\Pi = \pi(p - c)\rho R_p^2 - F \tag{12.6}$$

式中，F 代表固定成本。假定无差异患者的位置偏离两家医院之间连线的中点不远，即 Δy 甚小于 L，利用近似公式 $(1 + \Delta)^\gamma \approx 1 + \gamma\Delta$，由式（12.4）可以得到：

$$\Delta y = \frac{p - \bar{p}}{2\tau\gamma}\left(\frac{L}{2}\right)^{1-\gamma} \tag{12.7}$$

将上式代入式（12.5），再代入式（12.6），则医院利润最大（对于政府办医院是指目标利益最大）的一阶条件写为：

$$2\tau\gamma\left(\frac{L}{2}\right)^\gamma - a(p - \bar{p}) - 2a(p - c) = 0 \tag{12.8}$$

先假定所考察医院是一个民营医院，满足 $c = c_N$，达到均衡时须满足 $p = p_N$。将式（12.2）代入上式中的 $\bar{p}$，得到民营医院医疗服务价格的反

---

① 斯隆（Sloan，2000）总结对营利性和非营利性医院效率差异的实证研究，认为两者之间并不存在系统性的差异。事实上，他还指出，以每病例会计成本计算的话，营利性医院的成本与非营利性医院持平或者略高，所以营利性医院有减少每病例住院时间的倾向（*Handbook of Health Economics* v1，第 21 章，第 1156 页）。

应函数为：

$$p_N(p_G) = \frac{2\tau\gamma}{a(3-x)}\left(\frac{L}{2}\right)^{\gamma} + \frac{(1-x)p_G + 2c_N}{3-x} \tag{12.9}$$

再假定所考察的医院是政府办医院，满足 $c = \lambda c_G$，达到均衡时须满足 $p = p_G$。由一阶条件式（12.8）得到政府办医院医疗服务价格的反应函数为：

$$p_G(p_N) = \frac{2\tau\gamma}{a(2+x)}\left(\frac{L}{2}\right)^{\gamma} + \frac{xp_N + 2\lambda c_G}{2+x} \tag{12.10}$$

将式（12.9）代入上式，消去 p_N，得到政府办医院的医疗服务的均衡价格：

$$p_G = \frac{\tau\gamma}{a}\left(\frac{L}{2}\right)^{\gamma} + \lambda c_G - \frac{x}{3}(\lambda c_G - c_N) \tag{12.11}$$

四　实证分析

（一）影响医疗服务价格水平的因素

设服务一位患者的实际医疗费用为 P，也可以看作是人均实际医疗费用，受实际 GDP 变化（即物价水平）、收入和医疗服务技术变化的影响。令扣除 GDP 变化影响后的医疗费用为 p，我们假定 p 受医疗服务市场竞争的影响，并用民营资本的进入程度来衡量医疗服务市场的竞争程度。设实际 GDP 以下式的方式影响人均实际医疗费用，成立：

$$P_t = p(x_t, z_t) \times \left(\frac{GDP_t}{GDP_0}\right)^{\beta} \tag{12.12}$$

式中，下标 0 代表基期，t 代表当期；x 代表民营资本的市场份额变量，例如民营医院占全部医院的数量比重，反映了民营资本进入市场的程度；z 代表其他可能对 p 产生影响的控制变量；参数 β 描述 GDP 增长对人均医疗费用增长的影响。如果使用实际 GDP，参数 β 描述收入和医疗服务技术变化的影响。

（二）实证模型

从理论模型推导出可检验的实证模型。假定每个医院的卫生技术人员的数目为 k，每千人口的患者比例为 b，则每千人口拥有的卫生技术人员数为：

$$w = kb / \left[\pi\rho\left(\frac{L}{2}\right)\right]^2 \tag{12.13}$$

对式（12.11）两边求对数，结合式（12.13），得到：

$$\ln p_G = \ln\left[\frac{\tau\gamma}{a}\left(\frac{\pi}{kb}\right)^{-\gamma/2}\right] - \ln(w^{\gamma/2}) + \ln\left\{1 + \frac{a\lambda c_G}{\tau\gamma}\left(\frac{\pi\rho}{kb}\right)^{\gamma/2}w^{\gamma/2}\right.$$

$$\left. - a\frac{(\lambda c_G - c_N)}{3\tau\gamma}\left(\frac{\pi\rho}{kb}\right)^{\gamma/2}xw^{\gamma/2}\right\} \tag{12.14}$$

结合式（12.12）和上式，简化得到考察个体效应的面板数据模型：

$$\ln P_{G,it} = \alpha_i - \beta\ln GDP_{i0} + \beta\ln GDP_{it} + \ln(w_{it}^{-\gamma/2} + \delta - \eta x_{it}) + \varepsilon_{it} \tag{12.15}$$

上式中 $\delta = \frac{a\lambda c_G}{\tau\gamma}\left(\frac{\pi\rho}{kb}\right)^{\gamma/2}$，$\eta = a\frac{(\lambda c_G - c_N)}{3\tau\gamma}\left(\frac{\pi\rho}{kb}\right)^{\gamma/2}$。考虑式（12.15），
本书对其进行最大似然估计。在此之前，患者对路程的敏感性参数 γ 须作
先验性假设。[①] 霍特林线性空间模型一般设定 $\gamma \in [1,2]$，本书在此将
其取值范围适度放宽至 $[0,2]$，为简洁、有效起见，在实证研究中将其
值设为 0.5、1、1.5 和 2，在稳健性讨论中再进行模拟考察。这样，对于
每个个体 i，假设 ε_{it} 服从标准正态分布，似然函数为（这里 α_i 代表个体
固定效应）：

$$\ln L_i = -\frac{T}{2}\ln(2\pi) - \frac{T}{2}\ln\sigma^2 - \frac{1}{2\sigma^2}\left\{\sum_{t=1}^{T}\left[\ln P_{G,it} - \alpha_i + \beta\ln GDP_{i0}\right.\right.$$

$$\left.\left. - \beta\ln GDP_{it} - \ln(w_{it}^{-\gamma/2} + \delta - \eta x_{it})\right]^2\right\} \tag{12.16}$$

估计得到 α、β、δ、η 等参数后，比较式（12.15）和式（12.14），
我们可以验证：

其一，人均 GDP 决定了患者对医疗服务的实际支付能力，同时反
映物价水平、收入和医疗技术发展水平影响，因此人均 GDP 应当成为

---

① 霍特林地理空间模型的参数 γ 是距离成本的幂指数，也是理论上用于衡量市场竞争性的
参数。进行实证检验时，γ 原则上是一个待定的参数，但在本书中被指定为若干分级用来检验模
型的敏感性。这样处理的原因有两点：第一，参数 γ 理论上有其合理区间，它必须大于零，根据
"最大差异性" 和 "最小差异性" 原理它应限定在 $[1,2]$ 之间，下限实际上应该在 0.5 附近。
这是利用霍特林模型进行实证检验时必须进行的取值范围限定，此为不直接估计参数 γ 的实证研
究需要。第二，参数 γ 是患者对路程远近的敏感性参数，而不同的患者有不同的收入、消费习
惯、病情缓急和交通方式可及性等个体性差异，不同的地级市亦有地区性差异。但实际上这种差
异并无现有数据可供测定或者替代、不能被实证模型中的个体固定效应 α_i 吸收，因此只能外生
给定以限定其合理范围，此为不直接估计参数 γ 的现实原因。实际上，参数 γ 在霍特林模型里有
非常明确的理论含义。当 $\gamma = 1$ 时，企业互相靠近竞争，定价差异缩小。当 $\gamma = 2$ 时，企业互相远
离，各自提高价格，竞争性降低。无论是 "最小差异定价" 还是 "最大差异定价"，皆是极端情
形，且难以测定。外生给定参数 γ 的数值可能会使计量结果出现一定的偏差，但不影响本书实证
分析目标的达成。

影响医疗服务价格水平的主导因素，其主导作用通过系数 β 的大小和显著性表现。考虑到人均收入越高，患者的医疗服务消费支付能力越强，实证结果预期系数 β 为正，反映出人均收入对医疗服务价格的正向影响。

其二，若政府办医院追求最大利润，即 $\lambda = 1$，那么政府办医院的表现边际成本等于实际边际成本。当两种医院的成本无大差异时，式（12.11）右边的第 3 项比第 2 项小一个数量级。引入民营医院的竞争是通过 x 表现出来的，显然，x 对政府办医院的价格影响也相应小一个数量级，因此民营资本进入不能有效降低政府办医院的价格水平。如果政府办医院追求最大规模，即 $\lambda = 0$，那么其表现边际成本等于 0。式（12.11）右边的第二项忽略不计，第三项的绝对值比第二项大一个数量级，但政府办医院的医疗服务均衡价格会随民营医院比重 x 的增加而上升，民营资本进入也不能有效降低政府办医院的人均医疗费用。因此，从理论上看，只有在同时满足民营医院的成本优势显著、政府办医院倾向于追求最大利润和民营医院的进入比重 x 较大的条件下，民营资本的进入才能对政府办医院人均医疗费用的降低起到一定的作用。在实践中，这一竞争作用是否有效显著，可以通过考察民营医院发展指标 x 对价格 P 的影响（也即弹性）是否显著来得到检验。由式（12.15），成立弹性表达式：

$$\frac{\partial \ln P_{it}}{\partial \ln x_{it}} = \frac{-\eta x_{it}}{\left(w_{it}^{-\gamma/2} + \delta - \eta x_{it} \right)} \tag{12.17}$$

显然该弹性并非常数，而是随着个体和时间而变化。为了得到总括性的结论，本书在变量的均值处求该边际效应，即将 w_{it} 和 x_{it} 的均值 $\overline{w}$ 和 $\overline{x}$ 代入式（12.17）求该边际效应，然后通过 Delta 方法计算其方差，再通过 Wald 检验判断其显著性。此时边际效应显著性含义是：如果价格水平 P 对民营医院进入程度 x 在均值处的弹性接受为零的原假设，那么平均而言，民营医院进入程度对价格水平的边际影响并不显著。否则，可以进一步计算边际效应的大小。

其三，运费率 τ 给定情况下，患者到医院就医的距离成本越高，即 γ 越大，医疗服务的价格水平也越高。而医疗服务市场搜寻价格信息的成本越高，在就医前能够获得医疗服务价格信息并据此做出就医选择的患者比例越低，即 a 越小①，医疗服务的价格水平越高。γ 和 a 两参数对医疗服务价格 p_G 的影响是反向的，两者以比值的形式进入式（12.11），对价格水平的最终影响反映在估计系数的稳定性上：我们对 γ 做出先验性假设并取 0.5、1、1.5 和 2 四个数值反映不同的市场竞争态势。如果模型系数估计值并不随 γ 的变化表现出大的变动，则说明 γ 对医院定价行为的影响被 a 的作用所抵消。也就是说，如果模型的估计系数随市场结构参数 γ 的变动是稳定的，价格信息的可及性和可比性会是抑制医疗价格的关键。

其四，δ 的数值预期为正，η 的数值则未必为正，需视政府办医疗机构与民营医疗机构的边际成本实际大小关系而定。由于 $\delta/\eta = 3\lambda c_G/(\lambda c_G - c_N)$，若政府办医院追求最大利润且民营医院成本优势不明显，则预期 δ 的值比 η 高一个数量级，也就是说，民营医院的进入比重 x 对医疗服务的价格影响也相应地小一个数量级；若政府办医院追求最大规模，则预期 δ 的值比 η 小一个数量级；若政府办医院利润和规模两个目标兼有，则 δ 与 η 的数量级接近。这一预期推论将在本章第二节进行进一步的探讨，本节不做赘述。

（三）数据来源和变量说明

本节所用的数据来源于《广东省卫生统计年鉴》和《广东统计年鉴》2002—2010 年度数据。② 其中人均医疗费用指标、医疗机构总数及民营医疗机构③的市场份额均来自《广东省卫生统计年鉴》，各市人均 GDP、各

---

① 搜寻价格的患者比例 a 原则是一个变量，通常随着医疗服务价格水平的提高而增大，随着价格信息搜寻成本的增加而减小，这种关系可以表达为：$a = \zeta(\overline{p} - c_s)$，其中 $\overline{p}$ 为市场均价，c_s 为搜寻成本，$\zeta > 0$。由模型均衡解可得 $\overline{p} = \dfrac{\tau\gamma}{a}\left(\dfrac{L}{2}\right)^\gamma + c(c_G, c_N, x)$，易知 a 是 γ 的增函数，且下界不为零。

② 2009 年新医改主抓的五项改革中，以国家基本药物制度的建立和公立医院改革的推进对政府办医院的人均医疗费用冲击最大。前者改变了医疗机构自主选择药品，也就是自主"定价（单次或者人均医疗费用）"的行为能力，后者为政府的直接价格管制，是强有力的外生价格控制力量。对医院使用药物的直接行政规制会在一定程度上改变医疗机构的竞争行为和运营目标，使得广东省医疗服务市场竞争环境产生变化，且会导致难以模型化的政府外生政策变化和民营资本进入医疗市场参与竞争这两大力量对医疗服务价格的影响无法分离，因此本节仅选取新医改基本药物制度政策在广东省广泛落实之前，也就是 2002—2010 年度广东省各市数据作为样本进行实证分析。事实上，若使用 2002—2012 年度数据，我们所得到的实证结论也是一致的，为简洁起见在此不表，备索。

③ 实际资料仅有民营医疗机构的相关数据，故我们采用其数据进行实证分析，它与前文中的"民营医院"是对应的。同样，这里的政府办综合医院与前文中的"政府办医院"是对应的。

市居民消费价格指数来源于《广东统计年鉴》。各变量数据统计描述如表 12 –1 所示。

表 12 –1　　　　　　　　　变量统计性描述

变量	政府办综合医院人均住院费用	政府办综合医院人均诊疗费用	民营卫生机构数量比重	每千人口卫生技术人员数	各市人均GDP
2002 年	4144.6 (1486.7)	80.0 (22.2)	38.748 (23.744)	2.911 (1.868)	13766.6 (10303.3)
2003 年	4348.9 (1488.6)	85.2 (23.9)	38.872 (22.213)	2.978 (2.023)	15633.3 (12162.3)
2004 年	4687.3 (1613.6)	92.0 (24.5)	39.440 (21.758)	4.141 (6.045)	17654.6 (13899.8)
2005 年	4759.3 (1552.8)	96.7 (23.8)	39.483 (21.797)	4.285 (6.322)	20031.8 (15789.3)
2006 年	4445.8 (1421.0)	96.0 (23.4)	38.931 (21.458)	3.350 (2.509)	22852.9 (18167.6)
2007 年	4500.4 (1305.6)	94.4 (22.0)	39.984 (18.960)	3.570 (2.990)	25844.1 (20230.4)
2008 年	4631.8 (1334.5)	97.9 (23.0)	38.277 (16.911)	3.755 (3.194)	28164.7 (21569.7)
2009 年	5264.2 (1520.7)	110.5 (24.2)	40.511 (17.328)	4.001 (3.545)	29030.0 (20611.9)
2010 年	5507.5 (1621.3)	120.0 (28.1)	42.105 (16.566)	4.095 (2.884)	32271.8 (21913.5)

注：年度对应数据为当年广东各市该指标平均值，括号内为标准差。数据来自《广东省卫生统计年鉴》及《广东省统计年鉴》。人均医疗费用及人均 GDP 单位为元，数量比重数据单位为%，每千人卫生技术人员单位为人。各费用及人均 GDP 均经过居民消费价格指数平减。

基于政府办医院（尤其是政府办综合医院）的主体地位，以政府办综合医院的人均住院费用和人均诊疗费用为被解释变量，考察它们对民营医院参与竞争的反应，表 12 –1 显示除 2006 年、2007 年外两者持续攀升，且 2009 年新医改开始后升幅较早前数年有所提高。限于数据可得性，本书的实证模型选用民营医疗机构（占全部医疗机构）的数量比重来反映民营医疗机构的发展和进入市场的程度，同时也是衡量市场竞争性的代理变量（Shen，2004；李林、刘国恩，2008）。数据显示，2002 年到 2010年，民营医疗机构数量比重从 38.75% 增长至 42.11%，且 2009 年新医改后增速成长得更快。此外，实证模型的控制变量还包括每千人口卫生技术人员数和实际人均 GDP。逐年增长的各市人均 GDP（经过 CPI 平减）代表着居民医疗服务消费能力的提高。同时，医疗服务总供给能力也在提升，九年间每千人口卫生技术人员数增长了 40.7%。

（四）实证结果

本节基于霍特林模型的理论建模，以民营医疗机构数量比重作为市场竞争指标，直观地反映民营医疗机构进入医疗服务领域的发展态势，考察民营资本进入医疗服务市场对政府办综合医院人均医疗费用影响。对式（12.15）以及式（12.17）进行估计，我们要对以下假设进行检验。①

假设1　实际人均 GDP 对医疗费用的边际影响，也就是式（12.15）中的参数 β 显著大于零，说明医疗服务价格受经济发展水平的显著正向影响。

假设2　民营医疗机构竞争对医疗费用的边际影响 e 在各变量均值处没有统计意义上的显著性。也就是说，平均而言，民营医疗机构的竞争未能显著影响医疗费用的水平。对式（12.17）估计，检验下式是否成立：

$$e = \frac{\partial \ln P_{it}}{\partial \ln x_{it}}\Big|_{x = \overline{x}, w = \overline{w}} = \frac{-\eta x_{it}}{(w_{it}^{-\gamma/2} + \delta - \eta x_{it})}\Big|_{x = \overline{x}, w = \overline{w}} = 0$$

来看实证结果。首先，考察实际人均 GDP 对人均医疗费用的边际影响 β。如表 12 - 2 所示，以政府办综合医院人均住院费用为被解释变量时，实际 GDP 的边际效应 β 估计值较稳定且在 0.01 的水平上显著区别于零，表明实际 GDP 增长一个百分点将引起政府办综合医院实际人均住院费用增长约 0.24 个百分点。而以政府办综合医院实际人均诊疗费用为被解释变量时 β 亦在 0.01 的水平上显著区别于零，表明实际人均 GDP 增长一个百分点将引起政府办综合医院实际人均诊疗费用增长约 0.37 个百分点，比对实际人均住院费用的影响更大，也反映了小病较之大病对实际支付能力变动的敏感性更高。这样，由于 $\beta > 0$，收入的增加和医疗服务技

---

① 模型估计中考虑各市个体固定效应，为简洁故略去不表，备索。

术水平的进步使患者的实际人均住院费用是在增加的①，也就是说，扣除了物价因素之后，人们看病的价格确实在变贵。

表 12 - 2　　　　　实际人均 GDP 对人均医疗费用的边际影响

	$\gamma = 0.5$	$\gamma = 1$	$\gamma = 1.5$	$\gamma = 2$
住院费用	0.2396 ***	0.2404 ***	0.2426 ***	0.2448 ***
	(0.0216)	(0.0211)	(0.0216)	(0.0233)
诊疗费用	0.3691 ***	0.3733 ***	0.3775 ***	0.3811 ***
	(0.0286)	(0.0280)	(0.0294)	(0.0293)

注：括号内为标准差，*** 、 ** 和 * 分别表示在 1%、5% 和 10% 水平上显著。

其次，考察民营医疗机构竞争对医疗费用的边际影响是否显著，结果如表 12 - 3 所示。无论以政府办综合医院人均住院费用还是诊疗费用为被解释变量，民营医疗机构数量比重的边际影响 e 在各变量均值处绝对值都很小。具体来说，从数字上看，民营医疗机构数量比重提高 1 个百分点，政府办综合医院的人均住院费用提高约 0.0026 个百分点，而人均诊疗费用降低约 0.012 个百分点，但该边际影响在变量均值处均没有统计上的显著性。

表 12 - 3　　　　民营医疗机构竞争对人均医疗费用的边际影响

	$\gamma = 0.5$	$\gamma = 1$	$\gamma = 1.5$	$\gamma = 2$
住院费用	0.0025	0.0026	0.0028	0.0027
	(0.0100)	(0.0100)	(0.0100)	(0.0100)
诊疗费用	- 0.0116	- 0.0116	- 0.0118	- 0.0122
	(0.0900)	(0.0900)	(0.0900)	(0.1000)

注：括号内为约束检验的卡方检验值，*** 、 ** 和 * 分别表示在 1%、5% 和 10% 水平上显著。

---

① 参数 β 是人均 GDP 对政府办医院人均医疗费用的边际影响。人们通常说"随着经济水平的发展，医疗费用支出增加"，毫无疑问这是对的，经济情况好转，人们能够支付起对健康的更高追求，自然医疗总支出水平增加。但是，经济水平发展一定意味着单病种诊疗价格的增长吗？这是有疑问的。扣除物价因素之后，单病种诊疗价格的提高，可能是由于治疗方法的革新带来的成本拔高，更可能是控制价格的机制失效。

这一检验结果说明平均而言，不管是人均住院费用还是诊疗费用，提高民营医疗机构数量比重都不会使其得到有效的抑制，引入民营资本的竞争不会有效降低医疗服务价格。反而，在住院部门，由于参数 η 估计值的符号均为负（见表 12 - 4），结合式（12.15）以及式（12.17），民营医疗机构竞争的边际影响数值为正，即民营资本进入市场程度越高，作为市场主体的政府办综合医院人均住院费用反而越高，这和人们提倡向医疗服务市场引入社会资本的初衷南辕北辙。

表 12 - 4　　　　　　　　　政府办医院经营目标检验

δ, η	政府办综合医院人均住院费用		政府办综合医院人均诊疗费用	
	δ	η	δ	η
$\gamma = 0.5$	78.0789	- 0.5006	10.7817	0.3345
	(540.2431)	(7.1330)	(28.1827)	(1.4028)
$\gamma = 1$	55.8219	- 0.3720	9.3081	0.2835
	(91.8754)	(4.5994)	(12.2634)	(1.0285)
$\gamma = 1.5$	27.6233	- 0.1984	7.4787	0.2311
	(40.1385)	(2.2879)	(8.5656)	(0.8115)
$\gamma = 2$	18.1169	- 0.1260	6.0846	0.1940
	(31.5043)	(1.5102)	(5.4206)	(0.6443)

注：括号内为标准差。

（五）稳健性检验

为保证本书实证结论的稳健性，我们进行了两个检验，分别消除地区差异的影响、参数设定的影响。

1. 消除地区差异的影响

广东省卫生事业发展水平较高，但地区之间差异甚大。以 2010 年为例，广州市医疗机构总数达到 2387 个，是医疗机构最多的市，最少的云浮市却仅有 259 个。上文得到的实证结论是否会受医疗事业发展水平差异的影响？我们对 21 个样本市做两种筛选：第一组去掉医疗机构总数最高的 5 个市，第二组去掉医疗机构总数最低的 5 个市。利用这两个子样本，分别以政府办综合医院的人均住院费用和诊疗费用为被解释变量，再次估计式（12.15）①，第一组子样本的估计结果为表 12-5、表 12-6 和表 12-7 中的（一）和（三），第二组的结果分别为（二）和（四）。

表 12-5　实际人均 GDP 对医疗费用的边际影响（去地区差异性）

β	人均住院费用		人均诊疗费用	
	（一）	（二）	（三）	（四）
$\gamma = 0.5$	0.2697*** （0.0247）	0.2385*** （0.0286）	0.4212*** （0.0345）	0.3301*** （0.0336）
$\gamma = 1$	0.2710*** （0.0262）	0.2426*** （0.0299）	0.4261*** （0.0342）	0.3332*** （0.0356）
$\gamma = 1.5$	0.2725*** （0.0253）	0.2416*** （0.0293）	0.4305*** （0.0345）	0.3371*** （0.0353）
$\gamma = 2$	0.2727*** （0.0267）	0.2447*** （0.0325）	0.4341*** （0.0345）	0.3407*** （0.0364）

注：括号内为标准差，＊＊＊表示在 1% 水平上显著。

　　类似地，本书仍然首先考察在不同子样本中实际人均 GDP 的变动对政府办综合医院人均医疗费用的影响 β。表 12-5 与表 12-2 的结果相似，实证结果表明，实际人均 GDP 对政府办综合医院人均住院费用的边际影响 β 估计值在 0.24—0.28 之间，且在 0.01 的水平上显著，而实际人均 GDP 对政府办综合医院人均诊疗费用的边际影响在 0.33—0.44 之间，且在 0.01 的水平上显著。同样表明，实际人均 GDP 对政府办综合医院人均医疗费用的增长起到显著正向主导作用。

　　其次，考察民营医疗机构竞争对医疗费用的边际影响 e 是否显著，结果如表 12-6 所示。无论是以政府办综合医院人均住院费用还是诊疗费用为被解释变量，民营医疗机构数量比重对人均医疗费用的边际影响在数值上都很小而且在各变量均值处接受为零的原假设。此外，表 12-7 显示参数 δ 比 η 至少大一个数量级，提示医疗服务的供给有规模效应，广东省民营医疗机构大多数专注于口腔、康复、医疗美容等专科以及社区、乡镇诊所和门诊部诊所等领域，其效率优势未必就能体现。综上，稳健性检验所得结果和表 12-2 至表 12-4 的结论相一致。

———————————

①　模型估计同样考虑各市个体固定效应。因篇幅较大，为简洁故略去不表。

表 12 - 6　民营医疗机构竞争对医疗费用的边际影响（去地区差异性）

e	人均住院费用		人均诊疗费用	
	（一）	（二）	（三）	（四）
$\gamma = 0.5$	0.0392（1.4100）	-0.0476（0.7600）	0.0354（0.6500）	0.0002（0.0000）
$\gamma = 1$	0.0389（1.3900）	-0.0424（0.5800）	0.0350（0.6300）	0.0003（0.0000）
$\gamma = 1.5$	0.0389（1.3900）	-0.0480（0.7700）	0.0338（0.5900）	0.0001（0.0000）
$\gamma = 2$	0.0378（1.3200）	-0.0487（0.7900）	0.0321（0.5300）	-0.0004（0.0000）

注：括号内为约束检验的卡方检验值。

表 12 - 7　　　　　　政府办医院经营目标检验（去地区差异性）

δ, η	政府办综合医院人均住院费用				政府办综合医院人均诊疗费用			
	（一）		（二）		（三）		（四）	
	δ	η	δ	η	δ	η	δ	η
$\gamma = 0.5$	3.1748（3.9252）	-0.3876（0.4741）	107.7746（209.155）	13.0679（29.3468）	0.8761（1.0999）	-0.1446（0.1884）	71.5865（114.429）	-0.0371（12.4506）
$\gamma = 1$	4.8128（5.9254）	-0.5269（0.6857）	17.1910（19.2746）	1.9061（3.0153）	1.5491（1.2088）	-0.1853（0.2409）	24.7223（74.8292）	-0.0214（4.3490）
$\gamma = 1.5$	5.1088（4.9242）	-0.5419（0.6375）	33.3162（60.0083）	4.0871（8.5770）	1.7156（1.1226）	-0.1812（0.2424）	14.4033（20.7500）	-0.0042（2.5457）
$\gamma = 2$	5.2592（5.8071）	-0.5308（0.6889）	18.9597（44.1939）	2.3648（5.9335）	1.6758*（0.9634）	-0.1599（0.2248）	10.1438（12.7979）	0.0100（1.7936）

注：括号内为标准差。* 表示在 10% 水平上显著。

2. 参数取值模拟

本书在实证模型预期结论的第三点提及：如果模型系数估计值并不随 γ 的变化表现出大的变动，则说明 γ 对医院定价行为的影响被 a 的作用所抵消。否则，价格信息的扩散模式不变，搜寻价格信息的患者比例 a 不变，外生给定的市场结构参数 γ 的变动会影响式（12.15）的参数估值，也就是说，模型参数估计值的稳定性可以反映患者对路程的敏感性与患者搜寻价格比例的关系，而且参数的稳定性可以反馈不同医疗部门之间的差异性。值得注意的是，a 是搜寻医疗服务价格信息并以此作出就医决策的患者比例，参数 a 表明了患者搜寻价格的意愿和努力，但并不意味着搜寻价格的患者一定能够搜寻到"正确"的信息。理论上，如果市场结构参数 γ 在合理范围内变动，只要价格信息的事前不可知性和事后不可比性没有改变，搜寻价格的患者比例 a 理论上接近常数，那么医疗服务的价格水平就不会下降。为了更严谨地验证这一观点，我们将 $\gamma \in [1, 2]$ 分为 200 份，即以 0.01 为步长，重复估计式（12.15），利用搜寻法对模型的参数稳定性作出估计，其结果总结如下。图 12-3 中十幅图片的横轴皆为市场结构参数 γ，范围为 $(0, 2]$，每行两图的纵轴依次分别为式（12.15）的参数 β（实际人均 GDP 对政府办综合医院人均医疗费用的边际影响）、政府办医院经营目标的检验参数 δ 和参数 η 以及民营医疗机构竞争对政府办综合医院人均医疗费用的边际影响 e。

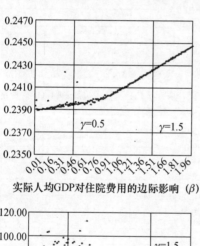

实际人均GDP对住院费用的边际影响（β）

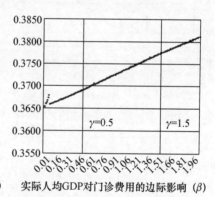

实际人均GDP对门诊费用的边际影响（β）

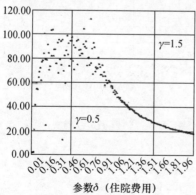

参数δ（住院费用）

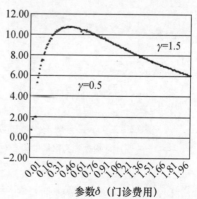

参数δ（门诊费用）

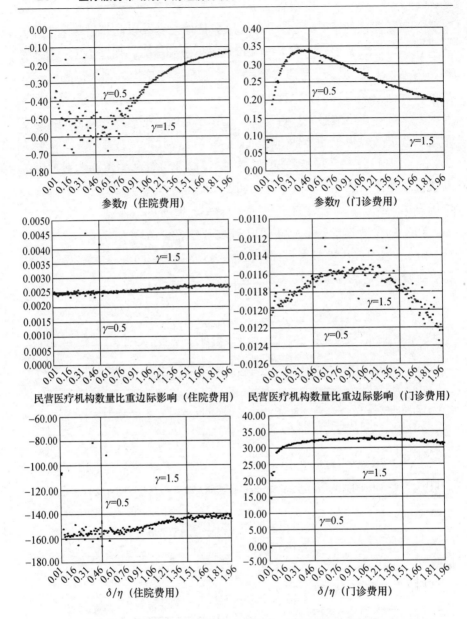

图 12 - 3   不完全搜索价格的霍特林模型参数估值稳定性模拟

注：以上十幅图片之横轴均为市场结构参数 γ。

可以看到，模型的参数估计值在 γ 的合理范围内发生了有规律变动。这里所说的合理范围，指的是市场结构参数 γ 缩小到 [0.5，1.5] 之间。之所以这样界定，是因为当 γ 接近零的时候，患者选择医院就医与医院的地理位置无关，而当 γ 接近2的时候，患者选择医院就医几乎只考虑医院的地理位置，这两种极端情形都不是医疗服务市场现实的状况。排除两端，仅取 γ 在 $[0.5, 1.5]$ 之间，可以发现无论是政府办医院的住院部门还是门诊，参数 β 随着市场结构参数 γ 的变化极小，分别稳定在0.24和0.37左右，波动范围在2%以内。民营医疗机构竞争的边际影响 e 也基本不变，波动范围在3%左右。但政府办医院经营目标的检验参数 δ 和 η 则有较大变动，两者均呈现随着 γ 的增大而绝对值减小的变化趋势，变化规律比较明显。考察式（12.15）中各个参数的构成，δ 和 η 中在样本期间可变化的部分主要为搜寻价格的患者比例 a 和市场机构参数 γ 的比值。在门诊部门，限于保障水平，我国医保体系有"小病医保"的特点，有些地区一个月内城镇医保居民普通门诊的医保报销是有三百元的上限的。从统计数据上看，广东省各市门诊费用的数量级仅为十位数到百位数，对于普通消费者而言并非很大的数目，相对于动辄几千上万元的住院费用，人们对数十几百元的门诊费用变动的敏感性较小，在样本期间搜寻门诊价格的患者比例 a 几可视作常数，因此 δ 和 η 随着 γ 的增大反而绝对值会减小。而住院部门，"因病致贫"现象并不鲜见。哪怕有"大病医保"，人们搜寻价格的意愿也会高得多，而且 γ 越大，市场价格水平越高，人们越有搜寻价格的需求，也就是说愿意搜寻价格的比例 a 应该是 γ 的增函数。但实际上，住院部门的专业性更强，哪怕人们更多地搜索价格，也是搜索不到的，这就表现为 a 也接近常数。综上，我们的参数取值模拟检验可以进一步证实本书实证部分的结论是符合理论直觉及现实情况的，不完全搜索价格的霍特林模型在广东省医疗服务市场的适用性非常好。

五　实证结论

其一，和许多已有文献一致，本书实证结果同样发现，实际 GDP 对医疗服务价格水平确实存在经济意义和统计意义上的正向主导作用：第一，经济增长从多方面，如医疗技术水平推高了医疗服务价格水平；第二，实际 GDP 的增长提高了人们的收入水平，也就增加了人们对医疗服务的需求数量。

其二，考察民营医疗机构的发展程度对医疗费用是否具有抑制作用。在不完全搜索价格的霍特林模型基础上，本节利用广东省21个市的面板数据进行实证检验，在变量均值处的约束检验结果显示，平均而言，民营医疗机构的市场数量比重的边际变动对政府办综合医院实际人均医疗费用的影响很小且从统计上看为零，扣除各市医疗卫生事业发展水平之后基本结论不变，以上检验进一步验证了我们的理论预测：民营资本的引入不能有效抑制医疗费用的攀升。

其三，考察参数 γ 设定不同的情况下模型估计系数的稳定性。根据理论模型设定：γ 的增大会提高医疗服务价格，而市场价格的提高会使得搜寻价格变得更有价值，故搜寻价格的患者比例 a 会随价格水平的提高而增大，也即 γ 的增大会导致 a 的增大，两者属同向变动关系，取比值后 γ 对价格水平的影响可能被 a 抵消。然而，如果市场结构参数 γ 在合理范围内变动，只要价格信息的事前不可知性和事后不可比性没有改变，搜寻价格的患者比例 a 理论上接近常数，那么医疗服务的价格水平就不会下降。而从搜寻法参数模拟结果上看，计量模型的估计系数表现出规律的变化，说明搜寻价格的患者比例 a 表现接近常数。市场整体水平的高企会驱使患者努力搜寻价格，但实际看来搜寻未必有效。这就提示我们，价格信息的可获得性对提高市场竞争性、影响医院定价机制至关重要。

第二节　政府办医院经营目标的实证检验

一　问题的提出

医院经营目标是什么？尤其是政府办医院的经营目标是什么？这是一个医疗体制改革中人们关心的问题。卫生部 2010 年 2 月 11 日印发《关于公立医院改革试点的指导意见》，其指导思想是"坚持公立医院的公益性质"，总体目标是"为群众提供安全、有效、方便、价廉的医疗卫生服务"。然而，如果政府办医院的经营目标是为了社会利益，为什么看病的费用依然会居高不下？一个可能的解释是，看病的费用是因为医疗服务的高成本所致，高价格有其合理性。如果真是这样，引入以自身利益为重的民营医院的竞争将不会有什么大的效果。如果政府办医院的经营目标也是为了追求医院自身的利益，那么引入民营医院竞争的作用或许可以迫使政府办医院提高效率。不过，新的问题是靠什么来保证社会的利益？

自改革开放以来，依靠国有经济成分还是依靠民营经济成分来保证社会利益就一直是一个老问题。我们不想从理论上推证政府办医院的经营目标是什么，这应该是一个实证问题，而不是一个理论论证问题。我们试图通过计量方法来识别政府办医院的经营目标，基本的思路是：若医院追求最大利润，医疗服务的价格定得较高，若医院追求最大规模，医疗服务的价格定得较低，为了识别这一点，引入一个政府办医院经营目标的参数，将利润目标和规模目标用参数数值的变化来表示，然后利用垄断竞争模型来分析医院的经营行为，从理论上比较民营医院的参与对政府办医院医疗服务价格的影响，再利用2002—2010年广东省21个市的面板数据进行计量检验，以对政府办医院的经营目标做出估计。

二　相关研究

在医疗服务市场上，不同所有制医院行为是否有不同？非营利性医院是否会更注重社会福利目标？豪斯曼（1980）就认为，绝大多数非营利性医院实质上是"商品性"的非营利性组织，这些医院组织生产质量很难观测的私人品，并且从销售这些商品和服务中盈利而不是义务地向社会提供。不过，卡普斯等（Capps et al., 2010）的实证研究也发现，非营利性医院在提供慈善服务方面比营利性医院有更高的积极性。

在我国，自医疗卫生体制市场化改革以来，对政府办医院趋利行为的征讨不绝于耳。陈钊等（2008）在梳理过去30年的医改历程后就指出，伴随着医疗卫生体系筹资方式的市场化，由于政府筹资比例下降，公立医疗机构的"创收"已经构成其收入主要来源，"看病贵"问题逐渐凸显。朱恒鹏（2011）利用大量现实和假设的例子来说明："只要不消除公立行政垄断地位，它就会千方百计地谋取垄断利润。"过去我们对政府办医院经营目标的讨论绝大多数是利用定性方法，而较少见有对政府办医院的经营目标进行定量的分析，其原因在于政府办医院经营目标的多元化。一般认为，我国的政府不举办营利性医院，但由于生存压力和保证非营利医疗项目（如应对突发性公共卫生事件）的供给，政府办医院的经营目标通常包括利润。

用理论分析和实证检验医院的经营目标方面，国外的研究较多。对非营利性医院行为的理论模型分析中，有 Lakdawalla 和 Philipson（1998）、Gaynor（2006）等，将非营利性医院 i 的最优化目标简单地模型化为：

$$U_i = u(z_i, \pi_i) = v(z_i) + \pi_i \tag{12.18}$$

式中，z_i 代表医院的服务质量；π_i 代表医院的利润。在式（12.18）的第二个等式中，假设非营利性医院的质量目标与利润目标之间线性可分。设定医院 i 面临的需求为：

$$q_i = s_i(z_i, \ z_{-i})D(\hat{p}, \ z_i, \ z_{-i}) \tag{12.19}$$

式中，z_{-i}代表医疗市场上其他所有医院的质量向量；s_i代表所考察医院的市场份额；$\hat{p}$代表受到管制的医疗服务市场价格。再设定所考察医院的成本函数为$c_i = c(q_i, \ z_i) + f_i$，其中，$f_i$为医院$i$的固定成本。由于$\partial v/\partial z_i > 0$，此项的存在使非营利性医院考虑利润目标时的成本发生变化，从而导致与追求最大利润的营利性医院行为有所差异。可是在以上分析过程中把质量换成数量时，两种医院行为一致的结论不变（Gaynor and Town，2012）。这些理论分析也得到一定的实证检验，卡普斯等（2003）、Gaynor和Vogt（2003）等的研究发现，营利性医院和非营利性医院之间的定价行为没有显著差异。

以上引入医疗服务质量目标的研究可以为政府办医院经营目标的检验提供方向，但以下问题的存在使这种分析方法在实际操作中难以与我国实际情形结合：第一，在我国，医疗服务的价格不能看作是给定的，虽然许多治疗和检查项目受到政府的管控，但医院还是有一定的价格决定权。第二，与利润目标存在交替关系的主要是规模目标，而一般不是质量目标，但规模目标却没有在式（12.18）的效用函数中体现。第三，利润目标与质量、规模等其他目标是不是线性可分关系，它们之间是否存在确定的函数关系？第四，利润目标和其他目标的量纲不一致，加总时如何确定各自的权重？此外，是否可以用一个最优化分析框架把政府办医院的多个行为目标统一起来？以下，我们试图提出一个政府办医院经营目标的分析模型，把政府办医院的利润目标和规模目标[①]纳入统一的最优化框架下，并在此基础上进行实证检验，以考察政府办医院的实际经营目标。

三 模型引入与分析

（一）描述医疗服务市场的垄断竞争模型

医疗服务市场可以看作是垄断竞争市场，为了描述医院之间的垄断竞争特征，我们借用克鲁格曼使用过的一个公式：[②]

$$q_i = Q \times \left[\frac{1}{n} - b \times (p_i - \bar{p}) \right] \tag{12.20}$$

---

① 我们这里不考虑医疗服务的质量目标。理论上可以证明，只要买卖双方关于质量的信息是对称的，就可以达到质量的最优提供。质量信息不对称的情形涉及逆向选择等概念，属于其他的分析范畴。

② 参见保罗·克鲁格曼、茅瑞斯·奥伯斯法尔德《国际经济学》第5版，中国人民大学出版社2002年版，第122页。

式中，q_i 代表医院 i 提供的医疗服务数量；Q 代表医疗服务行业总的医疗服务数量；n 代表医疗服务行业中医院的数目；p_i 代表医院 i 的医疗服务价格；$\overline{p}$ 代表所有医院医疗服务平均价格；参数 b 描述医院之间的竞争程度，当 b 趋于 0 时，表明患者对医院的选择不随价格差异而变化，而较大的 b 值意味着患者对价格差异敏感。

假定医院 i 的成本具有以下形式：

$$C_i = c_i q_i + f_i \tag{12.21}$$

式中，c_i 代表提供单位医疗服务的变动成本，假定它不随医疗服务的数量变化而变，因此 c_i 也是边际成本；f_i 代表医院 i 的固定成本。医院 i 的利润为：

$$\pi_i = (p_i - c_i)q_i - f_i \tag{12.22}$$

简化分析，假定一家医院的市场份额足够小，以至于其价格变化难以影响行业总的医疗服务数量 Q 和平均价格 $\overline{p}$，即成立 $\partial Q/\partial p_i = 0$ 和 $\partial \overline{p}/\partial p_i = 0$。利用式（12.20），医院 i 价格决策的利润最大化一阶条件要求：

$$\frac{1}{n} - b(p_i - \overline{p}) - b(p_i - c_i) = 0 \tag{12.23}$$

（二）政府办医院经营目标表述

医院的经营目标对医疗服务的定价有重要的影响。一般认为，民营医院以利润为经营目标，而政府办医院以什么为经营目标是一个有争议的问题。设想政府办医院可能追求最大利润，也可能追求最大规模，即销售总额最大，再或者两者兼而有之。只要满足需求法则，价格就是边际收益的增函数，显然，追求最大利润的定价高于追求最大规模的定价。与本章第一节的论述一致。假定政府办医院是按照某个"表现成本"做出"目标利益"最大化决定的。当表现成本等于实际的成本时，目标利益最大化等同于利润最大化；当表现成本等于零时，目标利益最大化等同于销售总额最大化；而当表现成本介于 0 与实际边际成本之间时，目标利益最大化相当于兼顾利润与规模两个目标。同样，政府办医院的定价高于利润最大化的定价的没有现实意义的，我们不考虑表现成本大于实际边际成本的情形。

对于政府办医院，我们假设表现（边际）成本 $c = \lambda c_G$，满足 $0 \leq \lambda \leq 1$，c_G 代表政府办医院为一个代表性患者提供医疗服务的成本，也是实际边际成本。若 $\lambda = 0$，表示政府办医院追求最大规模；若 $\lambda = 1$，表示政府办医院追求最大利润；若 $0 < \lambda < 1$，表示政府办医院兼顾规模与利润目标。对于民营医院，假定以利润最大为目标，即成立 $c = c_N$，c_N 代表民营医院提供为一个代表性患者提供医疗服务的成本，也是边际成本。这样，对于政府办医院，只要将 λc_i 代替式（12.22）中的 c_i，上面使用的"利润最大化"的分析方法就可以扩展到有政府办医院的情形。

（三）医院价格决策

假定所有的医院分为两类，一类是政府办医院，另一类是民营医院，同一类医院彼此相同，即具有相同的为代表性患者提供医疗服务的成本 c_i、服务数量 q_i 和服务价格 p_i。设政府办医院有 n_G 家，民营医院有 n_N 家，满足 $n_G + n_N = n$，医疗服务的平均价格为：

$$\bar{p} = \frac{n_G p_G + n_N p_N}{n} = (1 - x) p_G + x p_N \tag{12.24}$$

式中，x 代表民营医院参与医疗服务市场的数量比例。利用式（12.24），对于民营医院来说，最优价格决策的一阶条件式写为：

$$p_N = \left[\frac{1}{bn} + (1 - x) p_G + c_N \right] \Big/ (2 - x) \tag{12.25}$$

类似的做法，对于政府办医院来说，最优价格决策的一阶条件式（12.23）写为：

$$p_G = \left(\frac{1}{bn} + x p_N + \lambda c_G \right) \Big/ (1 + x) \tag{12.26}$$

将式（12.25）的 p_N 代入上式，得到政府办医院的价格：

$$p_G = \frac{1}{bn} + \lambda c_G - \frac{x}{2} (\lambda c_G - c_N) \tag{12.27}$$

上式表明，政府办医院的价格水平受市场结构（由 n 描述）、市场竞争程度（由 b 描述）、医院经营目标（由 λ 描述）和民营医院参与程度（由 x 描述）四方面因素影响。

（四）需要实证检验的问题

要是政府办医院的经营目标是追求最大利润，即 $\lambda = 1$，在政府办医院与民营医院的(实际)边际成本相差不大的情况下，政府办医院的医疗服务价格与民营医院参与程度 x 的关系不大，即式（12.27）右边最后一项可以忽略。要是政府办医院的经营目标是最大规模，即 $\lambda = 0$，那么由式（12.27）可以看出，政府办医院的医疗服务价格会随着民营医院参与水平的提高而提高，原因是民营医院追求利润定出的高价格将政府办医院的价格抬高。检验的关键在于式（12.27）右边最后一项 x 系数的大小。

四　实证分析

（一）影响医疗服务价格的物价水平、收入和技术变化因素

假定服务一位患者的实际医疗费用为 P，即人均实际医疗费用，受实际 GDP 变化影响，即物价水平、收入和医疗服务技术变化的影响。令扣除 GDP 变化影响后的医疗费用为 p，我们假定 p 受医疗服务市场竞争程度和医院经营目标的影响。设实际 GDP 以式（12.28）的方式影响人均实际医疗费用，成立：

$$P_t = p(x_t, \; z_t) \times \left(\frac{\mathrm{GDP}_t}{\mathrm{GDP}_0} \right)^{\beta} \tag{12.28}$$

式中，下标 0 代表基期，t 代表当期；x 代表民营医院的市场份额变量；z 代表其他可能对 p 产生影响的控制变量；参数 β 描述 GDP 增长对人均医疗费用增长的影响。如果使用实际 GDP，参数 β 描述收入和医疗服务技术变化的影响。

（二）实证模型设定

我们将从理论模型推导出可检验的实证模型。由式（12.28）得到：

$$\ln P_{G,t} = -\beta \ln \mathrm{GDP}_0 + \beta \ln \mathrm{GDP}_t + \ln p_G + \varepsilon_t \tag{12.29}$$

将式（12.27）代入式（12.29）并加以扩展，得到考虑了个体异质性的面板数据模型：

$$\ln P_{G,it} = \alpha_i - \beta \ln \mathrm{GDP}_{i0} + \beta \ln \mathrm{GDP}_{it} + \ln \left(1 + \delta n_{it}^{-1} - \frac{\eta}{2} x_{it} \right) + \varepsilon_{it} \tag{12.30}$$

其中 α_i 代表个体固定效应，$\delta = \dfrac{1}{\lambda c_G b}$，$\eta = \dfrac{\lambda c_G - c_N}{\lambda c_G}$。

考虑式（12.30），本书对其进行最大似然估计。[①] 根据 α、β、δ、η 等参数含义，可以事先对它们的相关性质进行推测：

其一，人均 GDP 决定了患者对医疗服务的实际支付能力，同时反映了物价水平、收入和医疗技术发展水平的影响。由式（12.28），成立弹

[①]　对于每个个体 i，似然函数为：

$$\ln L_i = -\frac{T}{2}\ln(2\pi) - \frac{T}{2}\ln\sigma^2 - \frac{1}{2\sigma^2}\left\{ \sum_{t=1}^{T} \left[\ln P_{G,it} - \alpha_i - \beta\ln\mathrm{GDP}_{i0} - \beta\ln\mathrm{GDP}_{it} - \ln(1 + \delta n_{it}^{-1} - (\eta/2)x_{it}) \right]^2 \right\}$$

整体似然函数为：$\sum_{i=1}^{N}\sum_{t=1}^{T}\ln L_{it}$。

性表达式 $\partial \ln P / \partial \ln GDP = \beta$，表示实际 GDP 增长一个百分点将引起人均医疗费用增长 β 个百分点。例如，如果没有医疗技术进步，即 $\beta = 0$，那么 $P = p$，这时，实际 GDP 增长会使人们消费更多的医疗服务，但每一次的诊疗费用可以保持不变。因此，严格而言，看病是否在变贵，应该以 β 是否大于 0 来判断。若参数 β 大于 0 且显著，说明在扣除价格和收入因素之后，医疗服务的价格水平在增长。

其二，参数 b 体现了医疗服务市场的竞争性。孙洛平（2008）指出，医疗服务价格的事前不可知性和事后不可比性使得医疗服务市场成为竞争性最低的一类市场，因此参数 b 理应较小。此外，限于现实数据可得性，政府办医院的实际边际成本 c_G 我们不得而知，但 c_G 显然远小于医疗服务的价格水平 P_G。综合以上两点，参数 δ 的数量级不会太小，且符号为正。

其三，我们假设政府办医院和民营医院的实际边际成本 c_G 及 c_N 差别不大（Sloan，2000）。[①] 这样，若 $\lambda = 1$，政府办医院的表现边际成本等于实际边际成本，其经营目标是最大利润，那么式（12.30）中参数 η 的数量级会非常小。反之，如果政府办医院的经营目标是最大规模，即 $\lambda = 0$，那么参数 η 的数量级很大。如果政府办医院兼顾利润与规模目标，λ 在 0 到 1 之间。我们可以根据参数 η 的符号和大小判断政府办医院的实际经营目标取向。

（三）数据来源和变量说明

本节所用数据来源与第十二章第一节所述一致，对原有变量情况不再赘述。根据式（12.30），除了政府办综合医院的人均住院费用和人均诊疗费用、人均 GDP 以及民营医疗机构的数量比重之外，新增广东省各市

---

① 尽管如此，本节是以谨慎的态度采取这一假设的。医疗服务不同于普通商品，其边际成本是无法以某一指标划分和衡量的。企业生产一个标准单位的零部件可以计算相应的人工、电力、厂房乃至折旧成本，提供一单位的医疗 CT 影像扫描服务也可以以人工、电力和设备折旧作为边际成本，但医生做一台心脏手术所提供的服务，其耗时、难度、医务人员和设备的配置等多方面成本的构成会因病情和病人的特质大相迥异，哪怕医院标准化单次手术的菜单成本，其实际边际成本却无法计算。表面上看，民营医院参与市场竞争，如果要追求利润最大化必会力求压缩成本，可是政府办医院规模大、服务量大，平摊下来服务成本未必就比民营医院高。总之，治疗一个单病种，基本的用药和设备成本只多不少，民营医院的边际成本远低于政府办医院是难以想象的。所以，政府办医院和民营医院的边际成本有多大差异？什么支出会计算在成本之内？这取决于医院的竞争行为，从而可能对政府医院的行为目标参数 λ 的实证表现产生影响。设想在政府办医院参与市场竞争情况下是 100 元的成本，而在非竞争下若干支出计入成本，比方说表现为 150 元，那么对政府办医院行为目标 λ 的估计可能会存在偏差。

卫生机构总数 n 进入计量模型。对式（12.30）的检验仍然分别以政府办综合医院的人均住院费用和人均诊疗费用为被解释变量。从表 12 - 8 数据可以看到，2009 年新医改开始之后广东省全省平均每市卫生机构总数的增长比新医改之前明显加快，反映出政策支持之卜社会资本明显增人了对医疗卫生领域的投入力度，这有利于广东省卫生事业的发展，减轻现有医疗机构的服务量负担。

表 12 - 8　　　　　　　　　变量统计性描述

年份	2002	2003	2004	2005	2006	2007	2008	2009	2010
住院费用(元)	4144.5 (1486.7)	4348.8 (1488.6)	4687.3 (1613.6)	4759.3 (1552.8)	4445.8 (1421.0)	4500.3 (1305.6)	4631.8 (1334.5)	5264.2 (1520.7)	5507.5 (1621.3)
诊疗费用(元)	80 (22.2)	85.2 (23.9)	91.9 (24.5)	96.7 (23.8)	96 (23.4)	94.4 (22.0)	97.9 (22.9)	110.5 (24.2)	120 (28.1)
数量比重(%)	52.9 (0.195)	52.7 (0.183)	53.9 (0.175)	54.0 (0.176)	53.2 (0.185)	55.6 (0.171)	53.3 (0.154)	54.9 (0.157)	55.5 (0.152)
人均 GDP(元)	13767 (10303.3)	15633 (12162.3)	17655 (13899.8)	20032 (15789.3)	22853 (18167.6)	25844 (20230.4)	28165 (21569.7)	29030 (20611.9)	32272 (21913.5)
医疗机构数(个)	738.1 (459.8)	733.8 (477.3)	749.7 (487.5)	777.0 (517.5)	807.3 (619.4)	785.2 (630.9)	753.4 (615.3)	773.2 (614.4)	787.7 (608.4)

　　注：年度对应数据为当年广东各市该指标平均值，括号内为标准差。数据来自《广东省卫生统计年鉴》及《广东省统计年鉴》。人均医疗费用及人均 GDP 单位为元，数量比重数据单位为%，卫生机构总数单位为个。

（四）实证结果

对式（12.30）的估计结果如表 12 - 9 所示：[1] 参数 β 的估计值大于零且在 0.01 的置信水平上显著。具体而言，实际 GDP 增长一个百分点将引起政府办综合医院人均住院费用增长 0.24 个百分点。实际 GDP 增长一个百分点会引起政府办综合医院的人均诊疗费用增长 0.36 个百分点。这说明扣除了价格和收入因素之后，人们实际的看病费用确实在变贵。其次，以政府办综合医院人均诊疗费用为被解释变量时，参数 δ 的估计值远大于住院费用的相应结果且在 0.1 的置信水平上显著，说明医院住院部门

---

[1]　两个方程的似然值分别为 370.036 和 336.075。

的边际成本高于门诊部门，且从数量级上看两个部门的市场竞争性都
不高。

表 12 – 9   政府办医院的经营目标推测

	住院费用	诊疗费用
β	0. 2368 *** （0. 0214）	0. 3562 *** （0. 0258）
δ	7. 4600 （17. 2586）	30. 2959 （23. 7589）
η	− 0. 0927 （0. 2502）	− 0. 2425 （0. 322）

注：括号内为标准差，＊＊＊表示在1%水平上显著，表中省略了各市个体固定效应。

　　本节重点关注参数 η 以考察政府办医院的经营目标。前面理论分析
已经提及，在政府办医院和民营医院实际边际成本没有显著差异的前提
下，若参数 η 的数量级很小，那么政府办医院倾向于追求最大利润，同
时，η 的符号和大小可以反映政府办医院在利润目标和规模目标之间的取
舍。从实证结果（见表 12 –9）上看，对于住院部门，参数 η 的估计值数
量级很小，说明政府办医院倾向于追求最大利润，或者说 λ 接近1。对于
门诊部门来说，由 η 的估计值为 − 0. 24 反推，λ 应在 0. 81 上下，也就是
说，此时政府办医院兼顾利润和规模目标。以上两点实证结果是与我们的
理论预期相符的：《广东省卫生统计年鉴》数据显示，广东省民营医疗机
构数量上占比可观，但大多是专科医院，其实有床位数占比却仅在 10%
以下，民营医疗机构在住院部门的发展水平和业务开展范围上仍然处于劣
势。因此在住院部门，政府办医院显然占据优势和主体地位，它们有能力
提高要价、追逐利润。而在门诊部门，民营医疗机构相对更有竞争力，政
府办医院面临竞争压力必须兼顾规模目标，以降低其价格水平。

　　与本章第一节第四小节类似，考虑广东省各地级市之间的卫生事业发
展差异，这里同样对 21 个样本市做出两种筛选：第一组去掉医疗机构总
数最高的 5 个市，第二组去掉医疗机构总数最低的 5 个市。利用这两个子
样本，分别以政府办综合医院的人均住院费用和诊疗费用为被解释变量，
再次估计式（12. 30），第一组子样本的估计结果为表 12 –10 中的 （一）
和 （三），第二组的结果为 （二）和 （四）。①

————————

① 四个方程的似然值分别为 258. 5914、240. 0029、234. 8878 和 222. 4294。

表 12 – 10   政府办医院经营目标的稳健性比较

	住院费用		诊疗费用	
	（·）	（二）	（三）	（四）
β	0. 2541 *** （0. 0221）	0. 2404 *** （0. 0290）	0. 3768 *** （0. 0288）	0. 3153 *** （0. 0322）
δ	9. 8547 （18. 1017）	10. 9347 （23. 4655）	51. 7022 * （31. 4396）	85. 6632 * （50. 8513）
η	– 0. 2940 （0. 2791）	0. 2019 （0. 2848）	– 0. 6895 （0. 4362）	– 1. 0514 * （0. 5978）

注：括号内为标准差，***、* 分别表示在 1% 和 10% 水平上显著，表中省略了各市个体固定效应。

由表 12 – 10 可以得出三点结论：其一，与表 12 – 9 结果类似，住院部门的 β 在 0. 24 左右，门诊部门的 β 在 0. 35 左右，两者均在 0. 01 的置信水平上显著，表明看病的费用在上升。其二，门诊部门的 δ 值明显大于住院部门的 δ，表明门诊部门的竞争程度大于住院部门。其三，住院部门的 η 数值较门诊部门小，在政府办医院与民营医院成本没有差异情况下，情形（一）的 λ 约为 0. 77，情形（二）的 λ 约为 1. 25，表明政府办医院更倾向于追求利润目标。门诊部门的 η 数值小于 0，在政府办医院与民营医院的成本没有差异的情况下，情形（三）的 λ 约为 0. 59，情形（四）的 λ 为 0. 49，提示在诊疗费用上政府办医院追求利润的同时兼顾规模目标。

五　实证结论

实证结果表明，我国政府办医院的经营目标倾向于追求利润，尤其在市场竞争性较弱的住院部门是如此。可以这么说，在医疗服务市场上，政府办医院与民营医院的经营行为没有本质的区别，这或许是多年来看病贵的问题并没有有效解决的原因之一。因此，认为只有政府办医院才能保证社会利益的看法是值得商榷的。在医疗服务领域如何保障社会公众利益，需要更好的顶层设计。例如，公共卫生突发事件时的社会利益保护问题，只要建立法规保证政府在特殊时期对医疗服务设施的无条件征用权就可以了，未必只有政府办医院才能解决问题。

实证结果还表明，政府办医院的经营目标会受到市场竞争程度的影响。在民营医院参与度较高的门诊部门，为了争夺市场份额，政府办医院的经营目标增加了规模的成分，从而部分降低了医疗服务的价格。因此，如何提高医疗服务市场的竞争性才是提高医疗服务市场效率的关键所在。至于如何提高医疗服务市场的竞争性，是否只要民营医院参与就能提高医疗服务市场的竞争性，这是一个见仁见智的问题，我们这里不进一步讨论。

第三节　选择性就医与我国医疗服务质量指标选择

一　问题的提出

医疗服务质量是目前专业技术水平下对个人和社会提供卫生服务，利用合理方法实现恢复患者身心健康期望目标时所能够达到的尽可能理想的健康产出的程度。① 在同等条件下，任何人都希望去距离更近的医院、获得更高档次的服务、采用更先进的诊疗设备，都希望在诊疗的全过程中获得更多、更温馨的人文关怀，并且可以承受更少的痛苦、获得更高的安全系数以及更高的质量水平。以统计学方法为基础，将各种不同用途的指标组成医疗质量评价指标集合，最终构建评价指标体系，是对医疗质量进行定量评价的前提和基础（刘丹红等，2009）。近年来，医疗服务质量衡量指标及相应的拟行政管理要求引发了强烈关注，这无疑是基于人们对质量指标的界定、衡量和相应管理能促使医疗机构提供更好服务的热切期盼。对于这一期望，如何合理地界定和甄选医疗服务质量指标成为关键一步。

在综合考虑医疗服务的内部过程和患者感知及社会效益情形下，医疗服务质量可以分为医疗结构质量、医疗过程质量、医疗结果质量和感知质量及综合质量等方面，其中以医疗服务的结果质量最为重要。然而，我国医疗质量监督评价指标体系尚不完善，过程指标较少，还没有形成一套相对统一的评价指标体系（许星莹等，2009），目前人们最熟悉和容易获知的医疗机构质量评价体系是"三级十等"分级评价体系。这一体系的评级指标过于离散，不足以反映不同等级医院之间以及同一等级不同医院之间服务质量的差异，但鉴于医疗服务市场信息高度不对称的本质特征，患者只能根据医疗机构的评级去进行就医选择，这是我国现行医疗服务质量评价体系下普遍存在的"选择性就医"现象。这样，近年来我国卫生系

---

① 这一定义是对目前具有代表性并得到广泛赞同的三个医疗服务质量概念的总结，它们分别是美国技术评价处、Donabedian（1988）和美国国家医学会对医疗卫生服务质量的定义。

统内逐渐增加的治愈率、好转率、死亡率、诊断符合率等多方面的细分质量指标与医疗机构的评级之间的关系趋向复杂化。患者选择性就医效应的存在对我们现有医疗服务质量指标的可靠性提出了考验,现有的质量指标能否反映医院医疗服务质量的水平,是否符合人们对医疗服务质量的预期是我们关心的问题。

我们通过对医疗服务的投入产出关系的分析来对我国现行医疗质量监督评价指标体系内各个具体的细分指标进行甄选,在以往文献的基础上从一个新的角度对质量指标的优劣和合理性进行评价和选择,并结合我国国情对医疗服务质量指标的合宜性和适用性进行了分析。

二 相关研究和分析

(一) 国外医疗服务质量指标的选取

美国是世界上最早开展医疗机构评审的国家。阎小妍等(2006)介绍了美国目前采用的四个医院质量评价体系,包括美国年度最佳医院评价体系、美国百佳医院评价体系、国际医疗质量评价体系和医疗机构评审联合委员会评价体系。从该文中我们可以看出,美国医疗评价体系中所采用的医疗服务指标都经过了风险调整,考虑了患者个体、医院及地区的特点,使得不同医院间的指标更具有可比性,同时,调整后的指标经过加权等方法进行合成,得出医院综合指标。而我国目前并没有患者层面的数据,即没有按病种、病重程度分类的数据,类似的指标调整无法做到。

而在考察医院竞争、合并及政策对医疗服务质量的影响时,国外文献中多采用单个连续型的医疗服务质量指标。美国医疗保健研究与质量局(Agency for Healthcare Research and Quality, AHRQ)在与公共及私人部门合作的基础上,研究并发布了关于质量改善和患者安全、治疗结果和治疗有效性等方面的资料。其所公布的质量指标包括死亡率、产后并发症率、伤口感染率、手术并发症率等指标。大多数关于美国医疗服务质量的研究将死亡率作为医疗服务质量的指标,部分学者采用了医疗服务的平均成本(Robinson & Luft, 1985)或者医疗服务收取的费用(Noether, 1988)作为医疗服务质量的指标,亦有部分学者采用了医疗服务的数量(Abraham et al., 2007)作为质量指标。英国学者采用的指标则比较单一,基本采用死亡率(Propper et al., 2004, 2008)作为质量指标。

总的来说,与国内医疗服务质量评价指标相比,国外医疗服务质量指标更加关注"负面事件",更加强调指标的可比性,选择标准更为严格

（马谢民，2007a）。目前，国外对质量指标的选取集中于高风险疾病的死亡率、再住院率等一系列质量指标，其中以心脏病患者的死亡率最为常见，这是因为死亡率数据较易获得且对医疗服务结果的衡量比较直接，没有主观随意的成分。

（二）我国医疗服务质量指标甄选的特殊环境

1989年我国正式启动了中国医疗机构评审，从此开始建立医院分级管理制度，通过医院等级的高低向公众传递质量信息。目前，已将医院分为"三级十等"，通过不同的等级综合反映医院在结构、诊疗过程和治疗结果等方面的差异。图12-4以广东省为例，选取广东省600多家有评级的医院为样本来分析我国目前对医疗机构进行分级评价的现状。

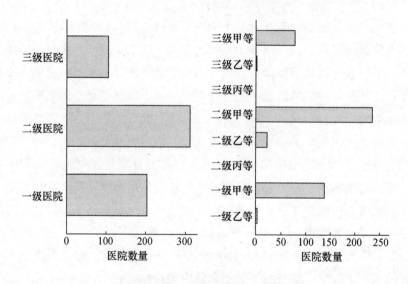

图12-4 广东省医院等级等次

注：数据来源于广东省卫生厅；广东省境内既无三级特等医院，也无一级丙等医院。

从医院等级等次直方图中可以发现，我国目前大部分医院为一级、二级医院，三级医院较少，反映出我国医疗服务质量离散程度较大，且高质量医院较少的现状。而将医院按等级、等次进行细分时，医院集中于一级甲等、二级甲等和三级甲等这三个类别，其余类别的医院数量均较少。这反映出，依据我国现有的医疗服务机构评级对于同一等级的医院的服务质量难以进行区分。尹爱田等（2005）和马谢民（2007b）在分析现有的医疗服务评价体系的基础上，指出过多地使用间接指标会在科学性、客观性和准确性方面存在较大问题，需要进一步开发与统计指标相关的数学评价模型，增强对不同级别及不同规模机构医疗质量评价可比性。

近年来，医疗机构分级评价体系下增加了住院诊断符合率、手术诊断符合率、治愈率、死亡率、好转率和抢救成功率等医疗服务质量监督评价的细分指标，这些都是国际上比较流行的质量指标，尤其以死亡率最为广泛采用。但这些指标在我国尚未形成可用于医疗质量评价的主流指标体系，也没有完善的患者分类和指标调整方案。最重要的是，它们甚至在数据表现上与我国现行医疗机构分级评价体系不甚"相容"。图 12 – 5 以死亡率为代表给出 2002—2008 年广东省 600 多家医院分等级医疗服务结果密度分布。

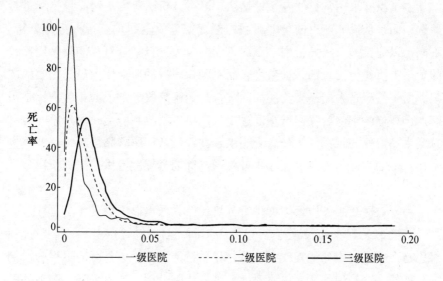

图 12 – 5 2002—2008 年各级医院死亡率密度分布

注：资料来源于广东省卫生厅，样本期间广东省医院未重新评级，故医院等级未发生变化。

现行的医疗机构评级综合考虑了医院的规模、设备、医务人员的职称等多种因素，因此在我国，医院等级一般被视为一家医院的综合质量水平。就直觉而言，一个合理的质量指标会随着医院等级的提高而提高。然而，图 12 – 5 显示出医院的死亡率随着医院等级上升呈现出递增的趋势，也即三级医院的死亡率要高于二级医院和一级医院，显然这与质量指标的合理性预期不符,凸显我国现行医疗服务质量评价体系下存在的特殊问题:一般情况下,患者会依据自身的支付能力及病重程度选择相应的医疗机构就医,尤其是病重的患者倾向于选择更好的医院就医。医院等级越高,越多重症患者会选择到此就医,而疑难重病通常死亡率更高,这便导致死亡率随医院等级同升同降"怪"现象,使死亡率作为质量比较指标时给出不太"正常"的结论。

患者选择性就医的现象使得现有的医疗服务结果指标的可靠性受到干扰。哪些医疗服务指标确实能反映医疗服务质量的高低,哪些指标受到患者选择效应的影响而表现出与医疗服务质量真实水平相悖的特性,如何区分这两类指标是我们要解决的问题。

三 医疗服务质量投入产出模型

本书没有采用常见的专家评估法、聚类分析法等方法对质量指标进行甄选,而是从投入产出的角度对我国医疗服务质量的现有指标进行分析。不同于以往投入产出分析中将不同方面的投入进行细分,我们仅采用投入的货币价值作为投入的一种量度,而将医疗服务的质量作为最为主要的产出。由于健康是人们最为关注的问题,故而医疗服务结果的相关指标是医疗产出评价的主体。我们试图通过投入产出方法找到能反映医疗服务质量真实水平高低的指标,区分出受到患者选择性就医影响超过医疗服务质量真实水平的指标,为评价医疗服务质量指标的合理性提供一个分析模型。

(一) 模型假设

为了对医疗服务质量指标进行分析,首先作出以下假设:

假设 12 - 1 不同的医院可以提供不同质量的医疗服务。这个假设的意思是,在医疗服务的实践中,差异化质量的医疗服务是可能提供的。例如,即便是同一种疾病,门诊医生处理、住院处理、专家会诊、聘请外国专家会诊等的医疗服务质量是相去甚远的,成本也可以相差巨大。

假设 12 - 2 医院具有相同的或类似的市场势力。这个假设的意思是,同样医疗服务成本的医疗服务定价是相同或接近的。由于医院之间是存在竞争的,付出同样的医疗成本相当于同样的医疗服务质量,不同医院的价格差异应该不会太大。例如,如果医院使用成本加成定价法,医院的市场势力相同意味着具有同样的利润加成率,也意味着同样的医疗服务价格。对于非营利医院来说,价格等于投入成本,即满足:

$$p = x \tag{12.31}$$

式中，p 表示医疗服务的价格；x 表示医疗服务的投入。

假设 12 - 3　医院不能区分患者，因此提供的医疗服务质量没有统计意义上可以识别的差异。这个假设与一般产品和服务质量定位的经验一致。一般来说，一个企业对于产品和服务的质量有明确的市场定位，要么高端，要么中端，要么低端，以避免企业之间在质量上的同质化竞争。这样，医院提供医疗服务的平均价格可以用来描述对应的医疗服务的质量。

（二）模型的建立

假设医疗服务质量由单一指标 v 衡量，$v \in [0, 1]$，且 v 越大，医疗服务质量越高。影响医疗服务质量的现实因素有医院组织的机构设置、医务人员的学历层次及职称结构、仪器设备的购置、固定资产、经费来源及环境等卫生资源的拥有状况及特征，为了便于分析，我们将其概括为一个变量：医院在服务质量上的投入。

本书认为，随着投入的增加，医疗服务质量的变化受到投入水平和医疗服务质量潜在可能提高两者的影响。这与经验认识相符合，购买医疗服务设备、雇用经验更为丰富的医疗服务人员会提高医疗服务的质量，但是随着医疗服务质量的提高，想要更进一步地提升服务水平、改善患者体验则需要更多、更先进的医疗设备，支付更高的薪酬以雇用更高水平的医生和相关服务人员，医疗服务质量越高，单位投入所能带来的改善越小，也就是说，提高医疗服务质量符合边际效果递减规律。同时，在诊断过程中，由于疾病的异质性与医患间的信息不对称，即使使用了最好的设备，聘用了最高水平的医务人员也很难避免实际操作过程中可能出现的各种突发与未知情况，要达到质量为 1 几乎是不可能的。

在建立模型时，采用生长函数一般形式，根据上述分析可知其符合生长函数的三个假设（Turner，1976）：一是增长率由两个部分联合解释，其一为初始点到目前状态距离的一个单调函数，其二为目前状态到极限状态距离的一个单调函数；二是将单调函数的形式限制为指数形式；三是将模型限制在一个数学上易于处理的集合中。模型的投入 x 即反映了医疗服务投入由 0 变为目前状态的变化量，$1 - v$ 则反映了目前的医疗服务质量与所能达到的最高医疗服务质量间的差距，表示医疗服务质量可能提高的数量。因而，模型可以设定为以下形式：

$$\frac{\mathrm{d}v}{\mathrm{d}x} = \eta \left(\frac{\overline{X}}{x} \right)^{\gamma} (1 - v) \tag{12.32}$$

式中，$\bar{X}$ 代表医院对同一病种的合理投入，在一个不长的时间内看作常数；x 代表医院的实际投入；γ 反映医院投入 x 的增大使医院服务质量提高的速度的变化；η 代表质量整体变动速度参数。当 $x < \bar{X}$ 时，增加投入 x 引起的医疗服务质量提高的速度较快，当 $x > \bar{X}$ 时，增加投入 x 引起的医疗服务质量提高的速度相对较慢。将式（12.32）进行如下变换：

$$\frac{dv}{dx} = \eta\left(\frac{\bar{X}}{x}\right)^{\gamma}(1-v) = \delta x^{-\gamma}(1-v) \Rightarrow \frac{dv}{(1-v)} = \delta x^{-\gamma}dx \qquad (12.33)$$

对以上微分方程积分，得到：

$$-\ln(1-v) = \frac{\delta}{1-\gamma}x^{1-\gamma} + C \Rightarrow v = 1 - e^{-\frac{\delta}{1-\gamma}x^{1-\gamma}+C} \qquad (12.34)$$

式（12.34）为医疗服务质量的投入产出模型的一般形式。

（三）参数含义讨论

根据上面讨论，我国医疗服务市场上存在患者选择性就医现象，这将驱使医疗质量指标与医疗机构等级关系复杂化，也会影响医疗机构的投入产出关系。式（12.34）在实际医疗服务投入产出过程中会出现以下情形[①]：

情形Ⅰ：患者无选择性就医（正向指标情形）

对于同一种疾患来说，投入 x 越大，质量 v 越高，也称之为正向指标情形。当医院在质量上的投入为零时，其医疗服务质量为零，此时合理的假定是当 $x = 0$ 时 $v = 0$。利用这一关系，由式（12.34）得到积分常数项 $C = 0$。生长模型基本假设要求式（12.34）中 $\frac{\delta}{1-\gamma} \geq 0$，同时成立 $\delta > 0$ 且 $\gamma < 1$。因此，医疗服务质量 v 与其相应投入 x 的关系为：

$$v = 1 - e^{-\frac{\delta}{1-\gamma}x^{1-\gamma}} \qquad (12.35)$$

此时医疗质量指标能够反映出质量的真实水平，符合质量指标的合理性要求。

情形Ⅱ：患者选择性就医（反向指标情形）

对于若干种不同疾患来说，越危重的疾患投入越大，医疗服务的一

---

① 在数学上还存在情形Ⅲ：当 $\delta > 0$ 并 $\delta \to 0$ 和 $\gamma < 1$ 并 $\gamma \to 1$ 时，由质量表达式（12.35）可知，v 可以是 $[0, 1]$ 区间的任意数值，是为奇点。因为 $\delta = \eta \bar{X}^{\gamma}$，而 $\bar{X}$ 为合理投入，$\delta \to 0$ 表明质量整体变动速度参数 η 的数值非常小，由式（12.32）可知投入 x 几乎不影响医疗服务的质量。因此，用这个指标作为医疗服务质量指标有一定的局限性，使用时应该做进一步的分析，在此不做展开。

些质量指标的表现会随之出现异常，例如死亡率。与情形Ⅰ不同，情形Ⅱ表现为医疗服务投入越多，对应的质量指标反而越不好，也称之为反向指标情形。其原因在于，投入 x 小的疾患一般是小毛病，某些质量指标会较好，例如死亡率较低；相反，投入 x 大的疾患往往是危重病，某些质量指标会较差，例如死亡率较高。

在患者不选择医院的情形下，每家医院的疾患种类分布是没有差异的。平均来说，投入越多，医疗服务质量越好。但如果患者依据疾患的危重程度选择医院，那么医院的疾患种类分布是有差异的。这时，接受较多危重患者的医院的每个患者的投入会较大，同时一些质量指标会降低。举个例子，如果小病患者都进入某一家医院，而大病患者都进入另一家医院，那么收治大病的医院的患者人均投入 x 大，同时死亡率也高。也就是说，在患者按照疾患的危重程度选择医院就医的情形下，投入越多，质量"产出"反而越低。此时，式（12.35）仍然适用，但同时成立 $\delta < 0$ 且 $\gamma > 1$。

利用以上分析，实际数据所得 δ 与 γ 的符号与大小可以用来甄选受患者选择性就医行为影响较小的医疗质量指标。当质量指标所指向的投入产出关系满足 $\delta > 0$ 且 $\gamma < 1$ 时，该指标是较为客观稳定的标准。反之，若满足 $\delta < 0$ 且 $\gamma > 1$，该指标在我国医疗服务市场的特殊环境下适用性存疑。

四　实证分析

以下利用广东省 626 家医院 2007—2008 年[①]数据进行实证研究。根据广东省卫生厅评级，本节所用样本医院涵盖三级医院 108 家，二级医院 312 家，一级医院 206 家，且分布于广东省 21 个地级市，覆盖面很广，能够充分反映广东省医疗服务市场现状。

（一）变量选取

医疗服务质量指标方面，《广东省卫生统计年鉴》在医院层级上提供了数种医疗服务质量的单一指标，如住院诊断符合率、手术诊断符合率和治愈率等，我们选取住院诊断符合率等五种指标为医院医疗服务质量的代理变量。其中，依据统计数据结构，将治愈率和好转率合并为"治愈/好转

---

① 所有数据范围为 2002—2008 年，2008 年以后因卫生统计法限制卫生统计年鉴不再公布医院层级数据。又因住院诊断符合率和手术诊断符合率仅于 2007 年和 2008 年发布数据，故仅取此子样本进行研究。

率"，反映患者在该医院就医至少病情能好转的概率。另外，根据质量指标的实际意义，我们利用"1 - 死亡率"取代"死亡率"进行投入产出分析。

医院在服务质量的投入在各类卫生统计年鉴上没有相应的统计科目。然而，在我国以公立非营利性医院为主体的背景下，医院实际所收取的医疗费用可作为医院在服务质量上的投入，这是因为非营利性医院没有利润分配，收费可以看作是投入。《广东省卫生统计年鉴》列示的医疗服务费用指标包括每诊疗人次平均医疗费用和每住院人次平均医疗费用，由于所统计的医疗服务质量指标均是针对住院部门的，故而本书仅采用每住院人次平均医疗费用作为医疗服务质量的投入。本书涉及的不同年份的医疗费用平减的问题，均根据当年的消费价格指数调整为以 2002 年价格水平为基准的实际价格。以上各变量的描述统计总结在表 12 - 11 中。

表 12 - 11 变量统计性描述

变量	样本数	均值	方差	最小值	最大值
住院诊断符合率	978	0.986	0.050	0.481	1
手术诊断符合率	939	0.989	0.058	0.496	1
治愈/好转率	1119	0.965	0.028	0.676	1
1 - 死亡率	985	0.989	0.013	0.845	1
抢救成功率	983	0.827	0.151	0.016	1
每住院人次平均医疗费用	1116	3858.279	2929.774	5.924	23919.3

注：资料来源为《广东省卫生统计年鉴》，医疗费用单位为元。

（二）实证模型

医疗服务质量指标理论上可以达到最优边界 1，但由于质量效率和随机因素的存在，质量指标的实际取值应在（0，1）区域内，即医疗质量实际不会达到最高可能值，医院报告的质量指标取值为 1 应为测量误差，因此我们需要对式（12.35）进行恒等变换，以筛选数据进行稳健性分析。故令式（12.35）变形为：

$$\ln(-\ln[1-v]) = \ln\left(\frac{\delta}{1-\gamma}\right) + (1-\gamma)\ln x \qquad (12.36)$$

上式为我们的实证估计模型。为了便于分析，在对式（12.36）进行估计后，我们将报告利用 DELTA 方法还原的参数 δ 和 γ 的估计值与方差。

（三）估计结果

首先，以2007—2008年所有626家医院为样本进行估计，结果如表12-12第一列所示。住院诊断符合率、手术诊断符合率和好转率明显区分于其他三类指标，这三类质量指标的表现明显符合我们对情形I（正向指标情形）的讨论，即$\gamma<1$且$\delta>0$。其中住院诊断符合率和手术诊断符合率γ的估计值稳定在0.9附近，说明医疗质量的提高随投入的增加速度递减。治愈/好转率等其他三类质量指标则显然符合情形II（反向指标情形）所反映的中国特色现象：我国医院的分级体制导致患者会因为根据医院的评级和疾病的危重程度分别进入不同类型的医院，比如肿瘤患者会选择高等级医院进行治疗，而肿瘤的治疗需要大量的投入，但医疗质量的提高速度递减的比普通病种显然要快，甚至有时过度治疗对患者产生的副作用远大于其治疗效用，反而降低了治疗的质量，所以此时$\gamma>1$且$\delta<0$。

表 12 - 12　　　　医疗服务质量与其投入关系（2007—2008年）

解释变量	全部医院		三级医院		二级医院		一级医院	
	δ	γ	δ	γ	δ	γ	δ	γ
每住院人次	0.216 ***	0.898 ***	0.042	0.992 ***	0.184	0.938 ***	0.215	0.857 ***
	(0.077)	(0.020)	(0.210)	(0.040)	(0.133)	(0.030)	(0.165)	(0.052)
平均医疗费用	0.235 *	0.878 ***	0.1895	0.947 ***	0.237	0.895 ***	0.213	0.899 ***
	(0.142)	(0.036)	(0.192)	(0.037)	(0.305)	(0.073)	(0.499)	(0.133)
住院诊断符合率	-0.299 ***	1.055 ***	-0.117	1.027 ***	-0.352 ***	1.063 ***	-0.094	1.021 ***
	(0.033)	(0.011)	(0.077)	(0.023)	(0.062)	(0.022)	(0.090)	(0.024)
手术诊断符合率	-0.951 ***	1.093 ***	-0.869 ***	1.090 ***	-1.572 ***	1.122 ***	0.009	0.998 ***
	(0.034)	(0.014)	(0.056)	(0.027)	(0.015)	(0.037)	(0.094)	(0.018)
治愈/好转率	-0.305 ***	1.087 ***	-3.283 **	1.234 ***	-3.770 ***	1.264 ***	-0.141 *	1.053 ***
	(0.029)	(0.027)	(1.244)	(0.086)	(1.059)	(0.066)	(0.073)	(0.045)

注：小括号内为回归系数的标准差，***、**和*分别表示通过1%、5%和10%显著性水平检验。

其次，将2007—2008年所有626家医院分等级进行估计，结果如表12-12后三列所示。可以看到，表12-12第一列的基本结论不变，"住院诊断符合率"和"手术诊断符合率"两项指标估计结果基本符合$\delta>0$和$\gamma<1$的条件，显示医疗服务质量随投入的增大而提高，但提高速度逐

步下降。观察住院诊断符合率与手术诊断符合率这两项指标，与表 12 –
12 第一列进行比较，细分医院等级之后，可以更清楚地看到不同等级医
院之间的质量投入产出效率的差异：二级、三级医院的估计结果中参数 δ
有不同程度的变小而 γ 变大，即单位投入所能带来的质量改善变小且变小
的速度更快，而一级医院基本维持不变，一方面表明二级、三级医院的质
量要高于一级医院；另一方面表明患者按照不同的危重程度分流，越是危
重的患者进入了越大的医院。而治愈率、死亡率和抢救成功率这三项指标
在二级、三级医院依然表现为情形Ⅱ，"1 – 死亡率"在一级医院表现为
情形Ⅰ（正向指标情形），表明越是高等级医院受患者选择效应的影响越
明显。这一结果显然符合本书理论预期和广东省医疗服务市场现状，也再
次提醒在衡量医疗服务质量时应根据现实条件分类型、分等级甚至是分病
种去考察，在评价指标上的选取也应慎之又慎，不能简单满足于某一个单
一指标，也不应盲目追求"综合"指标。

（四）稳健性检验

医院的规模不仅决定其在医疗服务质量上的投入规模，人们的就医心
理和医院的公信力也不同程度地影响了该医院的诊疗病种。我们知道，综
合医院基于其市场主体地位、规模和公信力的原因承担了医疗服务市场上
的主体需求，尤其是在大病和重病范围内的绝大多数治疗需求。比如说对
于重病和疑难杂症，人们通常寻求公立综合大医院的治疗，而对于感冒发
烧，多数人只会就近去小医院就诊。因此，住院和手术诊断符合率这两类
更依靠医务人员诊疗水平的"硬性指标"的表现，更少受到患者选择就
医行为的影响而表现为情形Ⅰ，即满足 δ > 0 和 γ < 1 的条件，其他三个指
标更容易表现为情形Ⅱ（反向指标情形），即出现 δ < 0 和 γ > 1 的现象。
有鉴于此，本书选取广东省 626 家医院中的 546 家综合医院和中医（综
合）医院进行稳健性估计。表 12 – 13 第一列结果显示以上预期得到了很
好的验证。

此外，医院性质若为营利性医院，则其收取的医疗费用会有部分用于
利润分配，此时用单次医疗费用作为医院在质量上的投入不够准确，表
12 – 12 的结果可能受到一定干扰。表 12 – 13 第二列为广东省 626 家医院
中 564 家非营利性医院的估计结果，显示表 12 – 12 的结论仍然成立，住
院和手术诊断符合率这两项指标依然满足 δ > 0 和 γ < 1 的条件，而其他三
类指标出现了 δ < 0 和 γ > 1 的现象。

最后，由于数据限制，仅以治愈/好转率、1－死亡率和抢救成功率为质量指标，以2002—2008年广东省626家医院的数据①估计式（12.35），得到表12－13第三列。治愈/好转率、1－死亡率和抢救成功率在更大样本的范围内，依然成立受到患者选择性就医行为影响的质量指标更倾向于表现为情形Ⅱ。

表 12 –13　　　　　　　　稳健性检验

解释变量	综合医院（2007—2008）		非营利性医院(2007—2008)		全样本（2002—2008）	
	δ	γ	δ	γ	δ	γ
每住院人次平均医疗费用	0.221*** (0.080)	0.883*** (0.021)	0.219** (0.082)	0.893*** (0.021)		
住院诊断符合率	0.234* (0.139)	0.8604*** (0.038)	0.237 (0.150)	0.866*** (0.040)		
手术诊断符合率	-0.260*** (0.033)	1.050*** (0.011)	-0.210*** (0.034)	1.043*** (0.011)	-0.138*** (0.031)	1.087*** (0.027)
治愈/好转率	-1.033*** (0.034)	1.098*** (0.015)	-0.834*** (0.038)	1.086*** (0.013)	-0.839*** (0.018)	1.034*** (0.011)
1－死亡率	-0.090** (0.038)	1.037*** (0.023)	-0.284*** (0.031)	1.083*** (0.027)	-0.305*** (0.029)	1.088*** (0.007)

注：小括号内为回归系数的标准差，***、**和*分别表示通过1%、5%和10%显著性水平检验。

（五）实证检验总结和讨论

综上所述，"住院诊断符合率"和"手术诊断符合率"这两项质量评价指标性质上符合质量指标的合理性要求，即医院在服务质量上的投入x越大，则其服务质量v越高，x与v确实为同向变动关系，但提升的速度逐步下降；估计参数大致满足$\delta>0$和$\gamma<1$的理论预期。δ估计值随x和v的选取波动，γ的估计值则稳定在0.9左右。而选取治愈/好转率、1－死亡率和抢救成功率作为医疗服务质量指标时发现$\delta<0$和$\gamma>1$的情况存在，说明患者选择性就医的行为导致医疗服务质量指标与其投入为反向关系，因此选取这些指标作为医院服务质量评价时有很大的局限性，使

① 统计性描述于表12–1。

用时需谨慎。

本书从理论与实证两个方面入手对广东省 626 家医院的质量投入与产出关系进行了梳理和分析检验。结果显示，由于我国医院的分级评价体系、患者根据医院评级选择医院的就医行为以及其他随机因素的存在，使得以往中外文献中常用的质量评价指标——死亡率有天然的缺陷，不能真实反映医院实际的医疗服务质量水平，基于同样原因，治愈/好转率、1－死亡率、抢救成功率等也不是理想的质量评价指标，而住院诊断符合率手术诊断符合率这两项指标则能够较好地符合理论和实践预期。

五 实证结论

在我国现有医院分级体制下，一级、二级医院接待的患者主要为轻度患者，这主要是由于两个方面的原因：一是低等级医院的医生不具备诊断疑难杂症的资历，即使接到重症患者也会向大型医院转送；二是当患者病重时倾向于选择大型医院就诊，基于人们普遍相信三级医院具有更高诊疗水平，更低差错的可能性。本节依据我国医院分级现状，提出患者选择性就医的行为会对医疗服务质量指标的适用性产生影响。

质量指标的选取是医疗服务质量研究的一个重要方面，只有在选定具有客观可靠性指标的前提下才能进一步分析各种因素对医疗服务质量的影响。我们提出了一个新的衡量质量指标是否有效的方法——投入产出分析，并进一步确定了现存医疗质量指标中"住院诊断符合率"和"手术诊断符合率"可以反映医疗服务质量的真实水平，而"治愈/好转率"、"1－死亡率"和抢救成功率三项指标受患者选择性就医的影响较大，在我国现行卫生统计指标体系尚未有患者层面数据，故质量指标无法根据患者的异质性或疾病类别进行风险调整的情形下，这三项指标的适用性受到局限。这些工作为以后医疗服务质量的研究奠定了可靠的基础，在今后的研究中，若能将患者选择性就医的影响从医疗服务质量的真实水平中分离出来，则可以考虑选用"治愈/好转率"、死亡率和抢救成功率这几项指标。

本章研究还显示了优质的医疗服务质量指标应该满足的几点要求。一是真实客观，少人为判定的参杂；二是可操作性强，也不会引起医患利益之间的冲突；三是受患者选择性就医行为的干扰较少，具有较高稳定性。第三点在我国特殊卫生体制下显得尤为重要，各类诊断符合率能有较好表现源自于此。原则上，医疗服务的综合质量应该用"1－医疗服务差错事故率"来衡量,不过,医疗服务差错事故率是一个难以显示的指标,实践中需要进行更多的指标开发和调整。

表 12 - 14   变量描述统计（2002—2008）

变量	样本数	均值	方差	最小值	最大值
住院诊断符合率	978	0.986	0.05	0.481	1
手术诊断符合率	939	0.989	0.058	0.496	1
治愈/好转率	3578	0.934	0.078	0.314	1
1 - 死亡率	3308	0.987	0.016	0.714	1
抢救成功率	983	0.827	0.151	0.016	1
每住院人次平均医疗费用	3471	3925.461	3029.708	5.924	27004.51

注:《广东省卫生统计年鉴》列示的医疗服务费用指标包括每诊疗人次平均医疗费用和每住院人次平均医疗费用,由于所统计的医疗服务质量指标均是针对住院部门的,故而本书仅采用每住院人次平均医疗费用作为医疗服务质量的投入。本书所涉及的不同年份的医疗费用平减的问题,均根据当年的消费价格指数调整为以 2002 年价格水平为基准的实际价格,单位为元。

参考文献

Abraham, J. , M. Gaynor, W. B. Vogt, "Entry and Competition in Local Hospital Market", *The Journal of Industrial Economics*, 2007, 55 (2): 265 – 288.

Alger, I. , F. Salanie, "A Theory of Fraud and Over – treatment in Experts Markets", *Journal of Economics and Management Strategy*, Vol. 15, No. 4, 2006, pp. 853 – 881.

Arrow, K. J. , "Uncertainty and the Welfare Economics of Medical Care", *American Economic Review*, Vol. 53, No. 5, 1963, pp. 941 – 973.

Barro, J. R. , Robert S. Huckman, Daniel P. Kessler, "The Effects of Cardiac Specialty Hospitals on The Cost and Quality of Medical Care", *Journal of Health Economics*, 2006, pp. 702 – 721.

Capps, C. S. , D. Guy, D. W. Carlton, "Antitrust Treatment of Nonprofits: should Hospitals Receive Special Care?", University of Chicago George J. Stigler Center for the Study of the Economy and the State Working Paper, 2010, No. 232.

Capps, C. , D. Dranove, M. Satterthwaite, "Competition and Market Power in Option Demand Markets", *RAND Journal of Economics*, 2003, 34 (4), pp. 737 – 763.

Dafny, L. S. , "How Do Hospitals Respond to Price Changes?", *American Economic Review*, Vol. 95, No. 5, 2005, pp. 1525 – 1547.

De Jaegher, K. and M. Jegers, "A Model of Physician Behaviour with Demand Inducement", *Journal of Health Economics*, 2000, 19 (2): 231 – 258.

De Jaegher, Kris and Marc Jegers, "A Model of Physician Behaviour with Demand Inducement", *Journal of Health Economics*, 2000, 19: 231 – 258.

Dixit, A. , J. Stiglitz, "Monopolistic Competition and Optimum Product Diversity", *American Economic Review*, 1977, 67: 297 – 308.

Dranove, D. , "Demand Inducement and the Physician/Patient Relationship", *Economic Inquiry*, 1988, 26 (2): 281 –298.

Dranove, D. , Mark A. Satterthwaite, "Monopolistic Competition when Price and Quality are Imperfectly Observable", *The RAND Journal of Economics*, 1992, 23 (4): 518 –534.

Dranove, David and Mark A. Satterthwaite, "The Industrial Organization of Health Care Markets", in A. J. Culyer and J. P. Newhouse, eds. , Handbook of Health Economics, 2000, North – Holland.

Gaynor, M. , "What do We Know about Competition and Quality in Health Care Markets?", NBER Working Paper, No. 12301, Issued in June 2006.

Gaynor, M. , R. J. Town, *Handbook of Health Economics*, Vol. 2, 2012, pp. 499 –637.

Gaynor, M. , W. Vogt, "Competition among Hospitals", *RAND Journal of Economics*, 2003, pp. 764 –785.

Hansmann, H. B. , "The Role of Nonprofit Enterprise", *The Yale Law Journal*, 1980, pp. 835 –901.

Hotelling H. , "Stability in Competition", *Economic Journal*, 1929, 39 (153): pp. 41 –57.

Krishnamurthi, Lakshman and S. P. Raj, "A Model of Brand Choice and Purchase Quantity Price Sensitivities", *Marketing Science*, Vol. 7, No. 1, 1988, pp. 1 –20.

Krishnamurthi, Lakshman and S. P. Raj, "An Empirical Analysis of the Relationship between Brand Loyalty and Consumer Price Elasticity", *Marketing Science*, Vol. 10, No. 2, 1991, pp. 172 –183.

Lakdawalla, D. , T. Philipson, "Nonprofit Production and Competition", NBER Working Paper, No. 6377, Issued in January 1998.

Noether, M. , "Competition Among Hospitals", *Journal of Health Economics*, 1988, 7 (3): 259 –284.

Propper, C. , S. Burgess, K. Green, "Does Competition between Hospitals Improve the Quality of Care? Hospital Death Rates and the NHS Internal Market", *Journal of Public Economics*, 2004, 88 (7): 1247 –1272.

Propper, C. , S. Burgess, D. Gossage, "Competition and Quality: Evidence from the NHS Internal market 1991 – 1999", *The Economic Journal*, 2008, 118 (525): 138 – 170.

Robinson, J. C. , H. S. Luft, "The Impact of Hospital Market Structure on Patient Volume, Average Length of Stay, and the Cost of Care", *Journal of Health Economics*, 1985, 4 (4): 333 – 356.

Rochaix, L. , "Information Asymmetry and Search in the Market for Physicians' Services", *Journal of Health Economics*, 1989, 8, pp. 53 – 84.

Rothschild, Michael, "Searching for the Lowest Price When the Distribution of Prices Is Unknown", *The Journal of Political Economy*, Vol. 82, No. 4, 1974, pp. 689 – 711.

Sadanand, A. , L. L. Wilde, "A Generalized Model of Pricing for Homogeneous Goods under Imperfect Information", *Review of Economic Studies*, 1982, pp. 229 – 240.

Salop, S. , and J. Stiglitz, Bargains and Ripoffs, "A Model of Monopolistically Competitive Price Dispersion", *The Review of Economic Studies*, 1977, 44 (3): 493 – 510.

Salop, S. , Joseph Stiglitz, "Bargains and Ripoffs: A Model of Monopolistically Competitive Price Dispersion", *The Review of Economic Studies*, Vol. 44, No. 3, 1977, pp. 493 – 510.

Schwartz, A. , Louis L. Wilde, "Imperfect Information, Monopolistic Competition, and Public Policy", *American Economic Review*, Vol. 72, 1982, pp. 18 – 23.

Shen, Yu – Chu, Glenn Melnick, "The Effects of HMO Ownership on Hospital Costs and Revenues: is there a Difference between for – profit and Non-profit plans?" . *Inquiry*, Vol. 41, No. 3, 2004, pp. 255 – 267.

Sloan, F. A. , *Handbook of Health Economics*, Vol. 1, 2000, pp. 1089 – 1174.

Stigler, George, "The Economics of Information", *The Journal of Political Economy*, Vol. 69, No. 3, 1961, pp. 213 – 225.

Turner, M. E. Jr. , E. L. Jr. Bradley, K. A. Kirk, K. M. Pruitt, "A Theory of Growth", *Mathematical Biosciences*, 1976, 29 (3): 367 – 373.

[美] 埃克伦德、赫伯特:《经济理论和方法史》第 4 版, 杨玉生等译,

中国人民大学出版社 2001 年版。

陈钊、刘晓峰、汪汇：《服务价格市场化：中国医疗卫生体制改革的未尽
　　之路》，《管理世界》2008 年第 8 期。

[英] 多纳德·海、德理克·莫瑞斯：《产业经济学与组织》上册，钟鸿
　　钧等译，经济科学出版社 2001 年版。

[美] 克鲁格曼、奥伯斯法尔德：《国际经济学》第 5 版，海闻等译，中
　　国人民大学出版社 2002 年版。

李林、刘国恩：《我国营利性医院发展与医疗费用研究：基于省级数据的
　　实证分析》，《管理世界》2008 年第 10 期。

李曙光、尹爱田、曹艳民：《医疗服务质量评价解析》，《中华医院管理杂
　　志》2004 年第 11 期。

林皓、南方：《美国政府管制与医疗市场效率》，《国外医学》（卫生经济
　　分册）2006 年第 3 期。

刘丹红、徐勇勇、甄家欢等：《医疗质量及其评价指标概述》，《中国卫生
　　质量管理》2009 年第 16 卷第 2 期。

卢洪友、连玉君、卢盛峰：《中国医疗服务市场中的信息不对称程度测
　　算》，《经济研究》2011 年第 4 期。

马谢民：《国际医疗质量指标体系及其特点》，《中国医院管理》2007 年
　　第 27 卷第 11 期。

马谢民：《我国评价医疗质量指标中存在的主要问题剖析》，《中国医院管
　　理》2007 年第 27 卷第 12 期。

[美] 曼昆：《经济学原理》，梁小民译，机械工业出版社 2003 年版。

[美] 桑特勒、纽恩：《卫生经济学——理论、案例和产业研究》第 3 版，
　　程晓明等译，北京大学医学出版社 2006 年版。

沈蕾：《医疗服务质量评价方法研究综述》，《消费经济》2006 年第 3 期。

孙洛平：《论医疗服务市场的局部垄断性》，《卫生经济研究》2007 年第
　　11 期。

孙洛平：《医疗服务市场的高价格形成机制》，《南方经济》2008 年第
　　4 期。

[法] 泰勒尔：《产业组织理论》，张维迎等译，中国人民大学出版社
　　1997 年版。

[美] 夏伊：《产业组织——理论与应用》，周战强等译，清华大学出版社

2005 年版。

许星莹、夏萍、邱鸿钟等:《我国医院医疗质量监督评价指标体系的循证
　　评价》,《现代预防医学》2009 年第 36 卷第 6 期。

[英] 亚当·斯密:《国民财富的性质和原因的研究》上卷,郭大力、王
　　亚南译,商务印书馆 1981 年版。

阎小妍、孟虹、汤明新:《美国医院质量评价体系及评价方法》,《中华医
　　院管理杂志》2006 年第 22 卷第 4 期。

尹爱田、李曙光、张兴旭:《对医疗质量评价指标体系的评析》,《中华医
　　院管理杂志》2005 年第 21 卷第 3 期。

朱恒鹏:《管制的内生性及其后果:以医药价格管制为例》,《世界经济》
　　2011 年第 7 期。